# 医学信息化技术与应用

吕晓琪　赵建峰　张　明等　著

科学出版社

北　京

# 内 容 简 介

本书主要简述医学信息化相关基础知识和技术，并介绍医学信息化系统的应用。本书包括三大部分：第一部分（第1～2章）涉及医学信息化概述和基本协议，阐述 DICOM 标准、HL7 标准和 IHE 框架等相关内容；第二部分（第3～4章）涉及医学信息系统构建和电子病历，介绍医院信息系统对人财物和医疗活动各阶段数据进行管理的过程；第三部分（第5～6章）涉及医学影像传输、存储与处理系统，介绍医学信息化过程中对医学影像系统的构建和应用。

本书可作为信息处理、模式识别和生物医学工程等相关专业的教材，也可作为相关领域研究人员的参考书。

**图书在版编目（CIP）数据**

医学信息化技术与应用 / 吕晓琪等著—北京：科学出版社，2020.11
ISBN 978-7-03-066757-1

Ⅰ.①医…　Ⅱ.①吕…　Ⅲ.①医学信息学-教材　Ⅳ.①R-058

中国版本图书馆 CIP 数据核字（2020）第 218781 号

责任编辑：陈　静　梁晶晶 / 责任校对：王萌萌
责任印制：吴兆东 / 封面设计：迷底书装

科 学 出 版 社 出版
北京东黄城根北街 16 号
邮政编码：100717
http://www.sciencep.com

**北京中石油彩色印刷有限责任公司** 印刷
科学出版社发行　各地新华书店经销
\*
2020 年 11 月第 一 版　开本：720×1 000　1/16
2020 年 11 月第一次印刷　印张：22
字数：428 000

定价：**179.00 元**
（如有印装质量问题，我社负责调换）

# 《医学信息化技术与应用》

## 主 要 作 者

吕晓琪　赵建峰　张　明　谷　宇

任国印　董　芳　喻大华　杨立东

# 前　言

随着经济社会的发展和人民生活水平的提高，医疗卫生服务水平的提高势在必行。因此医疗数据共享和医疗信息系统互联的需求日趋迫切，采用统一的医学信息化标准已成为大势所趋。国家卫生健康委员会在"十三五"全国人口健康信息化发展规划中明确指出，人口健康信息化和健康医疗大数据是国家信息化建设及战略资源的重要内容，是深化医药卫生体制改革、建设健康中国的重要支撑。

随着计算机、网络技术的飞速发展，医疗数据共享和医疗信息系统互联已逐渐成为可能。医疗卫生行业的数字化与信息化革命已经悄然而至，其主角便是在医院广泛使用的医疗信息系统。因为生产厂商与研发机构众多，而且采用的标准和实现方法差异较大，目前国内医疗信息系统和数字化成像设备实现数据共享仍有困难。医疗信息系统之间的协同工作和信息交互，是医院数字化与信息化发展中最重要的问题之一，因此越来越受到人们的重视。

在 20 世纪 80 年代，国外的科研机构和医疗系统开发商就开始了医疗信息系统集成问题的研究，并且提出了 HL7(Health Level Seven) 和 DICOM(Digital Imaging and Communications in Medicine)等医学信息交换标准。这些标准面向的对象不同，数据处理方式和流程也不相同。在整个医院环境实现全面信息集成，不仅要完成信息的交换，还要通过控制不同类型系统间正确的信息流向，使多个系统协调动作完成一个工作过程。

医疗信息系统是应用在医疗领域中的一种专门类型的信息系统，是整合、管理、表示以及传输医学信息的功能，并提供反馈机制以实现其目标的元素或组成部分的集合，它包括电子病历、临床信息系统等多项技术。在专门的理论体系的指导下，医疗信息系统在医疗模式的变革中起到决定性的作用，也决定着医院数字化水平的发展。

本书在编写过程中，力图体现理论性、实用性和系统性的结合。在内容上贴近实践应用，全书共 6 章。第 1 章进行医学信息化概述，第 2 章介绍医学信息化协议，第 3 章介绍医学信息系统构建，第 4 章介绍医院信息系统与电子病历，第 5 章介绍医学影像传输和存储系统，第 6 章介绍医学信息化中常用的医学图像构建及处理。本书由吕晓琪、赵建峰、张明、谷宇、任国印共同撰写，其中第 1、2 章由赵建峰撰写；第 3 章由张明撰写；第 4 章和第 5 章由谷宇撰写；第 6 章由任国印撰写，吕晓琪、赵建峰、董芳、喻大华和杨立东完成全书的统稿和修改工作。

本书的研究工作得到了国家自然科学基金项目"基于物理模型的非刚性医学图像配准算法研究"(61179019)、"基于 EEG-fMRI 的青少年吸烟成瘾渴求神经机制研究"(61771266)、"基于双重注意力多任务孪生和半监督生成对抗的 CT 影像肺结节辅助分析研究(62001255)"和"基于残差学习和密集连接三维卷积神经网络的低剂量 CT 早期肺癌计算机辅助诊断"(61841204)，内蒙古关键技术研发项目"基于多模态影像的青少年成瘾神经机制研究"(2019GG109)和内蒙古自然科学基金项目"基于三维多尺度密集连接卷积神经网络和 XGBoost 算法的低剂量 CT 早期肺癌计算机辅助诊断研究"(2019MS06003)的支持，以及团队其他横纵向研究课题的支持，特此向支持和关心作者研究工作的所有单位和个人表示由衷的谢意。本书的编写工作始于 2016 年，团队各位老师和研究生先后参与了本书的修订，作者表示衷心感谢。书中部分内容参考了相关单位和个人的研究成果，均已在参考文献中列出，在此一并致谢。

　　本书追求的目标是介绍医院信息化方向较新的理论、方法及其应用，这给撰写本书增添了难度。由于作者水平有限，书中难免有疏漏之处，欢迎广大读者不吝赐教。

作　者

2020 年 2 月

# 目　　录

# 第 1 章　医学信息化概述

## 1.1　医学信息化历史与现状

医学信息学是 20 世纪 70 年代后期提出的概念，是指用系统分析的方法和工具形成用于进行医疗知识管理、过程控制、决策支持和科学分析算法的科学。它是一门边缘学科，是以信息学科和医学学科之间的结合部分作为研究对象而产生的学科。"医学"和"信息学"这两个词汇共同决定了医学信息学的范畴，"医学"说明了它的研究领域，"信息学"说明了它所采用的方法。医学信息学作为一门独立学科，具有自己的理论体系，以及基于该理论体系的应用和实践。

医疗信息系统是应用在医疗领域中的一种专门类型的信息系统，是整合、管理、表示以及传输医学信息的功能，并提供反馈机制以实现其目标的元素或组成部分的集合。它是医学信息学中的重要分支，主要面向医学信息学的应用基础研究和应用研究。它包括电子病历（Electronic Medical Record，EMR）、临床信息系统等多项技术，在专门的理论体系的指导下，医疗信息系统在医疗模式的变革中起到决定性的作用，也决定着医院数字化发展的水平。

随着技术的发展，医学信息数字化和网络化的需求日益强烈，各异构医疗信息系统和数字化成像设备大多具备了标准网络接入能力，它们之间的协同工作和信息交互，越来越受到人们的重视，这也是医院数字化发展中最重要的问题之一[1]。从 20 世纪 80 年代开始，国外的科研机构和医疗系统开发商就开始研究医疗信息系统的集成问题，也提出了 HL7（Health Level Seven）和 DICOM（Digital Imaging and Communications in Medicine）等医学信息交换标准。并在 1998 年提出了医疗机构集成（Integrating Healthcare Enterprise，IHE）项目，这些标准或项目的提出，为医疗信息系统的集成提供了可能。

目前，医院数字化、信息化发展的瓶颈之一便是医疗信息系统之间的数据共享与信息交互问题。医学数字图像通信标准（DICOM）和医疗数据交换标准（HL7）等医学数据交换标准的制定和使用，有效地促进了医疗信息系统间的集成。其中，HL7 标准是用以规范医院信息系统（Hospital Information System，HIS）和放射科信息系统（Radiology Information System，RIS）及系统内部设备之间文本数据信息的通信标准，而 DICOM 则涵盖了数字医学图像采集、归档、通信、显示及查询等信息交换的所有协议，主要用以实现医学影像存档与通信系统（Picture Archiving and Communication Systems，PACS）与 RIS 或 HIS 之间的集成[2]。

　　这些标准为共享信息提供了基础，但由于标准之间存在着差异以及标准处理的数据对象也不相同，所以并没有完全解决整个医疗机构内部各类复杂图像及文档信息在不同类型系统之间的通信和共享问题。此外，实现整个医院环境的全面信息集成，不仅要完成信息的通信和交换，还要实现工作流程的集成，即通过不同类型系统间正确的信息流控制，使多个系统协调动作完成同一个工作过程。这除了需要由标准来规定信息本身的交换格式和方法之外，还需要规范信息交换的时序和种类。由北美放射学会(Radiological Society of North America，RSNA)和美国医疗信息与管理系统协会(Healthcare Information and Management Systems Society，HIMSS)联合发起的 IHE 项目，其目标就是强化这两个标准间的协同工作；对医疗机构中使用不同标准的信息系统标准的实现方法进行规范并提供互联集成方案；确保各工作流程正确、顺畅地流动，使部门信息共享并协调工作。IHE 的最终目标是实现医院全面信息集成及工作流程自动化，要达到科室内部、科室之间的相关信息流都具有完整性和一致性。

## 1.1.1　PACS

　　PACS 即影像存档与通信系统，也称为图像存储与传输系统，是应用于现代化医院的各种数字医疗设备产生数字化医学图像信息的采集、存储、诊断、输出、管理、查询、信息处理的综合应用系统[3,4]。PACS 的前身是 Teleradiology，即远程放射医学，它是实现医学图像信息管理的重要条件[5,6]。

　　PACS 主要用于医院的影像科室，经过发展，已经从简单的放射影像设备之间的图像存储与通信扩展至医院所有影像设备乃至不同医院影像之间的相互操作。PACS 与其他医疗信息系统、数字化成像设备之间的医学信息交互能力已成为其技术指标的重要部分[7-9]。PACS 的发展趋势是组建本地区、跨地区广域网的 PACS 网络，实现全社会医学影像的网络化[10]。

　　PACS 与其他不同的系统、设备之间进行医学图像相关的各种信息交互时，需要一个与厂商无关的通用协议将数据通信标准化，来保证不同厂家的信息系统和影像设备能够互联。1983 年，美国放射学会(American College of Radiology，ACR)和美国电器制造商协会(National Electrical Manufacturers Association，NEMA)成立了 ACR-NEMA 数字成像及通信标准委员会，并在 1985 年发布了 ACR/NEMA 1.0 标准。1992 年，ACR/NEMA 第三版正式发布，并更名为 DICOM 3.0。目前 DICOM 3.0 已成为 PACS 的国际规范，只有在 DICOM 3.0 标准下建立的 PACS，即 PACS 必须具有符合 DICOM 3.0 标准的输入、输出接口，才能和其他具备 DICOM 3.0 标准网络接入能力的医疗信息系统和数字成像设备进行网络互联，为用户提供更好的系统连接和功能扩展[11,12]。

　　PACS 是随着现代医学影像学的发展、计算机技术在医学中的应用、网络技术的发展、数字化影像学的概念的形成而迅速发展起来的，它处于一个交叉领域中，是一个高新技术系统。目前各医疗卫生机构采用的 PACS 大多基于 DICOM 3.0 标准，是包括成像采集、显示、传送、存储、管理等方面的 PACS 网络系统。

## 1.1.2　RIS

RIS 即放射科信息系统，是医院信息系统中非常重要的一个组成部分，是医学影像学科信息化环境建立的关键环节。RIS 是优化医院放射科工作流程管理的软件系统，其典型流程包括登记预约、就诊、产生影像、出片、报告、审核、发片等环节。RIS 配合医学分类和检索、放射物资管理、影像设备管理和科室信息报表等外围模块，实现了患者在整个流程中的质量控制、实地跟踪和差错统计，从而使得放射科室的管理进入到清晰的数字化管理阶段。

RIS 是随着数字影像技术、计算机技术和网络技术的进步，以及在医疗卫生行业的大量应用基础上而迅速发展起来的。旨在基于数字化与网络化的条件，解决放射科内部科室管理、工作流管理等问题。发展 RIS 的最终目的就是要有效地提高放射科的工作效率，最终提高医学影像诊断的精确度和效率。RIS 的开发和使用，可以极大地提高医院综合诊断水平，加快医院工作效率，使医院具有为患者提供完善、优质的医疗服务的能力，真正步入规范化和高速发展的阶段。

目前，我国一些大型医院内，基于数字化、流程化、标准化的 RIS 已投入使用。但因为 RIS 无法和医院中其他医疗信息系统或数字化成像设备，如 PACS、计算机断层成像(Computed Tomography，CT)技术等进行网络互联，来达到医学信息共享，RIS 已逐渐成为现代医院的"信息孤岛"(Information Island)。

随着医学影像学的进步，放射科具有网络接入能力的数字化成像设备的数量大增，先后出现了 CT、磁共振成像(Magnetic Resonance Imaging，MRI)、正电子发射型 CT、单光子发射型 CT、数字减影血管造影(Digital Subtraction Angiography，DSA)等新的医学影像设备，其检查任务随之增多，这就迫切需要一套能够解决放射科整体工作流程的集成方案的提出与实现。

## 1.1.3　数字化成像设备

数字化成像设备(Digital Imaging Modality)，是指利用各种不同媒介作为信息载体，将人体内部的结构重现为影像的各种仪器，其影像信息与人体实际结构有着空间和时间分布上的对应关系[13]。现代医学影像设备的发展使得"影像信息"不再是单纯意义上的"影像"含义，它包括人体机能、生化成分等生物学信息，现在的"影像"已成了综合信息的代名词。

目前厂商提供的成像设备，均具有标准 DICOM 接口，使用这个接口，通过网络来实现影像数据和其他信息的传输，如 CR(Computed Radiography)和 DR(Digital

Radiography)、CT、MRI 和 DSA 等[12,14]。这为数字化成像设备与其他医学影像学相关的医疗信息系统的集成提供了条件。

## 1.1.4　国外发展状况

为提高医院综合效益和医院竞争力，美国最早提出了医院信息化的概念。经过多年的技术发展，目前被普遍采用的医疗信息系统有 HIS、RIS 和 PACS。这些医疗信息系统在国外的发展过程基本上是围绕医院环境及任务而独立发展的。

美国在 20 世纪 60 年代初，便开始了医疗信息系统的研究。美国哈佛大学医学院附属麻省总医院(Massachusetts General Hospital，MGH)开发的著名的 COSTAR 系统于 60 年代初开始运行，发展到今天已成为大规模的临床患者信息系统。20 世纪 70 年代，随着计算机技术的发展和应用，医疗信息系统进入大发展时期，美国、日本和欧洲等国家和地区的医院，特别是大学医院及医学中心纷纷开发医疗信息系统，这成为医学信息学形成和发展的基础。

美国的医疗信息系统发展大致可以分为：20 世纪六七十年代，医疗信息系统的功能主要集中在医院行政管理上，如财务收费管理、住院患者和门诊患者管理等；20 世纪七八十年代，医疗信息系统开始面向医学信息的处理领域，如患者医疗处理系统等；20 世纪 80 年代后期至今，研究重点放在了患者床边系统，如 PACS 等。

日本的医疗信息系统起源于 20 世纪 70 年代初期，但大多数医疗信息系统是 20 世纪 80 年代以后开始引进的。当前日本医院信息化系统的总体发展趋势是系统化、网络化、综合化，走自上而下的开发路线，一般以大型机作为中心，支撑整个系统工作，并广泛采用微机和网络技术。

欧洲医疗信息系统的发展比美国稍晚，大多开始于 20 世纪 70 年代中期和 80 年代，特点是实现了一些区域性的医院信息化系统。随着基础医疗机构的发展，欧洲各国和地区都将实现区域性的医院计算机网络。

医疗信息系统对于医院的意义不只是提高管理工作效率，建立医疗信息系统将大大提升医院的诊断及治疗水平，并通过实现中心医院对偏远地区医院的技术支持来实现地区乃至全国的医疗水平的提高。

## 1.1.5　国内发展状况

在我国，计算机很早就进入了医疗行业，当时只有少数几家大型的部属综合医院和教学医院拥有计算机，主要用于科研和教学。20 世纪 80 年代初期，随着计算机技术的发展，一些医院开始开发一些小型的管理软件，如工资软件等。20 世纪 80 年代中期，一些医院开始建立小型的局域网络，并开发出基于科室的小型网络管理系统。进入 20 世纪 90 年代，计算机和网络技术进一步普及，实现完整的医院信息网络管理系统已成为可能。

于是一些有技术力量的医院开始开发适合自己医院的医疗信息系统，一些计算机公司也开始进入医学信息学领域，这对国内医疗信息系统的发展起到了很大的推动作用[15]。2002 年 10 月在深圳召开的全国卫生信息化会议上正式提出了"数字化医院"这个概念，这将大大加快我国医院数字化进程，有力提升医疗服务水平和能力。近年来，国内的医学信息学有了很大发展，全国各大医院也都建成了各种规模的医疗信息系统。这些医疗信息系统的建成和应用一定程度上促进了医院管理水平的提高，但我国在医学信息学领域的研发仍然滞后于国外。

## 1.2　医学信息化趋势

随着医疗信息化的推广，医疗信息管理系统的发展也取得了巨大的进展。医疗数据库作为其重要组成部分，也是现代面向专业领域的数据库技术之一。医疗数据库包括医学影像数据及其病历相关信息，主要负责相关数据的归档、查询、显示、传输和管理。同时关于医疗影像、医疗病历信息的数据库的建立是医学信息化的重要标志之一[16]。医疗影像库、病历库等医疗数据库一直以来作为影像科室、临床科室工作者及其他医疗工作者所关心的主要问题之一，也受到了各级医疗卫生部门、医学研究部门和计算机应用开发部门的持续关注。本书主要对医疗影像数据库、病历数据库及相关数据的建立、相关数据的归档、个性化的数据查询、影像信息的显示以及重要信息的备份修复等数据库技术进行研究[17]。医疗数据库的优势在于能够方便日常医疗过程当中的临床诊断、临床治疗和为再次就诊提供精准的数据信息。医疗数据库的建立，也为无胶化医学影像系统创造了先决条件，为数字化医疗提供了可靠保证[18,19]。医疗数据库具有以下几个特点。

(1) 数据存储量庞大：一张胸部的正位 CT 图像约为 30MB，假设一所普通医院拥有 1500 张床位，那么该医院一天产生的影像数据量可达 14.9GB，年增长量可达 4.9TB。加之备份数据量的产生，就在线保存 10 年而言，存储空间基本可以达到 100TB。加之病历数据、日常医疗数据的归档和在线存储及其备份空间的不断增长，医疗数据库成为一个庞大的存储系统。而不同设备、部门科室所产生的数据量各不相同，有可能增长速度更快。

(2) 数据存储周期长：实现数据长期保护的要求对于系统数据库性能提出了挑战。病历信息等医疗数据产生之后，不可以随意对其进行修改。依据《医疗机构病历管理规定 (2013 年版)》，病历档案从患者最后一次就诊起，保存时间不能少于 15 年。

(3) 归档和调用便捷：根据数据的属性和功能，对相关医疗数据采用不同归档方式，方便医师等医疗工作者快捷方便地调用所需要的与患者相关的信息。另外，即使患者在出院的情况下，也可以对其健康档案再次进行查询、回访调用和其他教学科研的工作。

（4）不间断性：要保证医院及医疗工作7天24小时正常运转，那么医疗数据库的归档管理就要持续进行。医疗设备和医生诊断等不断产生医疗数据，同时保证当日的数据只能在当日归档，而不能延时甚至颠倒错乱。所以不间断性是医疗信息管理的重要保证。

（5）数据访问频率高：患者的住院信息、病历信息、临床信息作为医生诊断的重要依据，医生随时对相关医疗信息进行访问。而相关数据也可能作为信息交流应用于其他科室部门甚至科研教学工作当中。

（6）数据安全性高：随着数字化医疗的推进，较高的数据安全性也成为医疗数据的一大特点。保证医疗数据不被随意篡改，可以为临床治疗过程提供重要线索，避免了医疗过程中纠纷的产生。

（7）数据类型多样复杂：医疗数据不仅包括日常医疗诊断过程中的数字和文字，还包括大量的影像信息和病历信息。各类型数据存储格式和归档模式不同，检索查询不相同，对数据的实时性安全性等要求也各不相同。

随着医学信息化的发展，大量医学数据能够被集成存储，但是如何从这些海量医学数据中发掘有用的信息成为当前医学信息化面临的最重要问题。近年来，人工智能技术，特别是深度学习技术的发展，使得对于海量医学大数据的数据挖掘提升到了一个新的层次，其被广泛地应用于癌症诊断、肺结节判别等许多临床诊疗领域，并取得了很好的发展。通过建立深度神经网络模型，在大量标注数据的训练下，有望达到较高的诊断正确率。

## 参 考 文 献

[1]　何友全, 方磊. 医学影像计算机传输与处理[J]. 西南交通大学学报, 2003, 38(3): 267-270.

[2]　Wong S T C, Tjandra D, Wang H L, et al. Workflow-enabled distributed component-based information architecture for digital medical imaging enterprises[J]. IEEE Transactions on Information Technology in Biomedicine, 2003, 7(3): 171-183.

[3]　唐承亮, 袁煌. 基于DICOM的PACS医学图像传输服务实现方案[J]. 郑州轻工业学院学报(自然科学版), 2001, 16(2): 55-57.

[4]　Brown N J, Britton K E, Plummer D L. Standardisation in medical image management[J]. International Journal of Medical Informatics, 1998, 48(1/2/3): 227-238.

[5]　Goldberg M A. Teleradiology and telemedicine[J]. Radiologic Clinics of North America, 1996, 34(3): 647-665.

[6] Huang H K. Teleradiology technologies and some service models[J]. Computerized Medical Imaging and Graphics, 1996, 20(2): 59-68.

[7] 罗敏, 王小林, 罗松, 等. 图像存储与传输系统的总体设计与分步实施[J]. 中华放射学杂志, 2002, 36(9): 837-840.

[8] 冯锡钢, 江贵平, 李树祥. 非 DICOM 设备标准化的实现技术[J]. 北京生物医学工程, 2002, 21(1): 38-39, 61.

[9] 张进华, 陈浪, 漆剑频. 医学影像存档与通信系统(PACS)存储介质现状及选择原则[J]. 放射学实践, 2002, 17(2): 158-159.

[10] Ratib O. Current views on the functionalities of PACS[J]. International Journal of Bio-Medical Computing, 1992, 30(3/4): 193-199.

[11] 林天毅, 段会龙. WWW 和 DICOM 网关的实现[J]. 生物医学工程学杂志, 1999, (3): 333-338.

[12] 贾克斌, 沈波. 实现医学影像存档和传输系统中的若干关键技术[J]. 中国图象图形学报, 2000, 5(7): 539-544.

[13] Robb R A. Visualization in biomedical computing[J]. Parallel Computing, 1999, 25(13/14): 2067-2110.

[14] 邱力军, 石明国, 蔡涛, 等. CT 数字影像 DICOM 接口技术的研究[J]. 医学争鸣, 2001, (s1): 22-24.

[15] 赵建峰. 基于 Worklist 的医疗信息系统的集成——基本工作列表服务类的实现[D]. 包头: 内蒙古科技大学, 2007.

[16] 洪弘, 李玲娟. 医疗数据挖掘的特点、过程及方法[J]. 价值工程, 2011, 30(32): 166-167.

[17] Flickner M D, Sawhney H S, Niblack W, et al. Query by image and video content: The QBIC system[J]. Computer, 1995, 28(9): 23-32.

[18] 赵霞, 李小华. 医疗数据二次应用探析[J]. 医疗卫生装备, 2010, 31(5): 101-103.

[19] Morioka C A, El-Saden S, Duckwiler G, et al. Workflow management of HIS/RIS textual documents with PACS image studies for neuroradiology[C]//American Medical Informatics Annual Symposium. Washington, 2003: 475-479.

# 第 2 章　医学信息化协议

## 2.1　概　　述

为了解决医疗信息系统的集成问题，促进各种类型的医疗信息系统之间的数据共享，国外很多科研机构和医疗系统开发商提出了很多解决方案和相关的信息交互标准。目前流行的相关国际标准主要是美国的几个标准，即 DICOM、HL7，以及与之对应的 IHE 技术框架[1]。

DICOM 3.0 和 HL7 标准是影像系统和信息管理系统的重要参考标准，其相关信息模型确保了对计算机系统数据的一致性[2]。HL7 标准第 7 章中，对计算机数据进行了结构化规定，对面向临床的事务所需数据进行了详细的描述。在协议中规定，事务所携带的文本信息、数据信息和绝对报告与医学图像没有直接关系。图像相关的 DICOM 3.0 标准事实上可以指导生成 PACS 及病历信息的管理系统。系统当中涉及的图像信息管理，交由支持 DICOM 3.0 标准的医学影像管理系统进行处理和调用。相对于 DICOM 3.0 标准，HL7 标准的应用范围更加广泛。HL7 涉及的医院管理从日常管理事务到临床诊断等方方面面。

在临床数据处理方面，DICOM 3.0 和 HL7 标准的语义定义是相通的。HL7 标准被用于将临床上部分数据信息可以在语义定义层上与 DICOM 3.0 标准相对应，例如，患者基本信息和检查信息的语义格式定义与病历库中患者基本信息记录表的格式相同。另外，在 DICOM 3.0 与 HL7 标准中也可以通过信息对象模型的转换实现在不同语义条件下的数据传输。

## 2.2　DICOM 标准

DICOM 3.0 标准解决了 PACS 的标准化问题，也为与医院的其他医疗信息系统互联提供了共同的接口标准，目前已成为国际公认的设备互联和系统互联标准[3,4]。DICOM 3.0 标准经过不断更新，目前共有 18 章，但其中第 17 章和第 18 章没有被列为标准的正式文档，第 9 章和第 13 章已经废弃不用。DICOM 3.0 标准与先前标准版本相比，增强了以下几方面的功能。

(1)用于网络环境。前期版本只能应用于点对点通信，要想应用于网络环境必须有 NIU (Network Interface Unit)，DICOM 3.0 版本支持开放系统互联 (Open System

Interconnection，OSI) 协议和传输控制协议 / 互联协议 (Transmission Control Protocol/Internet Protocol，TCP/IP 协议)[5]。

(2) 详细阐述了对命令和交换数据的标准响应。前期版本只是局限于数据传送，DICOM 3.0 版本通过服务类 (Service Classes) 的概念阐述了命令及相关数据的语义。

(3) 阐述了兼容性水平 (Conformance)。前期版本只是规定了最小兼容性水平，DICOM 3.0 版本详细地描述了制造厂商该如何结构化地声明其兼容性 (该版本提供可选择的兼容性水平，如 TCP/IP 或 OSI)。

(4) 它的结构采用多文档形式，标准的各部分内容相关，文档独立，这样有利于迅速地增加新的功能特性。

(5) 引入了显式的图像、图形、分析和报告等信息对象。

(6) 阐述了唯一标识信息对象的技术，便于定义在网络上运行的各信息对象之间的明确关系。

DICOM 标准是针对医学影像及其相关数据的传输而制定的，它规范了诊断图像的格式、编码、存储和网络传输协议，使得医学影像设备能够和其他医疗信息系统实现信息交互，达到了医学信息的资源共享。同时，标准的实施，也可提高医疗机构的管理效率，以及医院的医疗诊治水平和医疗服务质量[6]。参与标准制定的主要机构有 HL7、NEMA、IEEE (Institute of Electrical and Electronics Engineers，电气与电子工程师学会)、ANSI (American National Standards Institute，美国国家标准研究所)、ISO (International Standards Organization，国际标准化组织)、CCITT (International Telegraph and Telephone Consultative Committee，国际电报电话咨询委员会) 等[7]。DICOM 3.0 标准是目前医学影像主要的通信标准。DICOM 3.0 标准对医疗行业和相关应用标准进行了详细规定，在医疗信息化进程中具有决定性作用。

## 2.2.1　DICOM 3.0 标准概述

DICOM 3.0 标准主要包括下列部分，各部分相互独立并相互关联[8]，其基本内容如下。

(1) DICOM 简述。介绍了 DICOM 的基本概念和组成部分、设计原则和相关标准。

(2) 一致性申明。该部分规范和定义了 DICOM 可以兼容的具体范围。

(3) 信息对象定义。该部分通过信息类的申明，对现实世界进行了抽象定义。

(4) 服务类。该部分介绍了作用在信息对象的命令及产生结果的服务类。

(5) 数据结构及语义。该部分对服务类和信息对象类进行组织并对其进行了说明。

(6) 数据字典。该部分说明了属性值是数据元素编码排列生成的，并声明所有信息对象的组成元素均是数据元素。

(7) 消息交换。该部分规范了进行消息通信的医学图像所用到的协议和服务。

(8) 消息交换的网络通信支持。该部分说明了支持 DICOM 进行消息交换和网络通信服务的必要的上层协议(Upper Layer Protocol，ULP)。

(9)消息交换的点对点通信支持。规定了与 ACR/NEMA 2.0 兼容的点对点信息交换的协议和服务。

(10)媒体存储和文件格式。该部分介绍了统一的医学图像存储格式和通用模型。

(11)媒体存储策略。该部分介绍了医学图像信息交换和相关设备的兼容性申明。

(12)用于介质交换的物理介质及其存储格式。该部分介绍了存储介质模型间的逻辑结构和特定存储介质的格式要求。

(13)基于点对点的打印管理规范。该部分定义了在点对象用户连接情况下，DICOM 打印管理所必需的应用管理协议。

(14)灰度图像的标准显示功能。该部分定义了系统特定显示功能的测试方法。通过该方法可以调节显示系统的灰度显示功能，测量得出相应灰度显示功能的兼容度。

(15)安全要求概况。该部分定义了 DICOM 兼容性实现所必要的安全策略机制。

(16)内容映射资源。这部分指定了绘制资源的 DICOM 信息模块和内容。

## 2.2.2　DICOM 3.0 标准主要概念

DICOM 3.0 标准是通过定义协议内的专用术语来描述与其相关的关系和内容，从而使得信息传递和交流标准化[9]。下面是对 DICOM 3.0 模型当中信息模型、信息对象定义和服务对象对进行的具体介绍。

1)信息模型

信息模型(Information Model)是 DICOM 3.0 标准通过描述实体之间的相互作用关系，实现实体之间数据交流的主要方法。DICOM 3.0 标准通常是通过 E-R 模型实现实体间的对应关系。在 E-R 模型中，我们通过图的表示方法来表示系统的大致功能和需求。例如，我们将代表实体的方框和代表联系的菱形通过线段连接起来代表二者之间存在关系，这种表示方法可以抽象地表示客观世界的一些分析方法。在表示实体的过程当中，包含了实体具体的属性特征信息。例如，一个表示患者信息的实体，可以具有患者 ID、患者姓名、患者性别、患者年龄以及更多的属性特征。

2)信息对象定义

信息实体通过信息组合和关联，组成了信息的有关成分，而信息实体则是由信息对象定义(Information Object Definitions，IOD)通过属性描述有机地组合在一起的实体信息。以医学图像为例，我们将 DICOM 图像本身作为一个实体，那么表示图像特征的序列信息就是该图像的属性。将由患者基本信息、检查信息、序列信息和影像信息表示的 DICOM 图像的属性特征组合到信息对象模块(Information Object Model，IOM)中，并将多个 IOM 以数据集的形式体现，则该信息具有属性的语义描述。

根据 IOD 的用途，我们将 IOD 分为常规型 IOD 和复合型 IOD。常规型 IOD 的主要用途是描述 DICOM 3.0 模型在真实世界中的单个实体信息，如患者 IOD 和序列 IOD。常规型 IOD 由其属性内的若干模块组成。一个属性编码代表 IOD 实例的一个数据元素，这些数据元素通过一定的规则组合，成为表示属性的对象特性。复合型 IOD 则是由其属性内的若干个信息实体(Information Entity，IE)组成，每个 IE 所代表的是一类实际对象。

3)服务对象对

服务对象对(Service Object Pair，SOP)在 DICOM 信息传递中具有重要作用，是其信息传递的基本功能单位，它的主要作用是对现实生活中的医学信息间的通信和传递进行抽象概括，主要用于信息对象的命令和相关结果。一个服务类可以由多个 SOP 组成，为了对功能属性进行分类，SOP 划分为 IOD 和服务组(Service Group)。DICOM 在面向对象的设计方法中定义了信息对象和信息对象的相关操作语句。这些操作语句与信息对象结合在一起，促成了操作对象的一一对应关系，与之相对应的则是 DICOM 3.0 定义的一系列命名和消息通知。在 DICOM 3.0 中，这些称为 DICOM 信息服务元素(DICOM Message Service Elements，DIMSE)。根据信息对象类的不同，DICOM 3.0 的服务分为 DIMSE-N 和 DIMSE-C。该操作服务分为 C-FIND、C-GET、C-MOVE、C-STORE、C-ECHO、N-SET、N-GET、N-EVENT-REPORT 等一系列操作和通知。

完成一个 DICOM 操作代表的是一个服务组对一个 IOD 的操作信息。将这些操作结合在一起，就是服务对象类的具体形式表示。一个服务对象类代表一个 DICOM 的功能子集。SOP 被封装在消息(Message)当中，组成消息的命令集合(Command Set)和数据集合(Data Set)，负责封装 SOP 中类的两部分。

## 2.3　HL7 标准

### 2.3.1　HL7 标准的背景

HL7 标准是为了方便医疗卫生保健与管理电子数据之间的交换，由 1987 年成立的 HLT 医疗组织定义的信息标准，其主要目的是发展各类医疗系统间的电子资料标准[10]。

HL7 标准参考了国际相关标准，对医疗信息行业的标准化做出了很大贡献。在应用层管理方面，HL7 标准采用 OSI 的通信模式；在通信协议(Protocol)方面，HL7 标准结合了不同厂商的软件格式，使得医疗机构的不同系统之间可以进行一定范畴内的信息交流。由于文档等数据管理的相容性，HL7 标准在临床系统中的应用越来越广。

伴随着国际信息化的推进，HL7 标准不仅作为厂商和医院的重要支持标准得到应用，而且在美国、英国、加拿大等发达国家得到了政府的支持。随着数字化医疗的快速发展，很多医院建立了自己的医疗健康信息系统。绝大多数的 PACS 遵循的是 DICOM 3.0 协议，而电子病历等健康档案基本上都采用 HL7 标准协议。

目前，各大医院都建成了 HIS 和 RIS，希望能通过网络将不同的医学数据，例如，患者信息、诊断数据、医学数据库等以人为载体的多种信息源集成在一起，以实现医学信息共享[11]。然而，目前大多数医疗信息系统来自不同的开发商，并作为各自独立的系统进行开发和维护，系统中的数据格式和传输模式并不相同，这使得实现这些系统之间的数据交换非常困难。这需要一种通用的国际数据交换标准接口来解决这种数据格式不兼容问题，HL7 标准是目前医疗数据交换标准中应用最为广泛的一种基于文本的国际标准。HL7 标准的主要应用领域是 HIS/RIS，主要用来规范 HIS、RIS 及其设备之间的文本数据通信。

HL7 标准的发展目标如下所示。

(1)支持各种技术环境下的数据交换，同时应支持各种编程语言和操作系统，以及支持各种通信环境。

(2)同时支持单数据流和多数据流两种通信方式。

(3)预留供不同使用者使用的特殊的表、编码定义和消息段，最大限度地兼容不同使用者和不同的数据格式。

(4)必须具有可扩展性，以支持新的要求。

(5)该标准是一个被广泛接受的工业标准，而不是仅对某一特殊产品感兴趣的标准。

由于 HL7 标准的普适性，基于 HL7 通信标准实现的医疗信息系统在医疗领域中的实用性是显而易见的，目前也已广泛应用于医疗信息系统集成，并拥有大量的产品和解决方案。

## 2.3.2　HL7 标准体系结构

HL7 标准将消息开发框架下的数据经过文档分类，基本上分为基础组件和传输组件。HL7 标准结构示意图如图 2.1 所示。

HL7 标准对词汇文档、参考信息模型(Reference Information Model，RIM)、术语规定、数据类型范围和相关讯息的具体表示方法进行了规定[12]。从以上模块图中可以看出，HL7 标准通过对基础管理模块、文档类型和技术规范的定义，使得数据管理统一。对于事件的触发、功能间的相互作用则通过设施管理部分、行政管理部分与健康和临床管理部分来实现。其中，健康和临床管理的核心是对患者信息与临床信息进行存储管理，它包括手术、记录和其他重要的子部分。

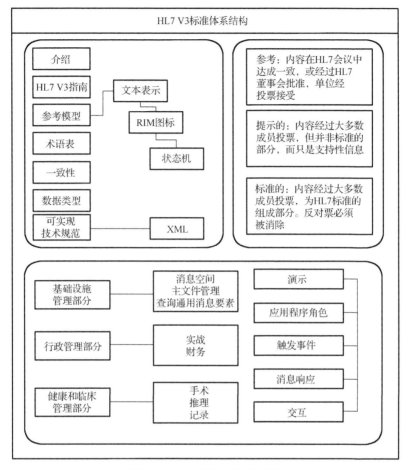

图 2.1 HL7 标准结构示意图

## 2.4 IHE 框架

医疗数据交换标准(HL7)和医学数字图像通信标准(DICOM)的制定与使用，有效地促进了医疗信息系统之间的集成。HL7 标准主要用于规范 HIS 和 RIS 及系统内部设备之间的通信，而 DICOM 则涵盖了数字医学图像采集、归档、通信、显示及查询等信息交换的所有范畴，主要用以实现 PACS、RIS 和 HIS 等系统的集成[13]。

HL7、DICOM 标准为共享信息提供了基础，但两个标准之间存在差异以及标准处理的数据对象也不相同。HL7 偏重于文本数据管理，而 DICOM 标准在数字图像的通信和管理方面的能力则比较强。也就是说，HL7 系统无法存取符合 DICOM 系统的图像相关信息，而 DICOM 系统则无法存取 HL7 系统中的管理数据。因此这两个标准单独实施并没有完全解决整个医疗机构内部各类复杂多变的图像及文档信息在不同标准的系统之间的通信和共享问题。此外，为了实现整个医院环境的全面信息集成，不仅需要由标准来规定信息本身的交换格式和方法以完成信息的交换，还需要规范信息交换的时序和种类，即通过控制不同类型系统间的正确的信息流，使多个系统协调动作完成同一个工作过程，以实现工作流程的集成。

1998 年，北美放射学会(RSNA)和美国医疗信息与管理系统协会(HIMSS)联合发起 IHE 项目。

IHE 强化了已有的通信标准 DICOM 和 HL7 之间的协同，以便为最佳的临床工作提供特定的服务。用 IHE 概念统一起来的医学信息系统可以更好地和其他系统通信，更容易实施，并且使得医护人员高效率地获得相关信息。

## 参 考 文 献

[1]　赵建峰. 基于 Worklist 的医疗信息系统的集成——基本工作列表服务类的实现[D]. 包头: 内蒙古科技大学, 2007.

[2]　王凤玲. 基于 DICOM3.0 和 HL7 标准的医院系统间工作流集成研究[D]. 长春:长春理工大学, 2008.

[3]　赵喜平, 纪震, 郑崇勋. MRI 图像传输和处理的初步研究[J]. 中华放射学杂志, 1998, 32(1): 8-11.

[4]　林天毅, 段会龙, 吕维雪. 医学数字图像通讯(DICOM)标准及在我国的实施策略[J]. 国际生物医学工程杂志, 1998, 21(2): 65-73.

[5]　Neri E, Thiran J P, Caramella D, et al. Interactive DICOM image transmission and telediagnosis over the European ATM network[J]. IEEE Transactions on Information Technology in Biomedicine, 1998, 2(1): 35-38.

[6]　王中锋, 徐明. DICOM 网络通信模型的设计与实现[J]. 计算机工程, 2001, 27(6): 120-122.

[7]　张宜群. DICOM 协议的实现及应用研究[D]. 西安: 中国科学院西安光学精密机械研究所, 2004.

[8]　罗敏. PACS 的研究与应用[D]. 重庆: 重庆大学, 2005.

[9]　陈戏墨. PACS 中的 DICOM 标准分析及应用[J]. 医学信息, 2004, 17(4): 190-193.

[10]　Abiteboul S, Agrawal R, Bernstein P, et al. The Lowell database research self-assessment[J]. Communications of the ACM, 2005, 48(5): 111-118.

[11]　伍瑞卿, 蒲立新, 兰家隆. 新世纪网络医学基础——DICOM 标准[J]. 中国医学物理学杂志, 2002, 19(1): 20-23.

[12]　俞汝龙. HL7 组织与 HL7 标准简介[J]. 中国数字医学, 2007, 2(7): 41-43.

[13]　王曦. 基于现有系统的 IHE 设计方法的研究及实现[D]. 杭州: 浙江大学, 2006.

# 第 3 章  医学信息系统构建

医学信息学是一个伴随着计算机技术在生物医学领域的应用而产生和发展起来的学科，是一门多学科交叉所形成的综合性学科，在医学教育、医疗实践以及医学研究中扮演着越来越重要的角色。医学信息系统是医学信息学的主要研究课题。随着医疗信息化的不断发展，医学信息系统在医疗领域的应用越来越广，在公众健康管理、卫生资源计划与配置、疾病预防与管理、医疗保健等领域占有重要的位置。医学信息系统的建设与应用是一个国家卫生工作状况和医疗服务水平的综合反映，也是计算机技术、信息处理技术、网络安全技术、现代企业管理等现代科学技术综合应用能力的反映[1]。

根据上述对医学信息系统的介绍，本章各节将安排如下。

3.1 节介绍医学信息概述。

3.2 节介绍医学信息系统概述。

3.3 节介绍 IHE 框架下医学信息系统的构建。

3.4 节介绍简单信息系统构建案例。

3.5 节介绍医疗信息系统相关安全技术研究与实现。

## 3.1  医学信息概述

随着信息技术的日益发展，社会繁荣，人民大众对卫生环境、疾病预防、医疗服务和自身健康水平的关注与需求也日益显示出快速增长的势头。人们为应用医学信息处理技术来解决这些需求，适应建设和谐健康社会的要求而上下求索，20 世纪 80 年代开始出现一门新兴的科学——医学信息学[2]。

### 3.1.1  医学信息的分类

从信息应用、交流和共享的原则出发，首先应该根据医学信息自身的特点对其进行分类。分类的一般原则：①根据信息应用的领域专业进行分类；②根据信息应用的目的进行分类；③按信息产生到应用的流程分类；④根据信息内在的紧密联系或因果关系进行分类；⑤分类必须有序化、层次化，分类必须编码化和标准化。例如，我国公共卫生信息大体上可以划分为三大类：第一类是公共卫生信息系统，第二类是医疗服务信息系统，第三类为卫生管理信息系统。而每一大类中还要继续划分若干个子信息类，如图 3.1 所示。

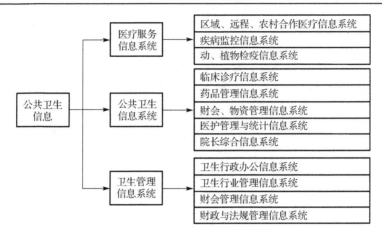

图 3.1　信息系统分类图

　　上述的公共卫生信息系统分类的每个子信息系统还可以继续细化分类成若干信息子系统。例如，"临床诊疗信息系统（Clinical Information System，CHIS）"的下面，一定还包括"门诊挂号系统""门诊医生工作站""门诊护士工作站""住院医生工作站""住院护士工作站""医学检验系统""医学影像系统（PACS）""电子病历""手术室麻醉系统"等。

　　医院信息大体可分为临床信息与管理信息两大类。医院信息应该以患者医疗信息为核心，采集、存储、传输、汇总、分析与之相关的财务、管理、统计、决策等信息，形成真正意义上的"以患者为中心，全程信息化"的分类体系[1]。

## 3.1.2　医学信息的作用与意义

　　医学信息对社会、人类、环境都具有深刻的现实意义和历史意义，也反映国家、民族物质文明和精神文明的水平，其作用在如下方面具有意义[3, 4]。

　　1）公共卫生环境

　　卫生网络信息系统的建设与应用，是解决突发公共卫生事件应急指挥，职业病、地方病、传染病的预防治疗，计划生育、优生优育等关乎国计民生问题的大事。例如，从 2003 年的严重急性呼吸综合征（SARS）的流行到 2006 年禽流感的暴发，都凸显了卫生信息系统建设与应用的重要性和影响力。医疗服务信息化是以患者信息为中心的信息化，其内容包括患者病症、检查结果、医生诊断和治疗计划等相关信息。而公共卫生所关注的是整体人群的信息、人群健康状态变化、健康相关行为、健康影响因素，以及措施干预效果等信息，需要研究的是如何发现影响健康的危害因素以及居民行为对健康的影响等问题。随着卫生信息工作的开展，公共卫生与医疗服务二者之间的联系越来越紧密。

2) 医疗服务水平

提高医疗服务水平，降低医疗费用，是老百姓期待的大事情。建立 HIS 能够从根本上解决"看病难，看病贵，就诊时间三长一短"等问题。HIS 也是医院现代化建设的基础之一，可以成为规范医疗行为，提高医疗水平，监督跑、冒、漏等现象，实行现代化管理的有效方法和手段。

3) 教学、科研

生命科学是 21 世纪的重要热门学科，其中医学信息对于人类探究生命科学的奥秘，揭示疑难杂病的规律，提供了研究、分析、解决问题的方向和依据。毋庸置疑，任何医学教学、科研的成果和经验，无不被期待和关注，无不是医学信息处理与应用的结果。

4) 电子病历与健康档案

世界上许多发达国家已经认识到建立以网络为基础的全民健康记录(电子病历)是事关国家发展、社会稳定的大事。美国前总统布什于 2004 年 4 月 26 日公布了一项旨在改善美国医疗保障体系的卫生信息技术计划，提出了在未来 10 年内争取达到大多数美国人拥有电子健康记录的目标。布什总统签署法令建立全民健康信息档案，足以证明这一点。建立全民健康档案的社会意义还在于以下几个方面。

(1) 随着经济的发展和进步，社会更关注人自身的健康生活。

(2) 随着居民健康生活质量水平的提升，社会为此所支付的供给也越来越高，目前美国卫生总费用的增长已经超过国内生产总值(Gross Domestic Product，GDP)的 15%，而且这种经济负担的增长趋势是难以逆转的。目前，我国卫生总费用占 GDP 的比例也已经超过 5%，而且有继续增高的趋势。

(3) 卫生问题也会对社会经济造成影响。2003 年我国 SARS 疫情期间，仅仅 5000 多名患者所造成的直接和间接经济损失就极其惨重。根据亚洲开发银行估计，我国 GDP 直接损失超过 61 亿美元，占 GDP 的 0.5%。因此，当前急需采用现代信息技术手段，提高卫生服务工作效率和质量，以适应社会发展的要求[5,6]。

## 3.1.3 医学信息与建设和谐健康社会

我国是发展中国家，人口多、底子差，据 2005 年联合国世界卫生组织公布的资料统计，我国卫生工作状况水平居世界倒数第 5 名。构建和谐社会，实现社会的进步和稳定，都是与增加人均 GDP，提高生命健康质量，加强卫生医疗服务水平，重视人口老龄化，均衡与调控卫生资源，坚持卫生扶贫，建立区域医疗、农村合作医疗等密切相关的，从中可以看到卫生信息化建设与应用所承载的意义和作用。例如，从 2006 年起我国党和政府决定大幅度增加农民医疗保险补贴标准，人均 40 元，设想我国有 8 亿农民，每年国家将支付 320 亿元，加上地方和个人的医保投入，如此巨大的信息处理量，相信必须建立有效的网络医保信息系统，才能实现全程信息监控与管理，其社会意义不言而喻。中共十六届三中全会通过的《中共中央关于完善社会主义市场经济体制若干问题的决定》提出，加强公共卫生设施建设，充分利用、整合现有资源，建立健全疾病信息网络体系、疾病预防控制体系和医疗救治体系，提高公共卫生服务水平和突发性公共卫生事件应急能力。重视生命、关注健康已是全党全社会的共识[1]。

## 3.2　医学信息系统概述

医院信息系统是指利用计算机软硬件技术、网络通信技术等现代化手段，对医院及其所属各部门人流、物流、财流进行综合管理，对在医疗活动各阶段中产生的数据进行采集、存储、处理、提取、传输、汇总、加工生成各种信息，从而为医院的整体运行提供全面的、自动化的管理及各种服务的信息系统。

医院信息系统是现代化医院建设中不可缺少的基础设施与支撑环境。它不是简单地模拟现行手工管理方法，而是根据医院管理模式采用科学化、信息化、规范化、标准化理论设计建立的。在建设医院信息系统前，医院必须首先规范自身的管理制度及运行模式。医院信息系统建立的过程，应是医院自身规范管理模式和管理流程，提高工作效率，不断完善机制的过程[7]。

### 3.2.1　医学信息系统的分类

医院自身的目标、任务和性质决定了医院信息系统是各类信息系统中最复杂的系统之一。医院信息系统根据数据流量、流向及处理过程，将整个医院信息系统划分为以下五部分：①临床诊疗部分；②药品管理部分；③经济管理部分；④综合管理与统计分析部分；⑤外部接口部分[8]。

各部分功能综述如下所示。

1) 临床诊疗部分

临床诊疗部分主要以患者信息为核心，将整个患者诊疗过程作为主线，医院中所有科室将沿此主线展开工作。随着患者在医院中每一步诊疗活动的进行产生并处理与患者诊疗有关的各种诊疗数据及信息。整个诊疗活动主要由各种与诊疗有关的工作站来完成，并将这部分临床信息进行整理、处理、汇总、统计、分析等。此部分包括门诊医生工作站、住院医生工作站、护士工作站、临床检验系统、输血管理系统、医学影像系统、手术室麻醉系统等。

2) 药品管理部分

药品管理部分主要包括药品的管理与临床使用。在医院中药品从入库到出库直到患者的使用，是一个比较复杂的流程，它贯穿于患者的整个诊疗活动中。这部分主要处理的是与药品有关的所有数据和信息。共分为两部分：一部分是基本部分，包括药库、药房及发药管理；另一部分是临床部分，包括合理用药的各种审核及用药咨询与服务。

3) 经济管理部分

经济管理部分属于医院信息系统中的最基本部分，它与医院中所有发生费用的部门有关，处理的是整个医院中各有关部门产生的费用数据，并将这些数据整理、汇总、传输到各自的相关部门，供各级部门分析、使用并为医院的财务与经济收支情况服务，包括门急诊挂号，门急诊划价收费，住院患者入、出、转，住院收费、物资、设备，财务与经济核算等。

4) 综合管理与统计分析部分

综合管理与统计分析部分主要包括病案的统计分析、管理，并将医院中的所有数据汇总、分析、综合处理供领导决策使用，包括病案管理、医疗统计、院长综合查询与分析、患者咨询服务。

5) 外部接口部分

随着社会的发展及各项改革的进行，医院信息系统已不是一个独立存在的系统，它必须考虑与社会上相关系统互联问题。因此，这部分提供了医院信息系统与医疗保险系统、社区医疗系统、远程医疗咨询系统等接口。

## 3.2.2　医学信息系统的特点

医学信息系统就其应用的意义来说具有如下八个特点。

(1) 医学信息的数据量大、复杂性高。医学信息源是以人为本的信息收集对象，这就需要为每个患者建立数据信息，而数据的类型、属性、表达方式是错综复杂的，由此可见医学信息的数据量巨大。

(2) 医学信息的应用面广、影响大。医学信息无论对个人、对社会都具有很大的作用和意义。像流行病、传染病、多发病、公共卫生、食品安全等信息的采集、处理、监控和发布牵扯千家万户，对提高卫生和医疗工作的水平也具有指导意义。

(3) 医学信息的标准化程度低。目前影响医学信息化建设的重要因素之一，就是医学信息标准化工作的水平较低，表现在信息分类、编码工作存在不统一，没有形成全国统一并具有真正意义上的共享医学信息的标准、政策或法规。因而造成医学信息标准混乱，交流与共享困难。现在国家对卫生信息化建设和标准化工作的重视程度越来越高，国家卫生健康委员会正在组织制定与国际接轨的卫生信息化标准。

(4)医学信息的处理难度大。医学信息系统处理的信息对象种类繁多、流程复杂。仅以 HIS 中的信息流来说，就有患者诊疗信息流、财会信息流、药品和卫生材料信息流、综合管理与分析统计信息流、办公管理信息流等多种。因此，许多专家称医院信息系统是公认的世界上最复杂、最难开发、最难管理、最难维护的信息系统。

(5)医学信息的私密性强。医学信息牵扯个人、家庭、民族、地方甚至国家的相关信息；个人的诊疗信息还具有重要的法律意义，在解决医疗纠纷、疫情防控、流行病调查、司法鉴定等很多方面都需要真实的医学信息来佐证。因此对信息的安全保密工作显得尤为重要。

(6)医学信息的连续性、时效性显著。就个人医学信息来说，它是伴随每个人终身的健康档案，几十年的连续而完整的医学记录尤其珍贵。同时，在抢救生命的危急关头，准确实时地传递医学信息，又凸显了医学信息时效的重要性。

(7)医学信息系统的市场化、商品化产品少。医学信息系统的商品化产品非常少，常见的仅是一个个功能独立、自成系统的产品，很少有标准化的成熟 HIS 推出。这些不同时期、不同规模、不同 IT 厂商、不同操作平台、不同信息标准的 HIS 很难达到信息整合、交流共享。

(8)医学信息系统的开发技术难度大、周期长、投入多、维护难。基于以上种种原因，加上各个医院建立 HIS 的基本条件有限，如资金投入少、技术力量不够、IT 人才缺乏、标准化工作基础较差、现代化管理意识不强、片面追求经济效益、忽略社会效益和服务意识，因此对 HIS 建设中的认识不够，人、财、物投入不足，应付局面，仓促上马，重复开发，造成信息孤岛、维护困难、无法升级等诸多问题，这些现实常常困扰 HIS 的开发商家和用户[9-11]。

### 3.2.3　医学信息系统处理流程

医学信息系统处理流程包括信息获取、提取、传递、处理、加工、编码、存储和传输。

#### 1. 信息获取

信息的获取是信息系统工作的最重要的任务之一，这里首先是合理、及时、准确、安全地收集原始的数据，而后才能对这些数据进行加工处理，进而产生信息。信息的收集是对原始数据的获取过程，其中重要的加工是对原始数据的标准化、数字化、量化的处理，通过去粗取精的科学分类收集整理数据。因此，信息的获取应该注意以下原则。

(1)合理规划：大多数信息系统的数据来源都是广泛而复杂的，因此在设计信息系统的开始阶段就必须充分了解用户的业务数据的来源、种类、流程、标准，以及用户最终的信息需求。在此基础上，需要科学合理地规划产生信息的业务数据，明确来源、种类、流向、关联及作用。

(2)制定标准：数据采集需要制定明确而统一的标准，为日后数据的加工处理提供分析、判断、筛选和统计的标准依据，确保数据的真实性、有效性。只有数据真实，信息才能准确。

(3)更新及时：数据和信息都有严格的时效性，过期失效的数据要及时更新处理。对于已经采纳的数据或信息，必须制定科学有效的数据更新机制，确保数据的有效性和准确性。避免人为的、随意的数据更新操作，并且一定要对更新操作的数据建立记录档案，做到"留痕迹"修改。

(4)完整统一：数据和信息之间具有紧密的联系，因此对于数据的采集、加工、处理一定要考虑数据的完整性、连续性、合理性和有效性。同时一旦数据处理或更改后，一定要对因此而产生的信息做同步的处理或更改，确保信息和数据的统一性、连续性，严格避免操作的随意取舍。

2. 信息提取

信息提取的过程也是对原始数据的分析、筛选、加工、处理的过程。信息的真实性、有效性和信息自身价值的高低，完全取决于对数据加工处理的科学性及决策者个人行为标准科学合理性。因此，信息提取是一项严谨而科学的工作，需要注意以下几个原则。

(1)科学合理：信息的提取是为了某些特定的目的而进行数据加工处理，而这些数据加工处理的方法、指标及公式都要求科学准确。因此，应该遵从科学合理的原则，制定符合现代化企业管理实际需求的信息处理标准，并且针对性地设计信息管理系统，严防提取信息的主观臆断和各取所需的盲目行为。

(2)经验积累：信息的价值还在于对历史信息应用的正误判断和经验的积累。另外，信息往往时效性很强，变化很快，过去的信息或经验很可能已经失去继续使用的价值。因此，信息加工的时效应该和信息的提取同步，也就是说，每次提取信息的目的、方法、加工与处理都应该有新的内容，并且对以往信息的应用过程进行经验总结和教训汲取，运用理性的思维及时调整制定各项信息提取的新指标和新标准，适应企业信息管理的新变化、新需求，尽量提高提取信息的科学性、准确性、时效性和安全性。不能凭个人经验主观推测来增加决策风险。

(3)量化信息：运用现代化企业管理的手段，科学制定各类信息量化提取的标准，这样提取出来的信息更便于计算机进行分析处理。信息量化标准必须符合企业现代化管理的实际需要，并且建立信息量化的数学模型要经过与较长时期历史数据模型的对比分析，检验结果正确率大于 99.9%，才能考虑使用这样的信息提取的量化标准。

### 3. 信息传递

1）信息传递的概念

信息的使用价值是在信息的传递与应用中体现的。信息的传递体现信息本身时效性和信息价值的基本需求，人们往往需要及时获得准确的、有参考价值的异地信息，这就需要有一种安全而有效的传输方式来传递信息。

信息传递的三项原则是：①不改变信息本身的内容。在信息传递的过程中要运用各种软、硬件技术手段，确保信息的不失真传递。②高效、快速、及时。信息传递的速度是体现信息价值的重要因素之一，因此各种计算机和网络通信技术也都围绕高速度、高带宽、高保真的方向发展。③安全、保密。另外一个体现信息价值的重要因素无外乎是信息本身所具有的私密性和安全性。信息传递中的各种加密、解密、保密、防盗等技术是信息安全传递的基础。

2）信息传递的种类

信息传递有以下两种类型。

（1）有介质传递：信息保存在各种介质中再进行传递，这种有介质的信息传递，大都需要事先将信息存储在各种介质中，信息的传递实际上是依赖介质实物的传递。

① 纸介质信息传递：如各种文件、书籍、信函、报纸、档案等属于纸介质信息存储与传递的类型。

② 磁介质信息传递：如计算机软盘、硬盘、闪存、磁带、录像带等属于磁介质信息存储与传递的类型。

③ 光介质信息传递：如各种 VCD、DVD、EVD 等光盘属于光介质的信息存储与传递的形式。

④ 胶片和相纸：用来保存影像信息。现代数码技术的发展，产生了许多数码照相机、摄像机，可以保存大量的数码影像信息。

⑤ 网络电子通信：现代网络技术的发展使人类相互之间的信息交流和传递变得越来越快捷方便，无论网络信息的检索、上传或下载，还是电子邮件的传递，直到网络视频的传递都无所不能，因此网络信息传递已经成为 21 世纪继报刊、电视之后的第三大公共信息传递媒体。

（2）无介质传递，顾名思义，无介质传递即信息用直接或间接的方式来传递。

① 电报：电报报文本身就是信息，早期人们可以用发电报的形式来传递重要的和紧急的信息。当然为了保密，电报也分为明码电报和密码电报两类。

② 旗语或手语：在一些特殊情况下，人们发明了旗语和手语来传递各种信息，也是一种无介质的信息传递形式。

③ 灯光或烽火信息：从古代的烽火台用狼烟传递信息，到海军灯光通信指挥信息传递，简单易行，并且非常有效。

3）信息传递模式

信息传递模式从传递形式和功能上划分，有如下几种模式。

（1）实物介质传递模式：在有介质信息的传递模式中，一般都采用介质实物的直接或间接传递。如报纸、信函、书籍、磁盘、闪存、光盘等介质的传递，就是信息传递最常用的模式。

（2）有线传递模式：利用电报、电话、计算机网络等有线形式传递信息。

（3）无线传递模式：利用广播、卫星、微波等无线形式传递信息。

（4）混合传递模式：可以根据需要，将有线传递模式、无线传递模式、实物介质传递模式混合使用，提高信息传递的速度和效率。

（5）实时信息传递：有些信息的重要价值非常强调时效性，例如，在用医学影像设备诊断或监控、治疗的过程中，这些信息时刻关系到患者的生命安危，因此这类信息从采集到传递必须采用实时信息传递模式，强调的是快速、准确和实时。

（6）分时信息传递：对于一些时效性要求不太高的信息，可以采用分时信息传递的模式，这种传递模式可以大大减轻通信网络高峰期的负荷，有利于网络负载的均衡和降低通信成本，同时也有利于网络的规划设计和安全管理。

（7）单工通信模式：这是一种单方向的通信模式，属于点对点的通信，信息只能单方向从甲地传递到乙地。

（8）半双工通信模式：这种通信方式严格说来也属于一种单方向点对点的通信方式，但在某一时期，只允许信息从甲地传递到乙地，或者从乙地传递到甲地，只允许单一方向的通信工作。

（9）全双工通信模式：这种通信模式允许甲乙双方同时进行双向通信工作，像打电话或网上聊天一样，要求通信网络具有同时发送和接收的功能，另外还必须保证有足够的通信网络带宽作为保证。

4. 信息处理

信息处理的过程就是运用科学合理的方法和手段对原始数据进行加工处理，按照事先设计的信息提取标准来获取信息。另外一层意思，信息处理还包含对已经提取出来的信息再次进行处理，挖掘并获取更新、更有价值的重要信息。

信息处理的一切目的都是为用户的信息需求服务的。因此，信息管理基于信息自身的性质和特点决定了对信息管理系统的两个技术层面的要求是及时和准确。信息管理通常是指在整个信息处理过程中，人们对信息的收集、加工、存储、提取、传输等技术操作的总称。当然，信息处理不仅包含动用一切技术的形式和手段进行操作，还需要科学地制定各种法律、政策、规章、制度来保证和规范信息管理的先进性、科学性、连续性和安全性。

信息本身是重要的资源，但是往往信息的价值和时效性成正比，因此人们需要深刻地关注和全力搜集对自己有用途的重要信息。最快、最准地检索到信息，已经成为一门新技术。

（1）网络信息检索。在今天的网络时代，人们已经开始接受和习惯使用网络信息检索来获取知识。网络信息检索一般常用两种方式：①网页分类目录检索。进入任何一个网站的主页，都会有明确的分类目录的导航超链接，用户只要单击这些链接就可以得到自己所需要的信息。此方法的优点是简单方便，不必记住网址，缺点是检索的效率低。②关键词检索。在较大型的网站页面上都设有输入检索"信息关键词"的文本框，如新浪、搜狐、百度等都有此项功能，用户可以在文本框里输入要检索的关键词，单击"搜索"按钮，即可快速检索到相关信息。

（2）信息管理系统检测。在信息管理系统中会有信息检索的功能，这类检索功能是紧密结合用户的实际需要而设计的，因此检索操作的效率非常高、结果目标明确。

（3）数据库管理系统。良好的数据库管理系统是高效信息检索的基础，为提高数据库的使用价值，各种新型、大型数据库系统和数据库技术层出不穷，成为推动信息技术发展的新动力。

（4）数据挖掘和网格技术。它已经成为当今世界信息处理技术发展的主流，应运而生的是信息检索的多样性、主动性和智能化新技术，信息检索命中率、利用率、共享率大大提高。

（5）智能知识系统。它是信息处理技术发展的最高阶段。人们在信息反复加工、利用的基础上，逐渐摸索规律、积累经验，并完成了信息到知识的转变。这个阶段的信息检索和提取，更多依靠智能知识系统自动处理信息后给出的准确结果，甚至可以帮助管理者进行决策。

5. 信息加工

信息的加工是指对信息存在形式的变换和内容上的分析处理。所谓形式变换，是指信息传递过程中变换载体或介质，使信息准确传递到需求者手中；内容处理是指对原始数据加工整理，进而深刻、清晰地解释信息的内容和价值。

6. 信息编码

编码是为了提高信息处理的工作效率，建立科学统一的信息交换标准，更好地共享信息资源而广泛采用的一种形式。不同的国家、地区、行业或单位出于实际信息管理需要的不同, 任务和目的不同, 分别制定出许多信息编码的标准。例如, GB 2312 码是我国标准信息交换代码(详见国家标准 GB 2312—1980《信息交换用汉字编码字符集　基本集》); HL7 是国家健康标准信息交换协议; DICOM 3.0 是国际医学影像信息获取和传递代码标准; JPEG(Joint Photographic Experts Group)是国际静止图像压缩标准; MPEG-4 是国际运动图像压缩标准; ICD-9、ICD-10 等是国际疾病分类代码标准; 等等。诸如此类, 众多的信息处理标准的推出无不经历长期严格的实践考核, 逐渐显示出信息编码给处理信息、共享信息、传递信息、转换信息、存储信息等工作带来的效率和益处。因此, 在设计一个信息系统时, 首先应该考虑严格遵循业已成文的各项信息编码标准, 绝不可以自行设计非标准的信息编码、代码、数据字典等, 避免给信息处理、交换、共享及整合带来不必要的麻烦。

### 7. 信息存储

因为信息往往具有可重复利用性和历史参考价值, 所以信息必须得以安全、准确、长期地保存, 确保信息存储的连续性和安全性。信息存储技术、设备、容量、速度和安全管理的更新发展可以说日新月异, 总的技术发展是以体积小、大容量、高速度、低成本、新介质、更智能为主要方向。

### 8. 信息传输

信息传输是指信息在时间和空间上的转移, 因为信息的可用价值与时效性是成正比的, 信息只有及时、准确地传递到需求者的手中, 才能发挥其作用, 现在多种信息传输途径、多种技术手段、多种传输媒介可以说不胜枚举。尤其是高速信息公路的建设与网络技术的发展, 铺就天罗地网, 信息传递四通八达, 大大缩小了时间和空间的界限, 造就了人类共享信息资源的时代。

## 3.3　IHE 框架下医学信息系统的构建

### 3.3.1　IHE 简介

医院是一个具有相当特殊性和复杂性的信息化环境。这是因为医院整体信息化的构建和实现, 不可避免地需要包括多种不同来源的、涉及不同的专业工作流管理和处理过程的医学信息系统。这类医学信息系统及软件应用通常是异源性的、相对独立和多中心运行的, 其可能的后果是信息孤岛现象的产生, 即在不同的专业信息系统和软件应用间存在数据传递过程障碍, 以及数据访问格式的不兼容, 前者导致医院信息化环境中信息系统及其工作流集成的问题, 后者则可能影响数据信息的互操作性(Interoperability)的实现。这类特点，在医院的医学影像学科信息化环境中表现尤为突出，如在医院放射科的信息化建设中，不仅涉及两个具有相当专业性和特殊性的信息系统，即 PACS 和 RIS，同时还必须面对来自不同提供商的影像采集设备和影像处理设备，并解决与这些设备功能操作和执行所依托的不同来源的软件应用与信息系统间的交互及数据通信。此外，作为构成放射科以及医院整体信息化环境的组成部分，PACS 和 RIS 除必须实现其相互间流程集成和数据通信外，还应该解决与 HIS 以及医院信息化环境中其他医学信息系统间的流程整合和数据交互。这是一个具有相当复杂性并要求执行强有力的协调处理的任务，因此需要建立一套适合医院信息化环境运作的流程和管理模型，用以规范和指导这一任务的顺利实施与实现，即 RSNA 和 HIMSS 发起并主持 IHE 研究和示范的基本目的[12,13]。

IHE 技术架构是 RSNA 和 HIMSS 定期发布、修订和更新的一套技术文档，在这个技术文档中定义了一整套基于现行的医学标准集，实现医院信息化环境中工作流及功能集成的执行机制和规范。IHE 技术架构包括多个子架构，分别对应不同的医疗应用领域。其中放射学技术架构应用最为广泛，也是本书的主要研究对象。

IHE 技术架构有三个组成要素，分别是角色(Actor)、事务(Transaction)和集成模型(Integration Profiles)。

角色：是 IHE 定义的一个基本概念，用于表示构成医院信息化流程的医学信息系统或信息系统的组件，是 IHE 定义的工作流集成过程或系统功能执行过程中特定行为及角色单元。角色在医院信息化工作流程中，作为信息或数据的产生、采集、管理等操作的相关系统或功能执行节点，构成 IHE 集成模型(IHE Integrated Profile)的基础环节。

事务：IHE 所定义的事务，是用以描述和表示发生在角色之间的信息处理或交互过程。通过这类交互过程，角色间基于 DICOM 标准或 HL7 标准的消息处理机制实现所要求的信息数据的传递。在 IHE 技术架构中，每一个事务的定义内容包括对现行标准所定义的特定处理机制的引用，以及相关的信息处理细节描述和应用实例等。IHE 定义的发生在角色间的事务处理过程，通常为医学信息系统或信息系统组件间按标准定义的服务或处理机制的执行和实施过程，而且 IHE 事务的定义更进一步强化了这些标准定义的服务和处理机制在应用方面的特异性，以确保实现系统间更高水平的功能互操作性。

集成模型：IHE 集成模型是 IHE 技术架构的核心构成，代表着 IHE 技术架构中定义的一套具有共性的流程集成过程或功能性操作的执行方案和规范，可应用于满足医院信息化环境中特定的临床工作流或信息系统集成的通信需求。IHE 定义的每一个集成模型都相关于一个或相互关联的一组特定的医学信息化环境中的集成问题，并基于现行的医学相关标准的定义和执行机制建立这类集成问题的处理过程与解决方案。

根据每个模型实现任务的不同，可以把集成模型分成以下三类。

(1)工作流相关集成模型，执行工作流过程的控制和管理，及其涉及的操作和行为，如提供工作列表、报告或工作表项的处理过程和完成状态等。这类集成模型主要有 SWF、PWF、RWF、PGP、CHG、PIR、IRWF。

(2)内容相关的集成模型，描述和定义某个特定的内容对象的产生、存储、管理、传递和提取，以及常规的应用过程。它仅仅关注对象的实际操作过程，确保工作内容和对象一致性的产生、控制和重现等与操作结果的相关事务，包括 CPI、KIN、NM、ED、SINR、Mammography Image。

(3)系统架构相关的集成模型，定义在医院整体信息化环境或放射科影像信息化环境中，确保对工作结果和对象执行访问与控制一致性的相关事务，包括 ARI、PDI、XDS-I。

## 3.3.2　IHE 的历史、发展和应用需求

### 1. IHE 发展过程简介

IHE 活动的第一阶段，被定义为一个多年度实施的项目，即一个被分为 5 个年度执行和实现的计划，其重点集中在放射科环境中的影像设备、医学影像学信息管理系统(如 PACS 和 RIS)，以及与医院其他相关信息系统和流程间的集成过程。RSNA 和 HIMSS 的年度会议被作为 IHE 相关活动、验证和展示的主要平台。从 RSNA 和 HIMSS 的 1999 年度学会开始，截止到 2003 年的第 5 个 IHE 年度，已完成并发布 13 个 IHE 集成模型，定义了 40 个以上的事务(事务处理)，这些模型和事务已基本上覆盖了放射科信息化环境中 PACS 和 RIS 工作流常规的执行过程，以及 PACS-RIS 间流程集成和数据通信的主要操作环节，同样，也涉及部分与医学影像学检查流程相关的 HIS 管理域的工作流和数据流过程。

IHE 年度示范的内容包括 2 个不同维度的发展，一个维度是在医院诊疗环境中以患者入院并执行医学影像学检查过程的纵向发生的工作流及处理过程，这是 IHE 第 1~第 4 年度研究和示范的基本内容；从 IHE 第 5 年度开始，IHE 的研究和示范除了在医学影像学领域进一步向纵深发展外，主要开始它的另一个维度，即向医院其他学科领域和信息化环境中的工作流与功能处理过程相关内容的横向扩展。此外，在宏观的层面，IHE 在世界范围内的横向扩展过程也成为 IHE 发展的一个特殊维度，从 IHE 第 3 年度(2001 年)，IHE 的活动从北美相继扩展到了欧洲和日本，经 IHE-USA、IHE-Europe 和 IHE-Japan 的共同努力使 IHE 真正成为一个具有广泛代表性与被普遍认可的国际性研究及应用示范活动。

2. IHE 的管理组织及基本活动形式

1）IHE 的组织和管理机构

目前 IHE 主要的组织和管理机构包括 IHE 计划委员会（IHE Planning Committee）、IHE 技术委员会（IHE Planning Committee），以及后续建立的 IHE 战略发展委员会（IHE Strategic Development Committee），三者的协调确保成功地实施 IHE 活动的组织、技术文档的定义、发展需求的确定等关键任务。

（1）IHE 计划委员会：其工作角色是决定医学领域的系统集成需求，以及医学信息系统相关的技术规范方面的需求，并负责计划和安排每年的项目实施任务，以及确定年度 IHE 活动中的示范和验证过程的实施原理、纲要与目标等。

（2）IHE 技术委员会：其负责基于相关的现有医学通信标准，草拟 IHE 技术架构的技术规范细节，以解决和实现由计划委员会提交的相关 IHE 执行需求与原理。

（3）IHE 战略发展委员会：建立于 IHE 2002 年度，其基本任务是协调和指导 IHE 活动向更广泛的医学领域与更为纵深的应用层次扩展，同时还承担将 IHE 的处理过程扩展至整个医院信息化环境中的各类工作流程集成需求的任务。

2）IHE 的基本活动形式及其主要内容

IHE 主要通过组织一个权威性的活动，倡导和鼓励在基于现代医院工作流程执行过程的信息系统间进行集成。IHE 同时成为一个研究和讨论医疗信息系统集成过程的论坛，致力于定义和构造应用于完成各类医学和临床目标的信息通信和处理规范的技术架构（Technical Framework），并同时提供一个对这个技术架构内容的应用实施进行严格测试的平台。IHE 还创立了一个独特的和相当有效的发展与推广方式，即在主要的专业学术会议上，以一种公开的、将实践和验证过程直接结合的模式，用于推广 IHE 观念，获取新的集成需求，以及准备和产生新的技术执行规范。IHE 的活动以 1 个年度的周期循环，确保能够快速地对新产生的集成需求进行响应，并及时地对新的集成机制应用过程实施验证和示范。

IHE 组织的基本活动和内容主要包括下述几方面。

（1）IHE 连通性测试（Connectathon Test）。Connectathon 是 IHE 组织的核心活动，即基于专业的年度学会，建立 IHE 专门的活动平台，以 IHE 集成模型和 IHE 技术架构作为基础，征集参与 IHE 集成执行过程测试和验证的系统提供商，在此活动平台上示范其软件的 IHE 原理实现能力和执行进程。Connectathon 活动通常由主持 IHE 活动的专业学术协会如 RSNA 或 HIMSS 负责和管理，并组建专门的技术项目管理小组（Technical Project Management Team）实施指导。IHE 委员会通过组织 Connectathon 期望实现的目标包括以下几个方面：①确定现有 IHE 技术架构原理在执行方面存在的问题和缺陷，以便能够及时获得修订和改善。②确定参与测试的系统可能存在的兼容性或集成相关的问题，并协助探讨和寻找消除这类问题的方法与技术。③通过连通性测试过程促进 IHE 兼容系统的增长和发展。④为 IHE 潜在用户和信息系统商提供一个直观地了解和认识 IHE 执行和处理过程的环境，扩大 IHE 的影响。

（2）集成问题的确认和证明。IHE 的基础任务之一，即确认医院信息化过程的有关流程集成和功能集成的问题与需求，且不仅关注医院不同专业学科及临床诊疗执行过程中的集成需求，还涉及医疗机构和组织间必要的集成需求。这一过程主要是通过在 IHE 组织的各种活动平台，由临床医师、IT 领域专家以及医院管理者共同参与，从其各自的专业角度，确定在医学信息系统的数据访问、临床信息化操作工作流、医学管理工作流以及与医院 IT 基础结构相关的处理等具有共性的集成问题。对集成问题的确认和证明也是 IHE 活动的首要步骤。

（3）构建 IHE 集成模型规范。这是在一个集成需求被确认后，继而需要实施的步骤和完成的内容。对于一个已通过适当的案例证明的集成需求，IHE 的相关委员会将基于医疗行业应用的相关标准和通行的 IT 业应用标准，选定需要的标准执行机制，用于建立对集成需求的解决方案或处理流程的定义和规范。这类基于现行标准的特定技术性选择，最终形成 IHE 集成方案并被文档化。新构建的 IHE 集成方案文本将被提交公开发布、讨论和评估，以确保获得最大程度的一致性接受和认可。

3）IHE 的应用和遵从需求

IHE 的目的不是产生新的行业标准，而是推动更为广泛和一致性地合理应用现有医疗行业标准，优化解决患者临床诊疗处理流程中的各类需求。IHE 执行的机制源于目前医学信息系统已广泛接受和采用的标准，如 DICOM 标准和 HL7 标准，而 IHE 原理关注的重点则在于定义和规范应用这类标准解决实际工作流集成和操作的相关问题。尽管 DICOM 标准和 HL7 标准在医学信息管理系统中的应用，为医院信息化环境不同的信息系统间实现无缝集成和数据无障碍通信提供了一个可被普遍应用的标准实现方式，但是并没有完全解决如何在信息化环境建立以后，真正确保充分发挥信息系统所能够提供的潜力和效率的问题，要实现这一目标，需要对信息化运作环境中最优化的标准机制应用和执行方式以及有效率的流程执行过程和管理模型进行研究、探讨，这就是 IHE 所要进行的实践。

IHE 技术架构本身并非一个医学领域新的行业标准，IHE 组织的验证和示范活动同样也不代表一种对医学信息系统产品的认证过程。IHE 活动的基本要旨，即根据医院用户环境的需求，应用相关标准，如 DICOM 标准、HL7 标准及其他应用标准，协调或整合医学信息系统产品的数据通信和执行能力，使其能够最优化地适应用户信息化运行环境，为医院带来更可靠的信息化管理和执行方面的高效率。IHE技术架构虽不具备行业标准类的强制或约束的属性，但由于其反映了医院信息化运行环境中一些带有共性的流程执行和操作的规律性，应该鼓励和推荐将 IHE 原理的执行作为医院信息化构建过程的必要需求，当然，这一需求的满足，需要医院和医学信息系统及设备提供商的共同参与和实践。

IHE 技术架构执行机制的基础是业内广泛采用的行业标准，因此，医学信息系统产品对 IHE 集成模型原理的遵从，有助于减少系统产品可能包含的兼容性问题，提高系统产品满足医院用户的特定工作流集成能力方面的顺应性。同理，从医院的角度，强调执行在 IHE 集成模型框架下定义的相关标准遵从过程，在实践中将可能减少医院应用于系统配置和系统间接口方面的投入及成本，确保较高层次地实现信息系统间的流程集成和功能互操作性。

IHE 鼓励系统提供商可以通过 IHE 组织的活动过程或其他层面和方式，发布其产品的 IHE 集成陈述（IHE Integration Statement），描述其产品所提供和支持的 IHE集成模型的类型、层次和水平，便于扩展与潜在医院用户间的沟通、交互及交流范围和层面。而作为 IHE 集成机制潜在用户的医院，在考虑构建其 IHE 流程执行需求方案和规划时，通过 IHE 的相关活动和发布的技术文档，认识和熟悉 IHE 集成模型内容、过程与实现方式，可以为相关系统产品的论证过程提供必要的参考信息，确保其引进和获取的医学信息系统产品执行 IHE 集成能力的可靠性与适用性[14,15]。

### 3.3.3　IHE 框架下系统基本流程和方法

本节涉及的放射科数字化解决方案主要集中在三级医院放射科信息系统的构建上，系统的构建将以患者为中心、以提高医疗服务质量为目标，并采用国际通用的卫生信息化相关标准或协议来完成。通过分析我国大部分医院放射科中传统的检查工作流模式，可知在放射科中需要及时交互、共享的信息和数据主要有患者人口学信息、放射科预约工作流信息、患者影像数据、医护人员的诊断报告信息等，如图 3.2 所示。这些信息在放射科的有序传输、有效共享，可极大地提高医护人员的工作效率，提高医院的医疗卫生服务水平。但目前由于大部分医院放射科缺乏相关的系统，而且现有系统不能有效整合、相关功能不能集成，这些信息的传输主要依靠患者手中的纸质媒介以及胶片来进行流动。本方法在解析 IHE 放射科领域技术框架的基础上，通过构建符合 IHE 技术框架、DICOM 标准和 HL7 标准的 RIS、医学影像工作站（Medical Image Workstation）以及相应的医生工作站（Doctor Workstation），可有效解决患者相关信息在放射科内的有序流动及有效共享。

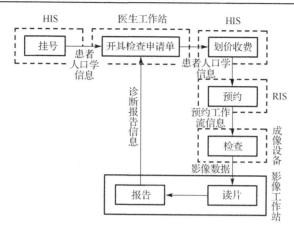

图 3.2  放射科检查工作流

IHE 由若干临床或运营领域组成，每一领域的技术委员会通过定义 IHE 技术框架来发展并形成相应的解决方案。在不同领域，IHE 定义不同的技术框架。IHE 放射学领域的技术框架是 IHE 最早定义的。该框架包括 16 个集成模型：

（1）预约工作流（Scheduled Workflow，SWF）。

（2）患者信息协调（Patient Information Reconciliation，PIR）。

（3）图像一致性显示（Consistent Presentation of Images，CPI）。

（4）分组过程表示（Presentation of Grouped Procedures，PGP）。

（5）放射科信息访问（Access to Radiology Information，ARI）。

（6）关键图注释（Key Image Note，KIN）。

（7）简单图像和数值报告（Simple Image and Numeric Report，SINR）。

（8）收费处理（Charge Posting，CHG）。

（9）后处理工作流（Post-Processing Workflow，PWF）。

（10）报告工作流（Reporting Workflow，RWF）。

（11）取证文档（Evidence Documents，ED）。

（12）图像便携数据（Portable Data for Imaging，PDI）。

（13）核医学图像（Nuclear Medicine Image，NM）。

（14）输入协调工作流（Import Reconciliation Workflow，IRWF）。

（15）乳腺摄影图像（Mammography Image）。

（16）图像的企业交互文档共享（Cross-enterprise Document Sharing for Imaging，XDS-I）。

这些集成模型都是确定某一个工作流和一个具体问题的解决方案。这些模型主要用来确定在角色之间进行的协作，而角色之间的事务则是通过执行一组通信信息合作完成的。角色是一个清晰定义的实体系统或实体系统的一个模块，而事务则定义了角色间需要执行的操作或共享的信息。IHE 技术框架以 DICOM 标准和 HL7 标准为基础,通过定义集成模型来实现各系统之间的互操作及数据共享。基于 IHE 的放射科数字化解决方案的实现,必须要面对选择和决定需要支持、应用与执行的 IHE 放射学技术框架定义的必要的角色及事务。

根据我国大部分医院放射科实际的医疗环境和患者检查流程,本方案拟选择 IHE 放射学技术框架中的 SWF、RWF、PIR、CPI、KIN、SINR 等六个集成模型来构建放射科中常用的 RIS、医学影像工作站、医生工作站,以实现放射科内患者相关信息的有序传输和有效共享。

这六个集成模型的主要功能为:SWF 集成模型(图 3.3)定义了放射科的基础工作流,即影像检查工作流的执行和处理过程。SWF 是 IHE 定义的第一个集成模型,涉及从医院信息化环境中医学影像学检查申请产生过程、放射科信息化环境的检查申请处理过程、检查安排过程、影像检查执行过程、影像归档处理过程、影像软拷贝应用过程等这样一个完整的医学影像学检查工作流。

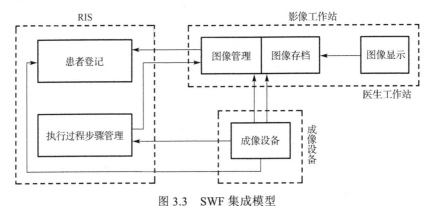

图 3.3　SWF 集成模型

RWF 集成模型(图 3.4)主要完成 RIS 的影像学诊断报告任务的产生、发布和管理,影像工作站的诊断报告任务的操作。

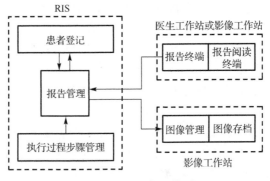

图 3.4　RWF 集成模型

　　PIR 集成模型(图 3.5)是对预约工作流程模型的扩展,可以解决在医学影像学检查实践中,因各类因素的影响造成的患者影像检查相关信息(如影像检查申请、检查注册信息、影像信息等)出现错误或误配的情形。

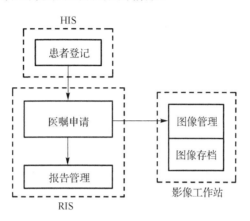

图 3.5　PIR 集成模型

　　CPI 集成模型(图 3.6)执行的目标是确保医学影像的硬拷贝输出、软拷贝输出以及两者混合输出的操作环境下表达和呈现的一致性,该模型对放射科诊断质量和质控管理等方面均有着潜在的重要价值。

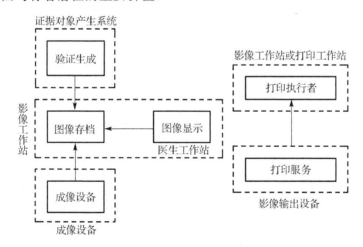

图 3.6　CPI 集成模型

　　KIN 集成模型(图 3.7)主要完成指定序列/帧影像与产生的相关注释或说明文本关联,以及这类关联对象的传递、处理和管理操作过程的定义,影像注释的内容包括说明影像标记目的的标题项和注释内容文本。

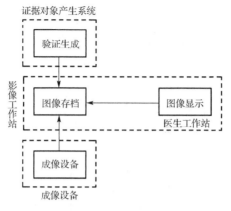

图 3.7　KIN 集成模型

SINR 集成模型（图 3.8）主要应用于放射科的诊断报告处理任务，对医学影像学诊断报告的产生、传递、存储和显示操作进行规范。

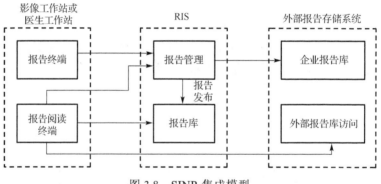

图 3.8　SINR 集成模型

这六个集成模型共包含 ADT（Automatic Data Translator，自动数据变换）Patient Registration（患者登记）、Order Placer（医嘱执行）、DSS/OF（Department System Scheduler/Order Filler，医嘱申请）、Acquisition Modality（成像设备）、Image Manager/Image Archive（图像管理/图像存档）、Image Display（图像显示）、Performed Procedure Step Manager（PPS Manager，执行过程步骤管理）、Evidence Creator（验证生成）、Report Manager（报告管理）、Report Creator/Report Reader（报告终端/报告阅读终端）、Print Composer（打印执行者）、Print Server（打印服务）、Report Repository（报告库）、Enterprise Report Repository（企业报告库）、External Report Repository Access（外部报告库访问）等 15 个角色。本方案拟将其中部分角色作为 RIS、医学影像工作站、医生工作站的功能模块，来实现这些角色的功能。其中，RIS 包含的角色为 DSS/Order Filler、Performed Procedure Step Manager、Report Manager、Report Repository；医学影像工作站包含的角色为 Image Manager/Image

Archive、Image Display、Report Creator/Report Reader、Print Composer、Print Server；
医生工作站包含的角色为 Image Display、Report Creator/Report Reader。这三个系统
之间以及与医院原有系统和数据库之间的系统拓扑结构如图 3.9 所示，图中 US 为
超声成像（Ultrasonography），PET 为正电子发射体层仪（Positron Emission
Tomography）。

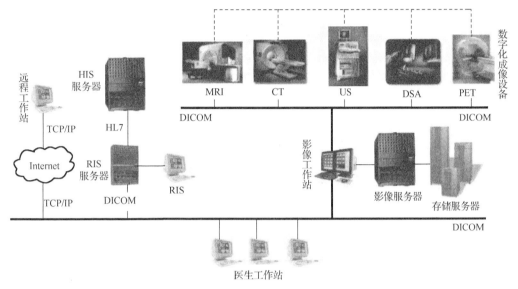

图 3.9　系统拓扑结构

　　这三个系统所涉及角色之间的事务一共有 30 多个，通过执行这些事务可实现角
色之间的数据共享、信息交互以及协同工作。这些事务依托现有的 DICOM 标准 2007
版中定义的服务类，以及 HL7 标准 2.3.1 中定义的文本消息传送机制，实现了患者人口
学信息、影像数据、诊断数据等的有序传送。其中不同角色之间医学图像和诊断数据
等相关信息相互流动和交换，是基于 DICOM 标准中各种服务类来进行的，而各角色之
间有关患者人口学信息等文本数据的传输则依赖 HL7 标准中的消息传送机制来实现。

　　DICOM 标准 2007 版提供了 20 种服务类，其中有 4 个服务类已停止使用。服务类
是将信息对象与作用在该对象上的命令联系在一起，并说明命令元素的要求以及作用
在信息对象上的结果，它们可以简单理解为 DICOM 提供的命令或提供给应用程序使用
的内部调用函数。本方案将使用 DCMTK（DICOM Toolkit）开发包，在充分解析 DICOM
和 IHE 的基础上，实现本方案所需的信息对象的定义和 DICOM 服务类代码的编写。

　　HL7 标准 2.3.1 分 12 个部分，涉及患者入院后的临床数据在医疗信息系统之间
的管理和传输。HL7 协议的应用中主要包括 HL7 标准消息构造、解析，消息传递和
总体通信方式等三个方面的内容。其工作方式为：HL7 标准消息的构造/解析器从请
求方信息系统数据库中提取相应的字段，根据 HL7 标准进行处理，使之符合 HL7

标准的数据结构，再将相应的数据转换成 HL7 消息，然后发送给接收方信息系统。接收方信息系统将接收到的 HL7 消息进行解析，转换为本系统对应的数据，更新本系统的相关数据库，通过界面显示出发送过来的数据内容。本方案将使用 ProtoGen/HL7、NHapi 等开源工具，在充分解析 HL7 标准 2.3.1 消息传送机制的基础上，实现本方案所需的 HL7 消息的构造、解析器以及 HL7 消息通信模块。

## 3.4　简单信息系统构建案例

### 3.4.1　开发工具介绍

#### 1. DCMTK 工具包

DCMTK 是由德国 OFFIS 公司提供的开源项目，它为我们提供了实现 DICOM 协议的一个平台，使得我们可以在它的基础上轻松地完成自己的主要工作，而不必把过多精力放在实现 DICOM 协议的细节问题上。经过十多年的开发和维护，DCMTK 已经基本实现了 DICOM 协议的所有内容，它提供所有的源代码、支持库和帮助文档。

用户可以在 http://dicom.offis.de 主页中下载 DCMTK 安装包和支持库。

安装与调试：首先将 DCMTK 源代码解压，将其支持库放于同一目录下。使用 CMake 软件创建 DCMTK 项目文件。用 VC 2013 编译 DCMTK 项目文件，将编译后生成的.h 头文件和.lib 文件分别存放于 include 文件夹和 lib 文件夹中。建立自己的工程文件，在自己的工程中加入 DCMTK 中的.h 头文件和.lib 文件。添加方法为：工具->选项->项目与解决方案->VC++目录->包含文件，添加".\项目名\include"；工具->选项->项目与解决方案->VC++目录->库文件，添加".\项目名\lib"。include 文件夹和 lib 文件夹要包含在项目文件路径中。

DCMTK 包含 13 个子程序包，每个程序包都有特定的功能，提供特定的接口类。接下来简单介绍一下各子程序包及其接口类。

（1）config：包含 DCMTK 的配置文件。配置机制采用的是 GNU 自动配置方案。

（2）dcmdata：DCIOM 数据结构和文件的管理类，主要的接口类有处理 DICOM 文件格式的类 DcmFileFormat、管理 DICOM 数据集格式的类 DcmDataset、DICOM 元素集 DcmItem 和 DICOM 所有元素的抽象类 DcmElement。主要命令行工具有 dcm2xml、dcmconv、dcmcrle、dcmdump、dcmftest、dump2dcm、xml2dcm 和 dcmgpdir。

（3）dcmimage：为 dcmimgle 模块提供对彩色影像的支持。对单色影像的支持由 dcmimgle 提供，对 JPEG 压缩影像的支持由 dcmjpeg 支持。主要的接口类为 DicomImage，主要的命令行工具有 dcm2pnm、dcmquant 和 dcmscale。

（4）dcmimgle：是一个影像处理库和可用的工具模块，它包括对 DICOM 单色影像的访问和显示。对彩色影像的支持由 dcmimage 提供，对 JPEG 压缩影像的支持由 dcmjpeg 提供。主要的接口类有：DicomImage，其目的是实现影像的显示；DiDisplayFunction，它管理硬拷贝和软拷贝设备特性和 LUTs 显示。主要的命令行工具有 dcmdspfn、dcod2lum 和 dconvlum。

（5）dcmjpeg：提供了一个压缩/解压缩库以及可用工具。该模块包含一些类，可将 DICOM 影像对象在原始文件和 JPEG 压缩文件之间进行转换。支持无损压缩和有损压缩。主要的接口类有注册编码器 DJEncoderRegistration、注册解码器 DJDecoderRegistration 和 JPEG 编码器的抽象类 DJCodecDecoder。主要的命令行工具有 dcmcjpeg、dcmdjpeg、dcmj2pnm 和 dcmmkdir。

（6）dcmnet：是一个网络库。该模块包含实现 DICOM 网络通信的所有函数集，即 DICOM 上层有限状态机、关联控制服务和 DICOM 消息服务元素。主要的接口都在 assoc.h 和 dimse.h 中声明。主要的命令行工具有 echoscu、findscu、movescu、storescp、storescu 和 termscu。

（7）dcmpstat：是一个描述状态库和可用工具。它提供了一个处理软拷贝一致性显示状态存储 SOP 的应用程序接口（Application Programming Interface，API）。主要的接口有：DVPresentationState，它管理这一个描述状态对象的数据结构，描述状态可以创建、读写和更改；DVInterface，它帮助软拷贝描述状态浏览器工作，管理着数据库机制，允许开始和停止网络交互，并访问影像和描述状态；DVPSStoredPrint，显示状态打印工作。

（8）dcmsign：数字签名库和可用工具，包含了创建 DICOM 数据集中的数字签名、验证签名和删除签名的类，需要 OpenSSL 库的支持。

（9）dcmsr：一个结构化报表库和可用工具。这个模块包括一些类来读、写、创建、修改、访问、打印和显示 DICOM 结构化报表文档。所支持的 SOP 类列表由 DSRTypes::E_DocumentType 提供。

（10）dcmtls：网络库的安全扩展。

（11）dcmwlm：一个设备工作列表（Modality Worklist，MWL）数据库服务器。这个模块包含类，作为一个服务类提供者（Service Class Provider，SCP），为实现 DICOM Modality Worklist Management Service 的应用提供支持。基于这些类的 SCP 可以从 C-Find-RSP 返回消息中找到相关信息。

（12）dcmqrdb：一个影像数据库服务器。主要的命令行工具有 dcmqridx、dcmqrscp 和 dcmqrti。

（13）ofstd：包含一般目的的类库，这些类所描述的对象概念并非在 DICOM 标准中特有，它们广泛地在 Toolkit 中使用。主要包含的类有： OFCommandLine，处理命令行参数，头文件在 ofcmdln.h；OFCondition，描述条件码的一般类，头文件在 ofcond.h。

本设计中使用 DCMTK 工具包来实现医学影像获取、传输、存储、显示和窗位窗宽调整等处理功能。用到的工具会在后面几节中详细介绍。

2. SQL 数据库

SQL Server 是一个关系型数据库管理系统，它使用 Transact-SQL 语言在客户端计算机和 SQL Server 计算机之间发送请求。SQL Server 与 Internet 结合紧密，具有良好的可用性和可扩展性，具备完善而又强大的数据处理功能，操作方式简单而且支持数据仓库。根据系统结构 SQL Server 可分为以下几种。

(1)客户机/服务器体系结构：主要用于客户端可视化操作、服务器端功能配置及客户端和服务器端的通信。

(2)数据库体系结构：划分为数据库逻辑结构和数据库物理结构。

(3)关系数据库引擎体系结构：主要分为高级优化(如查询服务器的过程)、数据在内存中的组织和管理等。

(4)服务器管理体系结构：主要面向 SQL Server 2000 的数据库管理员，具体内容包括分布式管理框架、可视化管理工具、数据备份等。

3. OpenGL

OpenGL(Open Graphics Library，开放式图形库)[16]是一个与硬件无关、跨平台、功能强大、调用十分方便的底层图形库。它是在 SGI 等多家知名专业公司倡导下，并以 SGI 的 GL 三维图形库为基础制定的一个与硬件无关、移植性好的开放式高级图形标准。它独立于窗口系统和操作系统，以此为基础开发的应用程序具有良好的移植性。OpenGL 使用简单、效率高、功能强大，它具有建模、变换、颜色模式、光照和材质设置、纹理映射、位图显示和图像增强、双缓存动画等功能。无论显示一个简单的点、线，还是利用 Phone 光线、Gouraud 阴影、纹理映射贴图等，都可以很好地实现。因为 OpenGL 采用了模块和累加缓冲技术，所以它可以高效地实现几何实体阴影、全景防锯齿和动态模糊等效果。

4. IDL

IDL(Interactive Data Language，交互式数据语言)是美国 RSI 公司的产品，它是面向矩阵的集可视化分析、科学计算、开放性于一体的第四代可视化语言，IDL 为用户提供了方便灵活的开发环境，使科研工作者花费较短的时间在程序编写上，而把主要的精力投放在数据分析上。

IDL 的主要特性包括以下几个方面。

(1)高级的图像处理，交互式图形技术，跨平台图形用户界面编程。

(2)IDL 是完全面向矩阵的，具有处理较大规模数据的能力。

（3）IDL 带有数学分析和统计软件包，具有图像处理工具包，易于地理信息系统（Geographic Information System，GIS）开发。

（4）IDL 可方便地与开放数据库互联（Open Database Connectivity，ODBC）兼容数据库连接，支持多种数据库，可用尽量少的代码开发跨平台用户界面。

### 5. MITK

MITK 是一个集成化的医学影像处理与分析算法研发平台，由中国科学院自动化研究所田捷研究员带领医学影像处理研究组开发的。MITK 旨在为从事医学影像研究工作的研究人员和开发人员提供一种新的可用的选择，努力丰富国际上的医学影像算法平台。MITK 采用面向对象的设计和开发方法，提供统一的编程风格和整体框架，并且 MITK 是专门面向医学影像领域的，只关注这一特定领域内的算法，MITK 采用 ANSI C++编写，支持多操作系统，具有较好的可移植性。

### 6. VTK 简介

VTK（Visualization Toolkit）是美国 Kitware 公司设计和开发的一种基于 OpenGL 的开源、免费的针对 3D 计算机图形、图像处理和可视化的软件工具包。它不仅支持跨平台开发，而且还采用 C++作为核心语言。它包含可视化、图像处理和三维计算机图形学三部分，为医学影像的分析和处理提供了丰富的工具。到目前为止，最新版本是 9.0.1。另外，VTK 最显著的特点是，它是一个工具包而不是一个系统，这样它可以嵌入其他任何开发工具中，用户可以对开发的全过程进行完整的控制[17]。

VTK 包含两个基本的子系统：一个编译生成的 C++类库和一个解释器包，通过它可以使用 Java、Tcl 和 Python 等计算机语言。这样的设计方式可以在 C++中创建高效的算法[17,18]，如图 3.10 所示。

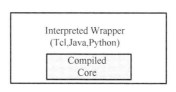

图 3.10　VTK 组成框架

VTK 封装了许多三维数据可视化算法，可方便地对数据集进行旋转等交互操作，支持 2D、3D 图形的可视化计算，并且提供了三维重建、图像配准、图像分割等图像处理算法。总之，VTK 提供了比较全面的功能支持。

VTK 采用分布式数据机制实现数据并行处理，可以对高性能计算提供有效的支持。此外，VTK 还支持流式分割处理，也就是说可以高效处理远远大于计算机物理内存的数据，更为重要的是这种支持流式分割的机制对于用户是完全透明的，这样使得用户使用非常方便。

　　此外，VTK 还支持 C++、Python、Java、Tcl 等多种语言环境，同时，VTK 可在 Windows、Linux 等系统中跨平台使用，具有良好的可移植性。

　　VTK 是一个开放源码、自由获取的软件系统，极大地促进了广大研究人员和开发人员的使用积极性，同时能满足不同用户的不同需求。

　　VTK 由两种对象模型组成，即用于 2D、3D 图形的图形模型和用于可视化过程的数据流的可视化模型[19]。

　　(1)图形模型。该模型负责将图形数据转化为图像，主要有以下几种基本对象：角色(Actor)、灯光(Light)、照相机(Camera)、属性(Property)、映射(Mapper)、变换(Transform)、渲染器(Renderer)、渲染窗口(Render Window)、图形交互(Interactor)。

　　(2)可视化模型。该模型负责将信息转换为图形数据，换句话说，可视化流水线负责构成几何表达，然后由图形流水线绘制。VTK 有两个基本对象类型：数据对象(vtkDataObject)和处理对象(vtkProcessObject)，它采用数据流的方法把信息转化为图形数据。

　　拓扑结构和几何结构(单元和点)以及属性数据组成了数据对象，它表示各种类型的数据，其中，数据集是具有一定组成结构的数据，特别地，数据集中点或者单元与属性数据是相互联系的，需要指出的是单元是组成数据集的原子类型，它是由多个点的拓扑组成的。

　　处理对象常指的滤波器，表示系统的算法，在 VTK 中包含很多种这样的对象。VTK 采用管道机制，关于构建可视化管道，需要说明一下管道拓扑结构由方法变化而构成 aFilter->SetInput(anotherFilter->GetOutput())。这些方法将一个过滤器的输出作为另一个过滤器的输入(与具有多输入和输出的过滤器类似)，使用 SetInput() 和 GetOutput()方法就能与其他兼容对象结合在一起，图 3.11 为 VTK 管道机制示意图，箭头表示数据流向。

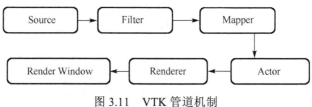

图 3.11　VTK 管道机制

　　其中，Source 类主要是初始化可视化网络，并且 Source 类不需要其他的类作为输入，大部分情况下 Source 类能够从外部数据文件中读取数据或者 Source 类也可以从实例变量中产生数据；Filter 类接收 Source 中的数据，实现了多种图形学算法；Mapper 类从 Filter 类接收数据，并把其映射为图形库中的基本图元。

7. ITK 简介

ITK(Insight Segmentation and Registration Toolkit)是由美国 Kitware 公司设计和维护的一个跨平台的、开放源码的、面向对象的并且是基于 C++语言设计和研发的软件系统，需要特别指出的是 ITK 是专门针对医学图像的分割与配准以及医学图像处理的算法平台。1999 年，由美国国立医学图书馆(National Library of Medicine，NLM)发起，2002 年首次发行 ITK 版本。

ITK 是基于泛型编程思想设计与实现的，它采用了大量 ANSI C++标准里面的新特性，尤其是模板(Template)。ITK 一大特点是它突破了数据类型的限制，这主要得益于它采用了模板编程，这样它就可以通过制定模板的参数来创建指定类型的图像，同时 ITK 包含几乎所有类型的数据，如标量数据和矢量数据，扩大了 ITK 处理图像的应用范围。更为重要的是 ITK 是一个开放源代码的软件包，基于此，全世界的开发者都能很方便地维护、使用以及更新该软件。

ITK 的主要特点有以下几方面[20]。

(1)开放的源代码，可以让更多的开发者自由使用，同时有利于软件的更新及扩展，而医学影像开发的特殊性也非常适合采用开源方式。

(2)极限编程(Extreme Programming)，采用该方式便于开发工作高效地进行，同时可最大限度地满足用户的需求。

(3)模板，ITK 算法设计的核心是采用了模板编程，这样可以将算法应用到多种类型的处理算法中。

(4)跨平台，可在 Windows、Linux 等多种操作系统下运行，也支持多种编译器。

(5)ITK 把其他解释性语言的接口进行了封装，如 Tcl、Python 等解释性语言。

(6)ITK 是专门针对医学影像的，促使 ITK 产生的历史性及特殊性，使得 ITK 是完全面向医学影像的，ITK 算法支持的数据类型包含常见的医学图像格式。

(7)多线程的能力，提高了程序的执行效率，更充分地利用了内存处理数据。

(8)ITK 提供了矩阵分解、向量处理等许多数学上专门的处理方法，还有多项式的优化等功能。

ITK 主要的核心概念和实际应用特征如下[21]。

(1)泛型编程(Generic Programming)。

泛型编程的目的是可以以一种高效便利的方式使软件具备"plugging together"的能力。

(2)ITK 采用泛型编程技术。

它的优点在于通过定义模板类型可以支持常见的几乎所有的医学影像数据类型。更为重要的是在编译时 ITK 就可以完成类型解析，这样编译器可以最大限度地优化代码并产生高效的性能。

（3）类定义和包含文件。

.h 的头文件和模板类的.cxx 实现文件（非模板类为.txx 文件）是两个重要的文件，通常情况下在 ITK 类定义中只需要这两个文件。除此之外，我们还需要特别地注意以下一些头文件。

itkWin32Header.h：控制编译过程的系统参数在该文件定义。

itkNumericTraits.h：已知类型的数字特征在该文件定义。

itkMacro.h：这是系统标准宏的定义文件，如常量和其他参数等。

（4）对象工厂（Object Factories）。

（5）通常情况下，ITK 是采用对象工厂机制来实例化 ITK 中的类，不过需要指出的是由于 ITK 类中的构造函数和析构函数都是受保护类型，所以 ITK 是采用静态类 New()的方式实例化的，而不是采用标准的 C++类使用构造函数和析构函数来实例化。对象工厂机制能够在运行时进行实例化，它可以通过 itk::ObjectFactoryBase 来注册一个或者多个工厂控制类，也可以通过输入类名创建包括计算机环境变量和系统配置等诸多因素的类。

（6）内存管理和智能指针（Smart Pointer）。

面向对象的系统的数据用类来表示和操作，对类分配内存需要实例化，实例化之后可以存放数据方法和属性指针，在程序运行时对象可被类或者数据结构引用。当程序执行结束后，因为进行了实例化，所以要删除实例来恢复内存资源，但是这又带来一个何时删除实例的难题，删除太晚会导致内存泄漏，而删除太早又会引起程序出错。在 ITK 中是使用引用计数来进行内存管理的，具体方法：每个实例对应一个引用计数值，当目标的所有引用消失时，引用计数也减到零，此时对象就被删除，内存也就被释放了。由此可以看出 ITK 具有 Self-Delete 的功能。ITK 中通过 Register()/Delete() 成员函数接口来实现引用计数。在 ITK 中当 Register()方法被调用时引用计数值就会增加；相反当实例的引用消失时，Delete() 方法就被调用，此时引用计数值就会减少。以此类推，直至引用计数值恢复至零，那么实例就会被删除。

智能指针与常规指针的作用是一样的，针对上述烦琐的操作可以采用 itk::SmartPointer 类来简化，智能指针可以指向程序块，当智能指针生成的范围关闭时会自动删除，因此 ITK 中也尽量少用 Register()和 Delete()。

（7）错误处理和异常（Error Handling and Exceptions）。

异常处理是 C++语言中的一个标准部分，ITK 常使用异常处理来处理错误。

（8）事件处理（Event Handling）。

ITK 采用 Subject/Observer 设计模式进行事件处理，观察指定实例的指定事件可以通过实例注册来实现。例如，在 ITK 中当事件发生时需要记录下事件通报的信息，滤波器需要周期性地调用 itk::ProgressEvent 事件。

（9）管道之间的连接。

ITK 中很重要的一点是它的设计思想，以数据处理为中心的数据流程是采用管道机制来管理的，ITK 中对处理对象和数据对象分别进行了封装，将处理对象与数据对象连接起来就可以构成管道模型。管道连接通过 GetOutput() 方法和 SetInput() 方法在不同滤波器的输出、输入之间实现。

ITK 中的数据有两个基本类型：网格类（itk::Mesh）和图像类（itk::Image）。itk::Mesh 表示由点和单元组成的 $n$ 维无结构的格子。通常情况下，点的维数、与点和单元关联的像素类型和网格特征的模板参数是网格定义需要指定的三个模板参数。itk::Image 表示 $n$ 维规则采样的数据，采样的起点、间距和数量都可以指定，采样的方向平行于坐标轴。需要指出的是，在 ITK 中一个关于图像的重要概念——区域（Regions），是一个连续的、矩形的图像块，用来指定图像中处理的部分。

Source、Filter 和 Mapper 是 ITK 中处理对象的三种类型。其中 Source 类型包含了各种图像的读取类，输出为数据对象；Filter 类型包含了实现各种图像处理算法类，它以一个或多个数据对象作为输入，然后以一个或多个数据对象作为输出；Mapper 类型对象将最终的处理结果存到硬盘上，如图 3.12 所示。

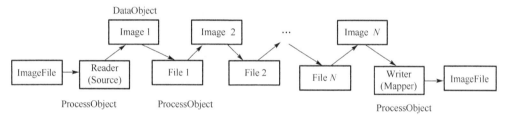

图 3.12　ITK 管道流程图

ITK 是专门针对医学图像分割和配准的算法平台，由于历史原因，ITK 没有提供可视化功能，一般情况下，与 VTK 结合使用。而目前结合 ITK 和 VTK 两者的优点，采用两者共同作为可选择的开发平台在国际上医学影像研究领域也占有重要地位。本书采用 ITK、VTK 与微软基础库（Microsoft Foundation Classes，MFC）结合的方式构建软件实施平台，利用 ITK 读取 DICOM 序列图像并解析 DICOM 序列图像，提取 DICOM 文件信息，辅助医生诊断治疗，采用 ITK 也便于今后的图像算法处理扩展；然后在 ITK 读取文件的基础上在 MFC 框架下利用 VTK 实现序列图像的三维可视化。

## 3.4.2　医学影像工作站

DICOM 标准的研究是一个综合多个领域理论和技术的研究，也是国产 HIS、

RIS 和 PACS 的必经之路，本书在研究 DICOM 基础上按照模块化设计思想，完全独立地开发了一套基于 Windows XP/Windows Server 2003 操作系统的软件系统，用于实现特定的 DICOM 的服务功能，具有一定的科研和实际应用价值。医学影像工作站以 DICOM 标准为基础，采用面向对象的方法实现了医学影像的可移动介质存储服务，采用 Microsoft Image Mastering API 实现了 DICOM 医学影像光盘刻录、高灰阶图像重现、医学影像获取、显示、储存、传输、管理和相关的医疗操作功能，并完成了打印通信软件的设计和测试。该工作站在 Visual C++ 6.0 下具有良好交互式图像处理功能；系统架构采用模块化设计思想，具有良好的可扩展性，完全符合国际通用的 DICOM 标准。该工作站具有良好的市场及应用价值。

　　该系统实现的功能包括：①读取标准 DICOM 文件；②序列图像的任意播放；③读取可移动介质文件 DICOMDIR，并且实现了文件的更新功能，可以任意创建 DICOMDIR 文件；④读取通用的图像文件，如 BMP 和 JPG 等；⑤DICOM PrintSCU；⑥DICOM 刻录功能；⑦BMP 和标准 DICOM 图像之间的转存。这些功能相互结合，辅以交互式的界面和参数输入，能进行图像显示、格式转换和打印传输[22,23]。图 3.13 是医学影像工作站主界面。

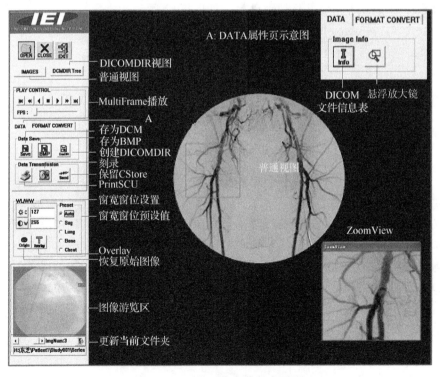

图 3.13　医学影像工作站主界面

其基本功能介绍如下。

## 1．图像显示功能

图像显示就是将不同成像模式和来源的图像经过数字化后在计算机屏幕上显示出来。传统的医学图像数字化方法是通过专用高精度扫描仪进行扫描实现的，这种方式的速度较慢，没有实现完全的数字化，而现在成像设备都有了遵循 DICOM 标准的数字接口，可以直接与计算机相连接来获取图像。本书在 Visual C++下设计了专门对标准 DICOM 图像操作的类库——DCM 类，能够实现对各种 DICOM 数字图像格式的读取、显示、格式转换等功能，同时本书还专门设计了可移动介质 DICOMDIR 文件的操作类库——DCMDIR_RW，该类可以实现 DICOMDIR 文件的读取、创建和显示；此外，本系统定义了自己的 API 函数来实现对 Windows 位图的操作。

（1）DCM 和 BMP 等图像的显示界面见图 3.13，对于 DICOM 多帧图像，本系统实现了图像的任意播放，可以轻松地得到想要的任何一帧图像，并可以通过 FPS（Frames Per Second）的调节来控制播放的速度，见图 3.13 主界面 MultiFrame 播放区。

（2）本系统为 DICOMDIR 文件单独建立了一个视图，以每屏 16 幅来显示 DICOMDIR 文件映射的所有 DICOM 文件，视图的左边为 DICOMDIR 文件的树型结构，右边即对应的图像显示，如图 3.14 所示。

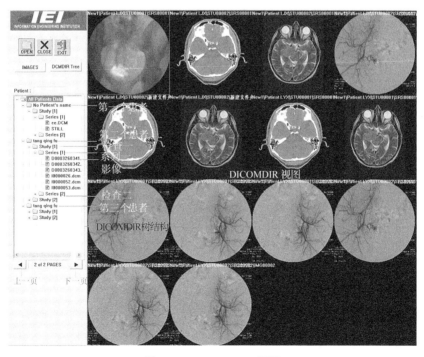

图 3.14　DICOMDIR 视图

（3）文件预览功能：本系统实现了当前目录下所有文件的浏览，方便了使用者对图像的浏览和对比，还可以随时实现对目录文件的更新，如主界面图3.13的图像浏览区所示。

（4）悬浮放大ZoomView：通常软件中都设置了Zoom功能，但是医生想要对于放大后的区域与原区域相比较就显得力不从心，本系统实现了单独ZoomView，还实现了鼠标右键的放大功能，这样就可以随心所欲地比较放大前后的图像细节，更有利于诊断，见主界面图3.13中ZoomView。

（5）医学影像信息的提取：为了更便于对所实现的医学影像的深入分析，了解成像环境、成像参数等信息，本系统读取文件的所有信息并显示，可以查找信息中的任意一个信息，也可以将信息文件以文本形式转存，如图3.15所示。

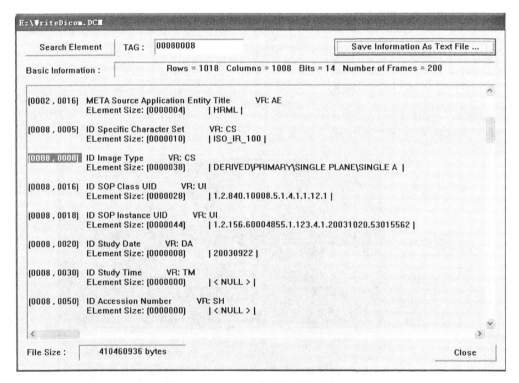

图3.15　DICOM信息的提取和显示

2. 转存功能

为了实现医学诊断图像与通用图像软件的交互，方便交流，本系统实现了Windows位图和DICOM图像的相互转换。当一幅DICOM图像或是一幅BMP图像要存为DICOM图像时，操作者可以手动添加信息，如图3.16所示。

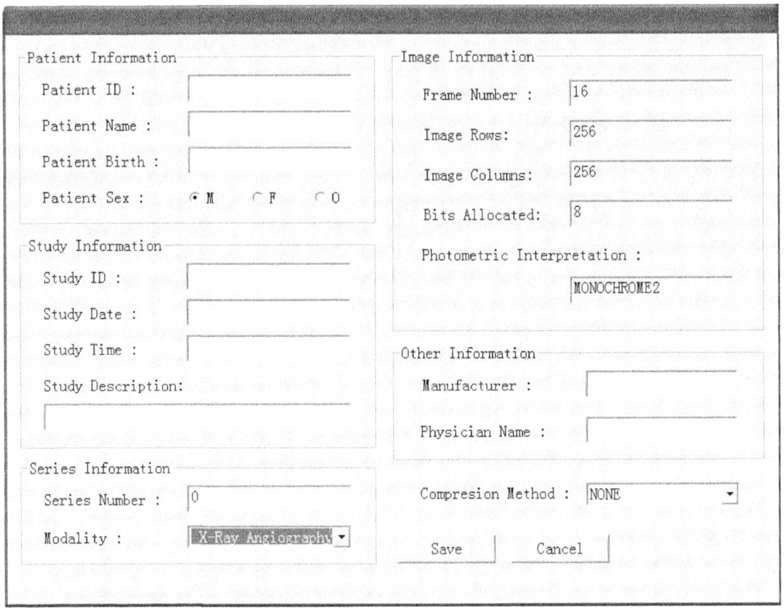

图 3.16　DICOM 文件的创建

## 3．刻录功能

随着计算机技术的快速发展和医学影像数量的快速增长，仅仅靠网络的服务器来实现对医学影像的存储的局限性已经越来越明显，于是很多医疗机构都是由光盘等介质来存储影像，而且有些患者在治疗后也常常索要影像，本系统采用 Microsoft Image Mastering API 实现的刻录功能解决了这一问题，操作人员可以有选择地添加要刻录的影像，如图 3.17 所示。

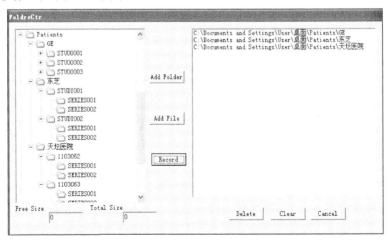

图 3.17　刻录的操作界面

### 4. PrintSCU 功能

最后本系统还就 DICOM 打印做了探讨，并在 ADVT 环境下通过了对 PrintSCU 的测试，在打印前我们采用图 3.18 的形式来实现打印相关的设置。

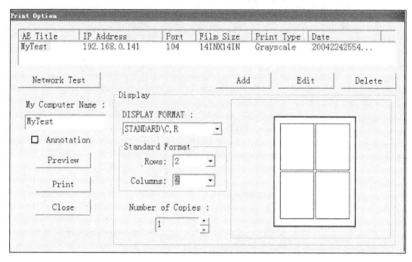

图 3.18　DICOM 打印 PrintSCU 的设置

## 3.4.3　医学影像存储系统

医学影像存储系统是 PACS 中网络通信、影像数据归档存储和影像通信等工作流程实施管理的系统单元，也称为 PACS 数据服务器或影像服务器。它是以磁介质或光介质存储的方式把数字化影像信息存储到磁盘或磁盘阵列上，具有存储容量大、影像清晰、方便影像信息交流与管理等特点，是影像学科实现无胶化最好的存储方式。

近年来，随着数字成像技术、计算机技术和网络技术的进步，医学信息管理系统也得到了迅速发展，医学影像数据库就是其中的重要组成部分，它旨在解决医学影像的获取、显示、存储、传输和管理等问题。医学影像数据库是医学影像信息化的标志，也是医学影像专家和临床医师所关心的热点，而且已经引起医疗卫生部门、医学研究单位和计算机公司的高度重视，已成为医院信息系统和远程医疗不可缺少的重要组成部分。

医学影像数据库是建立在影像数据库、影像处理、计算机网络技术及医学领域知识基础上，支持医学影像数据有效地存储、传输、检索和管理的数据库技术。医学影像数据库研究的内容及解决的问题包括：医学影像数据库的建立、医学影像的存储策略、医学影像数据库的检索技术和医学影像数据的显示技术等。一个较为先进的医学影像数据库可以为医学诊断、临床治疗以及医学研究提供精确的医学影像信息，进而提高医学影像资源的使用价值和使用效率。医学影像数据库从根本上改变了传统的医学影像采集、显示、存储和传输的模式，为逐步实现胶片数字化，建立无胶片医学影像系统创造了条件[24,25]。

本系统的设计过程包括以下方面。

1) 医学影像数据库构建

按照 DICOM 标准，影像信息可分为四层，即患者、检查、序列和影像，每一层中定义了映射这层特性的基本信息，且层与层直接的对应关系是一对多的关系。其树形结构如图 3.19 所示。

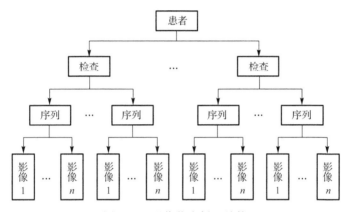

图 3.19　影像信息树形结构

通过对系统功能的分析，设计了如下的医学影像数据库存储结构，系统包括四张表，分别为患者基本信息表、检查相关信息表、序列信息表和影像信息表。

患者基本信息表：描述患者的基本信息，如姓名、年龄、出生年月等。这些信息是基本不变的，会永远保存在医院数据库中，每次患者就诊，医院就会调出这些信息，每个患者相应地都会被分配一个 PatientID 作为唯一识别号。

检查相关信息表：主要存储患者每次到特定的医院看病时记录的一部分信息，如检查 ID、检查标识符和检查医生信息等，其中 StudyID 为唯一识别号。

序列信息表：主要存储患者每次检查时记录的不同检查部位的信息，如序列号、诊断部位、影像设备和病因等，其中 SeriesID 为唯一识别号。

影像信息表：主要存储具体医学影像的信息，如影像号、影像尺寸、影像描述和影像存储路径等[26]，其中 ImageID 为唯一识别号。

2) 医学影像数据库系统架构

该系统的总体结构包括以下六个模块。

(1) 医学影像存储模块：负责存储成像设备传送过来的医学影像。

(2) 信息提取模块：负责提取医学影像 DICOM 文件中的影像信息。

（3）索引模块：负责建立索引，方便查询检索。

（4）医学影像查询返回模块：负责给用户提供医学影像信息查询功能。

（5）影像和查询的显示模块：负责给医生提供医学影像显示功能。

（6）医学影像统计管理模块：负责统计数据库中影像信息数量的功能。

其内部有三个相互作用的要点：①数据库管理系统中每个数据；②通过 API 的查询应答模块返回查询内容；③通过 API 的可视化模块显示影像。图 3.20 显示了系统架构的示意图。

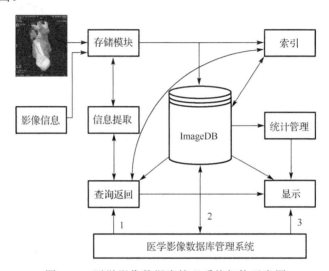

图 3.20　医学影像数据库管理系统架构示意图

系统的存储显示过程：新的影像被传送给影像存储模块。这个模块把每一幅新影像存储在数据库中，使其与相应的已由系统存储在数据库中的检查数据相关联。对于每一个新的影像，影像存储模块可以请求信息提取模块以获取其影像的特征信息。然后把影像特征信息和电子病历特征信息发送到索引模块，并且存储在数据库中。当影像完成存储后，系统就可以通过查询返回模块进行查询。只要收到查询，这个模块就会调用信息提取模块，以获取查询影像的特征信息，并且请索引模块在数据库中查找并返回所要查询的影像。然后调用影像显示模块显示查询到的影像。影像显示模块不仅可以显示影像，还可以显示影像的部分属性，这样影像和属性就可以传输到每一个现有的支持这类数据的影像工作站。

3）异构数据库管理系统设计

随着计算机网络和数据库技术的发展，医院信息化建设和管理过程中，分布式异构数据库的应用越来越广泛，于是人们提出了共享位于地理上异构数据源信息的要求，鉴于此，医院异构数据库管理系统应运而生。医院异构数据库管理系统以患者信息、病历信息和影像信息为主线，通过对信息的收集、存储、传递、统计、分析、综合查询、报表输出和信息共享，及时为主治医生提供全面、准确的医学信息数据。真正做到医学信息共享，从而全面提升了医院的信息化水平。

HIS 所包含的内容渗透到医院的各个角落，从行政到医疗，从教学到科研，没有一个单位没有同其他部门进行沟通的，至少要向上级主管部门提交报表、报告等。在信息化高速发展的今天，一个相对比较全面的医院异构数据库管理系统主要包括八大系统：患者信息管理、临床信息管理、远程信息管理、电子病历管理、住院部管理、医学影像管理、药房管理、人事与工资管理。各系统模块负责各自部门的信息管理，但是有时系统模块之间也涉及信息共享、信息通信。所以系统模块既可独立使用，模块之间又具有密不可分的联系[27]。其结构如图 3.21 所示。

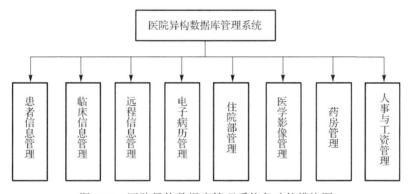

图 3.21 医院异构数据库管理系统各功能模块图

异构数据库管理系统除了具备基本的影像数据及其辅助信息的管理功能外，还具备如规则触发、数据完整性、一致性约束等通常数据库所具有的基本功能，包含高效的搜索引擎，在查询中支持基于关键字查询的 B 树索引结构。

患者信息管理系统、医学影像管理系统和电子病历系统三个异构数据库集成管理系统，如图 3.22 所示。

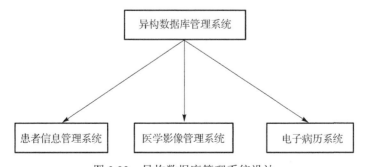

图 3.22 异构数据库管理系统设计

患者信息管理系统用来管理所有关于患者的信息，如患者的姓名、年龄、血型、民族和家庭住址等。患者的这些信息通过影像的唯一标识 ID 与医学影像库和电子病历库关联。

医学影像管理系统用来管理所有的影像原始数据。主要存放一些影像的描述性说明信息，如影像采集设备信息、影像的诊断说明等。影像的这些信息通过影像的唯一标识 ID 与患者信息库关联。由于医学影像 DICOM 文件包含了丰富的影像信息，所以可直接从 DICOM 文件提取有关信息到数据库中。

电子病历系统用来管理患者电子病历数据。其主要存放一些与患者诊断相关的信息，如主治大夫和诊断书等。患者的这些信息通过患者的唯一标识 ID 与患者信息库相关联。

4）异构数据集成模型设计

现代医院规模庞大、关系复杂，对临床信息和管理信息的高度共享与响应时间要求高，这是传统的医院信息管理机制无法实现的。而以计算机网络为基础的异构数据库管理系统把医院业务流程和管理产生的信息，以数据的方式提炼集中到数据库中，真正实现信息的共享性和实时性。

在医学影像数据库管理系统中，各个部门的系统数据库以其独立性、自主性共同构成了一个现实的异构数据库，下面将讨论患者信息管理系统、医学影像管理系统和电子病历系统三个医务网络数据库系统的异构数据库之间信息共享的设计和实现。

在医院已经存在的三个异构的、分布在不同位置的数据库之间实现信息共享，首先需要在这些异构的数据库系统基础上建立一个操作平台，才能实现用户同时对三个异构的数据库系统进行访问。本系统结构设计为 C/S 结构模式：从上至下依次分别为客户端（Client）和服务器（Server）。通过模式转换来处理好应用、异构信息源信息集成系统、数据源三者之间的关系。

C/S 结构是一种软件系统体系结构，它表示两类协作程序之间的关系，其中一类为客户端程序，另一类为服务器程序。客户端程序和服务器程序可以运行在一台计算机中，也可以运行在网络环境中的两台或多台计算机中。C/S 结构代表了开放式系统的协同处理工作模式，如图 3.23 所示。

在这种模式中，客户端应用程序通过网络向数据库服务器发送查询和统计服务请求，数据库服务器根据客户端服务请求自动完成查询和统计任务，然后将查询和统计结果发送给客户端。在这个过程中，客户端和数据库服务器之间只需要传送服务请求命令与命令执行结果。C/S 结构模式可以充分利用两端硬件环境的优势，将任务合理分配到客户端和服务器端来实现，降低系统的通信开销。

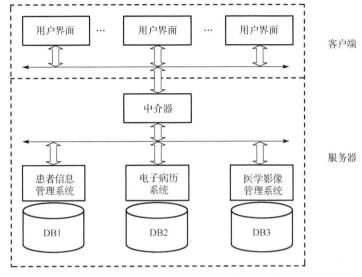

图 3.23　异构数据库集成的系统框架图

客户端：也就是传统意义上的医生工作站，它们分散于医院的各个部门，属于客户端技术，客户端计算机安装客户端软件就可以根据自己的权限对相应数据库进行操作。具体的流程是客户端发送请求给服务器，等服务器完成数据的组织后返回相应的数据给客户端。

服务器：主要由数据库和中介器两部分构成。服务器由多个异构数据库组成，如 SQL Server、Oracle 和 Access 等。它接受数据管理的调用，处于底层，是系统的数据源提供者。

中介器一方面接受客户端用户的请求并对所请求查询数据库做出相应的处理，然后再给用户提供相应的响应。它向下协调各个数据库系统，向上为访问集成数据的客户端提供统一数据模式和数据访问的通用接口。另一方面它也负责异构数据源的数据访问、查询和协调数据源之间的信息，集中为异构数据源提供一个高层次检索服务功能。目的是集成医院各部门异构数据源的信息，为数据共享、发布和应用提供支持。

具体过程是：当用户提交了一个查询后，由中介器将用户查询翻译成一个或者多个对数据库的子查询。然后这些子查询发送到后台数据库进行查询操作，数据库查询完毕后发送查询结果给中介器，中介器接着将数据库发送回来的查询结果进行综合处理，经由整合模式的设计，将相关的多项资料整合成一项记录，以同一接口输出返回给客户端。用户界面则是对查询返回结果进行显示。

将中介器放在专门的服务器上运行，由中介器处理应用系统的业务逻辑，客户端程序只处理界面上的显示，这样就和传统的医学影像数据库有了很大的不同。医院异构数据库管理系统具有如下几种优势：由中介器与数据库通信，客户端因为不需要与数据库通信，所以不需要安装数据库的客户端程序和数据库驱动程序，客户端程序变小，速度更快；中介器可以有多个并且可以安装在不同的计算机上，将处理工作分散开来，改善性能；数据信息服务器在物理位置对客户端提供位置透明性，使其客户端只需知道服务器中的中介器即可，而无须知道数据源的具体位置，从而实现了分布式的数据访问；所有的应用均集中在服务器，从而使开发、维护过程中的大部分工作可以集中在服务器，而无须考虑客户端的状况，仅在调用和调试时才涉及客户端；由中介器将医院中对数据的查询请求转化为数据库查询请求，然后从数据库服务器获取数据并提供给客户端，这样就为医院应用提供了统一的数据访问接口，系统能够将医院的各种不同的数据管理系统甚至是数据文件连接起来，为应用层提供统一的数据访问接口。

　　5) 总体设计框图

　　医学影像数据管理系统总体功能模块如图 3.24 所示,本系统可划分为 2 个功能模块：用户管理模块和文件管理模块。用户管理模块包括用户管理、权限控制等功能；文件管理模块是系统的核心，对 DICOM 文件进行影像的显示、数据的存储查询。

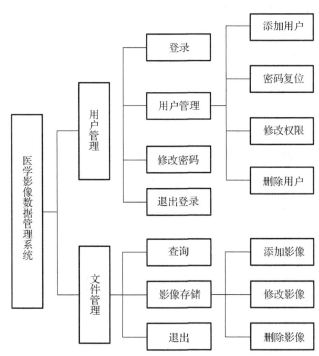

图 3.24　医学影像数据管理系统总体功能模块

6) 设计系统主界面

ImageDB 系统的登录界面如图 3.25 所示，计算机开机就运行系统，并且系统界面占据了计算机的整个屏幕，使得普通计算机具有了专业计算机的特性。系统设计过程中还屏蔽了一些组合键，如 Windows 键、Alt+F4、Ctrl+Alt+Delete、Alt+Tab、Alt+Spacebar、Alt+Esc 和 Ctrl+Alt+Esc 等影响系统功能的快捷键。这样做可以大大提高系统的安全性。

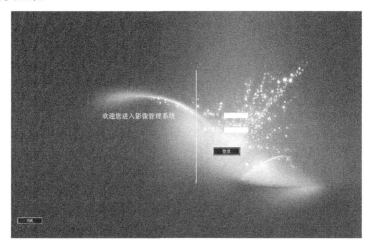

图 3.25　登录界面

ImageDB 系统的主界面如图 3.26 所示。系统主界面由菜单、工具栏、状态栏组成。由系统的菜单栏进入系统的各个功能模块：用户管理、科室管理、患者管理、病历库、查询显示和数据库管理等。

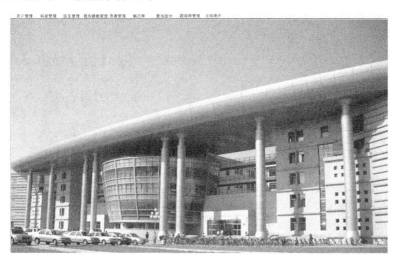

图 3.26　系统主界面

ImageDB 系统的影像管理界面如图 3.27 所示。影像管理模块主要实现影像的批处理入库，在影像入库时，一次可以选中多幅影像或者选中文件夹，系统自动提取所选的影像或文件夹中影像的路径和简单描述信息，将这些信息存入各自的库中。为了实验正确、可靠，本模块提供了对每个数据库进行一般数据操作的功能，方便对各个数据库进行维护和管理。

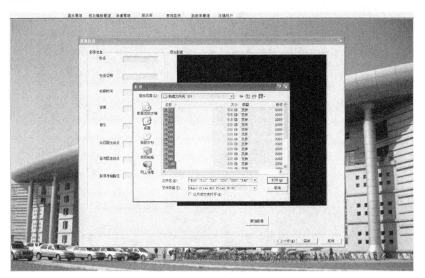

图 3.27　影像管理界面

ImageDB 系统的查询显示界面如图 3.28 所示。

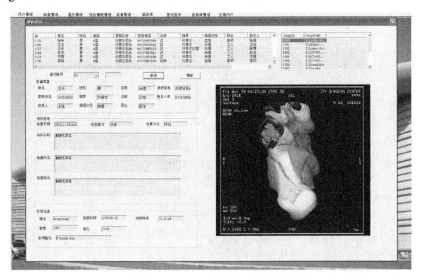

图 3.28　查询显示界面

查询显示模块主要实现影像信息和病历信息的查询检索功能。系统支持多种方式查询检索(患者姓名、住院号、检查号、ID 号、检查部位、检查医生等)。可以方便医生根据不同需要随时获取想要的影像数据及其病历信息,根据这些信息可以提高医生的工作效率,及时做出诊断,对下一步治疗打好基础。实验表明我们设计的影像数据库系统软件达到医疗诊断标准,符合医院的要求。

ImageDB 系统的数据库备份管理界面如图 3.29 所示。

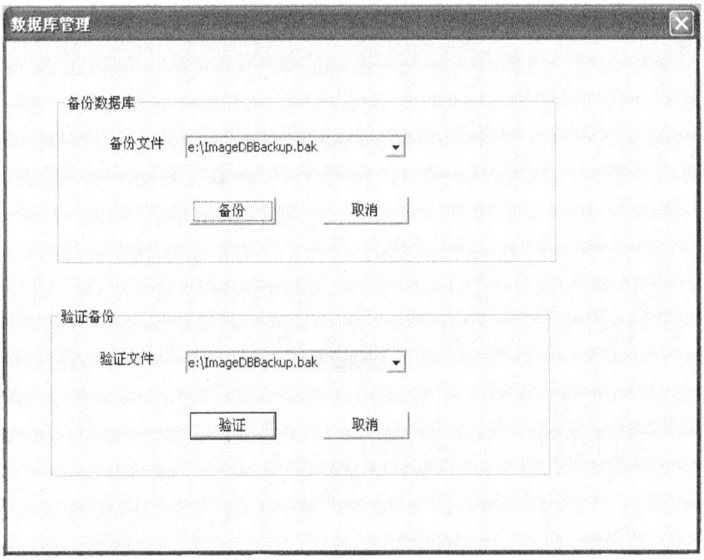

图 3.29　备份管理界面

备份管理模块是数据库管理员针对具体的业务要求制定的详细的数据库备份与灾难恢复策略,并通过模拟故障对每种可能的情况进行严格测试,只有这样才能保证数据的高可用性。备份管理设计分为两部分:备份数据库和验证备份。备份数据库就是我们传统意义上数据库备份。而验证备份则是对备份文件可用性的检测,通过验证备份可以检测备份文件的可用性。数据库的备份是一个长期的过程,而恢复只在发生事故后进行,恢复可以看作备份的逆过程,恢复程度的好坏很大程度上依赖于备份的情况。此外,数据库管理员在恢复时采取的步骤正确与否也直接影响最终的恢复结果。

## 3.4.4　医学影像获取与传输系统

医学影像获取是指系统获取成像设备所生成的影像的过程。医学影像获取系统是整个系统影像的来源,影像获取系统的优劣直接关系到影像质量的好坏。而影像质量的好坏、是否具有诊断价值又是临床医生所看重的,关系到医生诊断的准确性和高效性。影像采集是系统的"根"，是系统能够正常运行的基本点。只有采集到影像之后，才能够进行后续的显示、处理等工作，采集的影像的质量决定了 PACS 是否可用以及是否具有实际意义。因此，影像获取系统在整个 PACS 中具有举足轻重的地位。

由于医疗成像设备开发商各不相同，其设计生产所遵循的标准、运行平台及接口有所差异，很难实现信息的共享。目前正在使用的医疗信息交换标准主要有 HL7 标准和 DICOM 标准。PACS 搭建是以 DICOM 标准为基础的。根据目前医院内成像设备的类型，影像的获取方式可分为直接 DICOM 采集、间接 DICOM 采集、视频采集和胶片扫描几种。

直接 DICOM 采集是针对那些符合 DICOM 标准的数字影像的采集，如图 3.30 所示。目前国内外先进的成像设备如 CT、MRI 等都带有标准的数字接口，可以从设备中直接导出符合 DICOM 标准的影像，这部分影像可以直接导入 PACS 进行存储和传输，医学影像的品质很好，没有失真。该方式的前提有：一是先进的数字化成像设备；二是数字化成像设备所生成的影像符合国际医学影像标准，即 DICOM 标准；三是开发支持该种格式的影像的存储、显示、处理等相关软件。

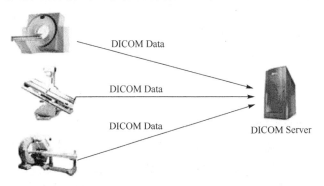

图 3.30    标准 DICOM 影像的采集

间接 DICOM 采集是针对那些不符合 DICOM 标准的数字影像的采集，这类影像需要通过专门的网关转换成符合标准的影像后导入 PACS 中存储和传输，目前这类影像已逐渐减少，专用网关成本昂贵且不具有普遍适用性。

视频采集是用模拟视频装置和视频数字化装置或静态数字摄像机获取数字影像，无须购买专用接口，成本较低，但是影像品质有所降低，存在失真。

胶片扫描是通过专业扫描仪将胶片存储的影像信息数字化，节省胶片存储空间及管理人力，但是胶片扫描时间长，工作效率较低。

随着医疗水平的提高和成像技术的迅猛发展，直接 DICOM 采集将成为影像获取的主流方式。

1. 影像存储技术

PACS 中获取影像之后涉及的就是影像的存储问题。PACS 对影像存储的要求是在保证一定性能的条件下存储大容量对象如影像、文本和视频等。因此分析 PACS 对存储的需求有以下几点。

(1)海量存储影像数据。随着医疗信息化的高速发展和人们健康意识的不断提升，医院每天就医的人数不断上升，占据医院数据 90%以上的影像数据也与日俱增，而且为了保证影像的高精度便于医生诊断，不适合采用有损压缩方式存储。因此如何存储如此大容量的影像数据是 PACS 要解决的关键问题之一。

(2)高速数据传输。影像存储服务器不仅要存储影像数据，还要能够接受其他影像工作站的访问与查询，能够向这些主机传送相关影像数据以供临床医生诊断。其中访问速度和影像的传输速度关系到临床医生进行诊断的效率和患者的就诊时间，要求有高速的访问机制和传输机制。

(3)高可用性和高可靠性。PACS 通常是和 HIS/RIS 结合使用，它是数字医疗系统的关键应用，需要做到不间断运行，提供可靠服务，如果影像存储服务器出现故障，应能够在最短时间内恢复运行。

(4)可扩展性和兼容性。随着时间的推移，影像数据会越来越多，对服务器的存储容量的需求也越来越大，这就要求系统要有高可扩展性，可以适应将来的需求变动，而不是仅仅满足于现状。

(5)数据安全、备份和恢复。通过存储系统的归档管理，结合良好的备份和恢复机制，保证患者影像数据的安全与隐秘。

目前医疗 PACS 影像存储系统采用分级存储的架构来存储影像，标准的三级架构为一级存储(在线存储)、二级存储(近线存储)和三级存储(离线存储)。在线存储用于存储短期内常用的影像数据，最重要的就是速度和安全性，可选用磁盘阵列作为存储媒介；近线存储针对不常用的历史数据，可帮助医院通过扩展自己的存储基础构架来跟上数据增长的脚步，数据的访问频率不是很高，但也要保证数据共享和在线快速访问，要求有较大的存储容量且可扩展，可以使用存储局域网来实现近线存储；离线存储是对整个医院长期的历史影像进行归档和管理，要求设备具备较高的可靠性、安全性和大容量，可以 DVD 作为离线存储的介质。

影像存储的方法有很多，如直连式存储(Direct-Attached Storage，DAS)、网络接入存储(Network-Attached Storage，NAS)和存储区域网络(Storage Area Network，SAN)等。存储方案及存储介质要根据 PACS 的需求来选择。首先我们分别介绍以下几种存储方案。

DAS 是一种以存储服务器为中心的拓扑存储结构。存储设备通过电缆直接连接到服务器，I/O 请求直接发送到存储设备。这种方式连接单独的或者两台小型集群的服务器。它的特点是初始费用可能较低。但是在这种连接方式下，每台 PC 或者服务器单独拥有自己的存储磁盘，容量的再分配比较困难，对于整个环境下的存储系统管理工作烦琐而重复，没有集中管理的解决办法，因此整体的管理成本较高。这种连接方式适用于存储容量要求不高，但要求可靠高效的系统中。

　　NAS 是在网络上直接挂接存储设备，相当于一个网络文件共享服务器。它通常继承了处理器和磁盘/磁盘柜，类似于文件服务器。连接到 TCP/IP 网络上，通过文件存取协议如网络文件系统（Network File System，NFS）等存取数据。NAS 系统有较低的成本，易于实现文件共享。但是这种方式是采用文件请求的方式，相比块请求的设备性能较差，而且它不适用于某些不采用文件系统存储管理的数据库。

　　SAN 应用光纤技术，传输介质是光纤。存储设备组成单独的网络，大多利用光纤连接，采用光纤通道（Fibre Channel，FC）。服务器和存储设备之间可以任意连接，I/O 请求也可以直接发送到存储设备。它的优点是服务器和存储设备之间的距离可扩展到很远，可靠性高、性能优良，支持存储容量共享，具有很好的可扩展性，但是初始费用要比 DAS 和 NAS 高一些。

　　因此，在 PACS 存储模块的设计中，要根据 PACS 对存储的不同要求来选择合适的存储方案和存储介质。数据库的存储一般要求的存储容量不大，但是要求系统有高可靠性和高效性，因此选择 DAS 是一个可行的方案。

　　目前常用的存储介质有以下几种。

　　(1)硬磁盘。用于临时存放采集的影像或显示的影像，在医学影像工作站或专门的影像服务器上都配有该设备。

　　(2)光盘存储器。一张光盘可以存储 650MB 或者更大容量的影像数据，若干张光盘可组成光盘塔、光盘阵以实现海量数据的存储。

　　2. 影像传输技术

　　PACS 不仅是实现医学影像归档管理的系统，也是实现医学影像传输共享的系统。DICOM 标准中定义了影像传输模型来解决影像网络传输的问题，也就是实现在各种网络硬件和软件的环境下高效可靠地传输医学影像。下面我们来了解一些 DICOM 3.0 影像传输的相关概念。

　　1)DICOM 网络模型

　　DICOM 标准采用面向对象的方法定义了信息对象、数据结构、服务类等基本概念，它要解决的主要问题是网络传输问题。因此，在 DICOM 标准的制定中采用了实际中广泛使用的技术成熟的 TCP/IP 协议和 OSI 网络协议，以这两个协议为基础定义了基于消息的信息交换的上层协议[28]。DICOM 影像传输架构如图 3.31 所示。

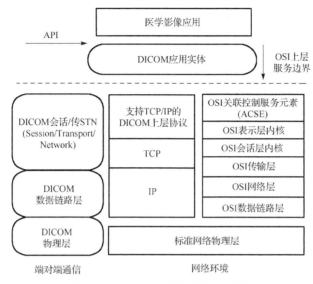

图 3.31　DICOM 影像传输架构图

　　如图 3.31 所示，DICOM 应用实体通过基于 TCP/IP 的上层协议与本地 TCP 层进行信息交换，并提出通信服务请求。DICOM 实体之间进行数据交换需要在 DICOM 上层来为实体层建立连接和释放连接。

　　2) DICOM 上层协议

　　DICOM 上层协议，是 DICOM 为了实现自身功能而在 TCP/IP 协议的基础上扩充定义的应用层协议。DICOM 标准第 8 章支持消息交换的网络通信中详细定义了上层协议状态机以及上层协议数据单元(Protocol Data Unit, PDU)的格式等。DICOM 上层协议包括 A-ASSOCIATE、A-RELEASE、A-ABORT、A-P-ABORT 和 P-DATA 五种服务。这五种上层服务允许对等的 DICOM 应用实体之间建立关联、传送报文以及中断关联的服务。上层关联服务是 DICOM 应用实体用来传输信息的桥梁，进行互操作的纽带。其中建立关联是应用实体之间进行信息传递的第一步，双方都是通过已建立的关联来实现信息传输共享的。上层服务的类型共有两种，如表 3.1 所示。确认服务是指关联接收方必须反馈关联响应信息到关联请求方；而无确认服务是指关联接收方不需要反馈关联响应信息到关联请求方。

表 3.1　上层关联服务的类型

| 上层服务 | 服务类型 |
| --- | --- |
| 关联建立服务 A-ASSOCIATE | 确认服务 |
| 关联释放服务 A-RELEASE | 无确认服务 |
| 关联终止服务 A-ABORT/A-P-ABORT | 无确认服务 |
| 数据传输服务 P-DATA | 无确认服务 |

当一个 DICOM 应用实体想要建立关联时，它将向 TCP 传输服务发送一个传输连接请求原语。针对不同类型的关联服务，应用实体会接收来自上层协议实体的不同原语。对于确认服务，请求方发送请求原语，然后等待接收来自上层协议实体的确认原语，接收方接收请求方发送的请求原语然后给出响应原语；对于无确认服务，没有确认原语也没有响应原语，请求方只需要发送请求原语，接收方只需接收请求原语即可。DICOM 关联建立过程分析如图 3.32 所示。

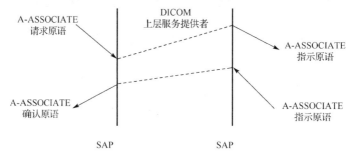

图 3.32　DICOM 关联建立过程分析

3) DICOM PDU

DICOM PDU 的目的是将 DICOM 消息经过 DIMSE 协议发送给对方，是处于同一层的对等 DICOM 应用实体之间用来交换数据的信息格式。它的格式是相对固定的，包括协议控制信息和用户信息，由前置固定字段和紧随其后的可选值字段构成，可选值字段包含一个或多个条目。DICOM PDU 包括接受连接消息 A-ASSOCIATION-AC PDU、拒绝连接协议数据单元 A-ASSOCIATION-RJ PDU、连接请求消息 A-RELEASE-RQ PDU、数据传输消息 P-DATA-TF PDU、释放连接响应消息 A-RELEASE-RP PDU、中断连接消息 A-ABORT PDU 等 6 种 PDU。其中用来封装消息的协议数据单元是 P-DATA-TF PDU，其结构如图 3.33 所示。

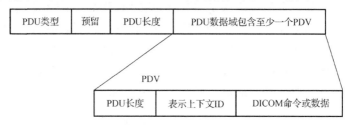

图 3.33　P-DATA-TF PDU 结构

4) DIMSE 消息交换

DIMSE 定义了对等的服务使用者进行请求与应答的消息交换过程和编码规则。DIMSE 提供服务的步骤如下：

（1）请求端的 DIMSE 服务使用者向服务提供者发送请求原语；

（2）DIMSE 服务提供者接收到请求原语后做出反应并向执行端的服务使用者发送指示原语；

（3）执行端的服务使用者接收到指示原语后完成相应的服务，然后向 DIMSE 服务提供者发出响应原语；

（4）DIMSE 服务提供者接收到响应原语后，会向请求端使用者发送确认原语；

（5）请求端的服务使用者接收确认原语，完成一次服务。

DIMSE 层要实现的功能主要有两个：一个是解析数据流，另一个是解析 DICOM 命令集。DICOM 应用实体之间的数据传输都封装在 P-DATA PDU 中，都是无格式的数据流，DIMSE 的首要任务就是将这些无格式的数据流解析还原成 DICOM 命令集和数据集所对应的数据结构。DICOM 标准定义了 DIMSE-C 和 DIMSE-N 两种服务，通过特定的类来解析 DICOM 命令，判定 DIMSE 服务的消息类型以便进行下一步处理。

根据信息对象定义的两种类型复合 IOD 和常规 IOD，DIMSE 也定义了两种服务：用于复合 IOD 的 DIMSE-C 服务和用于常规 IOD 的 DIMSE-N 服务。在此基础上，应用实体可在网络上调用操作（OPERATION）和执行通知（NOTIFICATION）。操作服务时应用实体请求在另一应用实体管理的 SOP 实例上执行某种操作；通知服务是指一个应用实体通知另一个应用实体某个事件的发生和状态的改变。DIMSE 服务分类如表 3.2 所示。

表 3.2　DIMSE 服务分类

| 名称 | 组别 | 类型 | 作用 |
| --- | --- | --- | --- |
| C-STORE | DIMSE-C | 操作 | 存储影像 |
| C-FIND | DIMSE-C | 操作 | 查询检索影像 |
| C-GET | DIMSE-C | 操作 | 为属性值检索匹配的 SOP 实例 |
| C-MOVE | DIMSE-C | 操作 | 转移或获取患者影像信息 |
| C-ECHO | DIMSE-C | 操作 | 验证连接 |
| N-EVENT-REPORT | DIMSE-N | 通知 | 报告当前状态 |
| N-GET | DIMSE-N | 通知 | 检索属性值 |
| N-SET | DIMSE-N | 通知 | 设置参数 |
| N-ACTION | DIMSE-N | 通知 | 触发服务过程 |
| N-CREATE | DIMSE-N | 通知 | 生成 SOP 实例 |
| N-DELETE | DIMSE-N | 通知 | 删除 SOP 实例 |

5）通信过程分析

DICOM 标准中采用 C/S 模式构建通信平台，DICOM 设备分别被称为服务类使用端（Service Class User，SCU）和服务类提供者（Service Class Provider，SCP）两类。

双方采用 DICOM 标准定义的消息完成信息的传输交换。以影像工作站和影像数据库为例，SCU 和 SCP 的分配情况如图 3.34 所示。

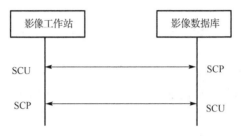

图 3.34　SCU 和 SCP 的分配情况

由图 3.34 可知，影像工作站和影像数据库既可以作为 SCU，也可以作为 SCP 使用。当影像工作站向影像数据库上传影像时，影像工作站扮演 SCU 角色，影像数据库扮演 SCP 角色；当影像工作站向影像数据库查询下载影像时，影像工作站作为 SCP 提供存储服务，影像数据库作为 SCU 角色请求影像存储。

接下来，我们以影像工作站发送影像，影像数据库接收存储影像为例来说明 DICOM 的通信过程。

（1）连接建立。

工作站与服务器之间的数据传输是在双方连接建立成功的情况下进行的。因此 DICOM 通信的首要任务是使通信双方建立关联。

首先通信双方要初始化网络，设置相关的连接参数，服务器启动监听功能。工作站将双方关联协商的内容发送给服务器，协商内容包括数据类型、传输语法、编码方式等。服务器接收到协商内容后进行数据校验，然后发出关联响应。通过 TCP 传输服务将关联响应发送给工作站，工作站收到该响应后关联建立成功。

（2）数据传输。

连接建立成功后双方就可以进行数据传输。

按照双方连接协商的编码方式和传输语法，协议将 DICOM 命令和数据封装成 PDU，并利用 TCP 服务传输数据。工作站端将 PDU 传输给服务器端，服务器接收到该 PDU 后会向医生工作站发送响应数据包，同时将数据存储在指定的存储区域中。

（3）连接释放。

数据传输完成后要释放连接。

正常释放连接采用 RELEASE 方法。工作站发送连接释放请求，协议将该请求封装成 A-RELEASE-RQ PDU 发送给服务器。服务器接收到连接释放 PDU 后反馈连接释放响应 A-RELEASE-RSP PDU 给工作站端。双方释放连接以便于处理其他设备的连接请求。

DICOM 影像数据传输过程如图 3.35 所示。

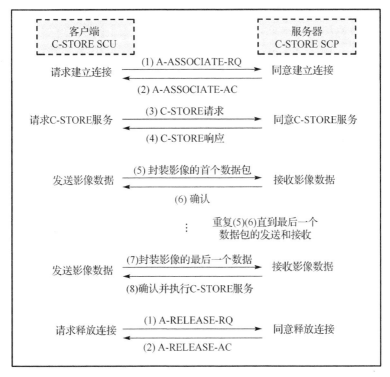

图 3.35　DICOM 影像数据传输过程

实现功能有：①接收成像设备推送过来的影像，保存短期常用影像；②将即时影像直接推送给各科室，以便于诊断医师的及时诊断治疗；③将影像上传至影像存储服务器，便于影像的集中管理；④监听医生工作站的查询请求，满足医生诊断所需的短期内的影像资料，减少医生工作站对影像存储服务器的频繁接触，减轻其负担，同时能够提高影像查询传输的速率，便于医生快速诊断治疗。

具体设计包括以下两方面。

(1)影像存储服务器的搭建。

DCMTK 的 dcmqrdb 模块包含一个简易的影像归档文件，用于管理若干存储区域并允许影像通过 DICOM 的存储服务类存储在这些区域中。它也支持影像属性的查询以及影像本身的检索。

dcmqrdb 模块包含以下三个工具。

dcmqridx：将 DICOM 影像文件注册到影像数据库索引文件中。

dcmqrscp：提供一个简易 DICOM 影像数据库服务器 SCP。

dcmqrti：提供 Telnet 客户程序的终端指示器。

我们重点设计的是 dcmqrscp，在客户端不同的情况下，它既可以充当与存储服务类使用者 storescu 相对应的存储服务类提供者 storescp 的角色，也可以充当 findscu 及 movescu 的查询检索服务类提供者的角色。

使用 dcmqrscp 建立影像数据库服务器需要经过以下步骤。

① dcmqrscp.cfg 文件配置。该配置文件有四个参数需要设计，分别是：

```
NetworkType="tcp"          //网络类型为 TCP
NetworkTCPPort=104         //网络端口号为 104
MaxPDUSize=16384           //最大接收数为 16384
MaxAssociations=16         //最大连接数为 16
```

② HostTable 主机表。网络 DICOM 应用实体集为网络中的每个 DICOM 应用实体定义一个相应的符号名，其定义格式为：符号名=(应用实体名，主机名，端口号)，…，以及"符号名=符号名，符号名，…"。

```
HostTable BEGIN
findscu = (FINDSCU, HostName, 104)
movescu = (MOVESCU, HostName, 5678)
storescu = (STORESCU, HostName, 104)
storescp = (STORESCP, HostName, 5678)
ANY =findscu, movescu, storescu, storescp
HostTable END
```

③ VendorTable 厂商表。dcmqrdb 在提供 C-MOVE 服务时可以使用 VendorTable 来限定移动目的地的应用实体名，其定义格式为"供应商名=符号名"，符号名必须在 HostTable 中已定义。

```
VendorTable BEGIN
"DCMTK AEC"=ANY
"DCMTK AET"=ANY
VendorTable END
```

④ 应用实体表。从左到右依次为应用实体名、该应用实体名所对应的存储区域的路径、对应存储区的访问属性(R|RW|W)、配额格式和符号名。

```
AETable BEGIN
COMMON     \home\dicom\db\COMMON        RW (200, 1024mb) ANY
ACME_STORE \home\dicom\db\ACME_STORE    RW (9, 1024mb) ANY
UNITED_STORE \home\dicom\db\UNITED_STORE  R(9,1024mb) ANY
AETable END
```

使用 dcmqrscp 建立影像数据库服务器，服务器应在系统运行的同时开启，便于影像的接收与传送。

(2)影像接收与传输的实现。

该模块涉及的服务类主要有 storescu、storescp、movescu 以及 dcmqrscp。

storescu：影像存储服务类使用者，用来传输 DICOM 影像。

storescp：影像存储服务类提供者，用来接收 DICOM 影像。

movescu：同时实现了一个查询/检索服务类的 SCU 和一个存储服务类的 SCP，即在服务器查询到符合条件的 DICOM 文件后会将文件传送给 movescu 指定的目的地。实际上文件并没有被"移动"，而是产生一个副本后传送副本。

影像接收主要依赖于成像设备向本系统的推送。系统运行时开启影像数据库服务器，开始监听配置文件中已定义的应用实体(成像设备以及医生工作站)。当成像设备向服务器发出连接请求时，双方协商建立连接，然后开始传输影像数据，将影像数据存储在既定的路径下，传输完毕后断开连接，服务器继续监听其他应用实体；同时在指定存储路径下注册接收到的影像文件便于检索。该过程中，客户端(成像设备)使用 storescu 来实现影像的传输。此时 dcmqrscp 充当存储服务类提供者 storescp 的角色来接收存储影像。

影像传输主要是将系统服务器中的影像分别传送给各医生工作站和上传至医院影像数据库。二者在程序实现的方法上是一致的。该过程用 movescu 来实现。此时 movescu 与 dcmqrscp 处于同一应用程序中。具体实现流程如图 3.36 所示。

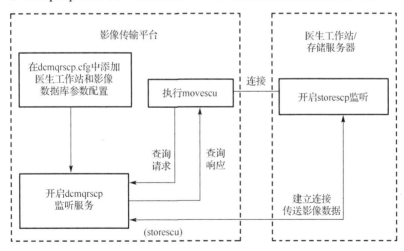

图 3.36　影像传输流程

影像查询下载主要是医生工作站按照影像属性主动查询下载所需影像的过程。该过程由 movescu、storescp 实现，二者同处于医生工作站系统中。具体实现流程如图 3.37 所示。

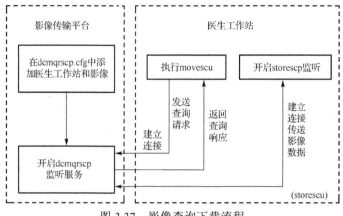

图 3.37　影像查询下载流程

### 3. 构建方案及实现

PACS 的运行模式有两种：单机模式和网络模式。单机模式是指 PACS 与成像设备直接相连，生成影像直接存储在本机数据库中，该模式适用于小型医疗机构，而且只能存储短期的少量影像数据。网络模式是指在网络环境下实现 PACS 与各种影像设备之间的互联，实现医学影像的归档管理及信息共享。

本系统选用浏览器/服务器(Browser/Service，B/S)模式，它是随着网络技术的兴起，对 C/S 模式应用的扩展，是一种三层 C/S 结构在 Web 上的应用。在这种结构下，用户工作界面是通过 IE 浏览器来实现的。相对于 C/S 模式，B/S 模式是把原来在客户端的应用程序模块与显示功能模块分离，将它放在 Web 服务器上单独构成一层，客户机上运行的只是简单的浏览器软件，减轻了客户端的压力，克服二层结构负荷不均的缺点。B/S 结构图如图 3.38 所示。

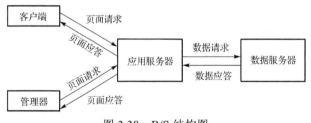

图 3.38　B/S 结构图

B/S 结构的优点主要有操作方面、维护便利、开发简单而且共享程度高，总体成本较低。但是它也存在很多缺点，如数据库的安全问题、对服务器的要求很高、数据传输速率慢、软件的个性化特点不明显等。相对于技术成熟的 C/S 模式，B/S 的开发技术相对复杂，并没有完全成熟的技术工具可以使用。

两种模式在网络环境方面、结构框架上、处理模式上、软件重用性、安全性要求以及速度上都有很大不同，在选取时要根据实际情况选择合理的搭建结构。

根据不同的实际情况，PACS 的构架也不尽相同。一般情况下 PACS 应包含以下基本组成部分：影像设备、影像显示诊断工作站和影像存储服务器[29]。PACS 的基本构架如图 3.39 所示。

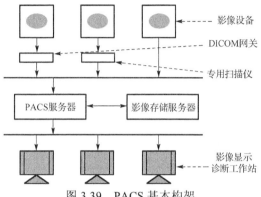

图 3.39　PACS 基本构架

本设计搭建的医学影像系统是医院 PACS 的一部分，它的功能包括从成像设备或其他工作站、服务器中获取影像，在本机上短期存储部分常用影像，向影像存储服务器上传影像，影像浏览和处理功能以及系统用户管理与用户操作日志管理功能。它可以作为医生工作站终端使用，也可以作为 PACS 前端工作站来采集存储少量的即时影像，可以向医生工作站传送即时影像也便于医生工作站的近期影像查询工作。由于影像数量较少，查询检索速率较快，可以提高医生的诊断效率。本系统主界面如图 3.40 所示。该系统满足医院获取高质量的影像和完整、全面的相关医疗信息的需求，并有助于提高医院诊疗流程效率。该系统实现了局域网和广域网对医疗信息的实时访问，完全符合远程医疗诊断需求和医院信息化、医疗数字化的发展趋势。

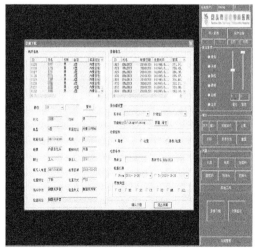

图 3.40　系统主界面图

### 3.4.5　基于 IHE 的 RIS 架构研究

PACS 和 RIS 是两个专业的信息管理系统，两者协同完成放射科常规工作流程和医学影像数据流的数字化运作与管理，共同构成了医院放射科的信息化环境。

(1) PACS。

PACS 是使用计算机和网络技术对医学影像进行数字化管理的医学 PACS，用于医院的数字医疗设备（如 CT、MRI、US、X 射线机、DSA、CR 等）所产生的数字化医学图像信息的采集、存储、管理、诊断和信息处理。

(2) RIS。

RIS 是基于医院影像科室工作流程和任务执行过程管理的计算机信息系统，主要实现医学影像学检查工作流程的计算机网络化控制管理和医学图文信息的共享，并在此基础上实现远程医疗。RIS 包括了从患者进入放射科后的一切文本信息记录、放射科的日常工作管理、病例的统计。它既保存患者的人口学信息和临床资料数据，也保存和传递患者的图形及图像资料[30]。

#### 1. 放射科影像系统架构研究

IHE 为不同标准的医疗信息系统提供规范标准的方法和互连集成的模型；目的是确保各工作流程正确、顺畅地流动，使部门信息共享并协调工作；解决患者临床诊疗处理流程中的各类需求，促进医疗信息共享和优化医疗流程。在放射学技术架构中，预约工作流模型是整个 IHE 技术架构的基础。在医院内各部门之间如果预约工作流整合不紧密，将会影响医院和各部门的正常运转，降低医院工作流的效率。因此，对系统架构的分析也应从对预约工作流模型的研究着手[31]。

#### 2. 预约工作流模型

预约工作流模型确保从申请、检查到图像获取整个过程数据的连贯性和完整性。定义了一系列事务来保证患者信息和预约信息的一致性，提供了预约安排、获取图像及存储等关键步骤。同时还确保在执行和完成涉及图像的工作时，能适时地通知所有的相关角色，以便继续后续的工作流处理。

预约工作流模型使用了 9 个角色和超过 40 个的事务来保证信息系统环境中各组成部分之间的充分协作。此模型包含的角色和相应事务的介绍如下。

(1) ADT 患者登记（ADT Patient Registration）：负责添加和更新患者基本信息的系统，在预约安排和部门系统中登记新的患者信息，如表 3.3 所示。

表 3.3　ADT Patient Registration 事务列表

| 角色 | 事务 | 执行选项 | 相关标准 |
|---|---|---|---|
| ADT Patient Registration | Patient Registration | R | HL7 2.3.1 第 2 和第 3 章 |
| | Patient Update | R | HL7 2.3.1 第 2 和第 3 章 |

注：R 表示必选

(2)医嘱执行(Order Placer)：一个医院或者企业级系统为各个部门产生医嘱预约安排，并将这些医嘱预约安排分派给相应的部门，如表 3.4 所示。

表 3.4　Order Placer 事务列表

| 角色 | 事务 | 执行选项 | 相关标准 |
|---|---|---|---|
| Order Placer | Patient Registration | R | HL7 2.3.1 第 2 和第 3 章 |
| | Patient Update | R | HL7 2.3.1 第 2 和第 3 章 |
| | Placer Order Management | R | HL7 2.3.1 第 4 章 |
| | Filler Order Management | R | HL7 2.3.1 第 4 章 |
| | Appointment Notification | O | HL7 V2.4 第 10 章 |

注：O 表示可选

(3)医嘱申请(DSS/OF)：部门信息系统(如放射科或者实验室)接收并管理来自外部系统或者本部门系统的医嘱申请信息，如表 3.5 所示。

表 3.5　DSS/OF 事务列表

| 角色 | 事务 | 执行选项 | 相关标准 |
|---|---|---|---|
| DSS/OF | Patient Registration | R | HL7 2.3.1 第 2 和第 3 章 |
| | Patient Update | R | HL7 2.3.1 第 2 和第 3 章 |
| | Placer Order Management | R | HL7 2.3.1 第 4 章 |
| | Filler Order Management | R | HL7 2.3.1 第 4 章 |
| | Procedure Scheduled | R | HL7 2.3.2 第 2～第 4 章 |
| | Query Modality Worklist | R | Modality Worklist SOP Class |
| | Modality Procedure Step in Progress | R | Modality Performed Procedure Step SOP Class |
| | Modality Procedure Step Completed | R | Modality Performed Procedure Step SOP Class ; DCMR Context Groups |
| | Images Availability Query | O | Query/Retrieve Service Class |
| | Procedure Updated | R | HL7 2.3.1 第 2 和第 4 章 |
| | Creator Procedure Step in Progress | R | Modality Performed Procedure Step SOP Class |
| | Creator Procedure Step Completed | R | Modality Performed Procedure Step SOP Class |

续表

| 角色 | 事务 | 执行选项 | 相关标准 |
|---|---|---|---|
| DSS/OF | Performed Work Status Update | O | General Purpose Scheduled Procedure Step SOP Class |
| | Appointment Notification | O | HL7 V2.4 第 10 章 |
| | Instance Availability Notification | O | Instance Availability Notification |

　　(4)成像设备(Acquisition Modality)：用于获取生成当前患者的医学图像。获取设备可以创建诸如灰度软拷贝、图像以及包含测量信息的证据文档的当前状态(表 3.6)。

表 3.6　Acquisition Modality 事务列表

| 角色 | 事务 | 执行选项 | 相关标准 |
|---|---|---|---|
| Acquisition Modality | Query Modality Worklist | R | Modality Worklist SOP Class |
| | Modality Procedure Step in Progress | R | Modality Performed Procedure Step SOP Class |
| | Modality Procedure Step Completed | R | Modality Performed Procedure Step SOP Class ; DCMR Context Groups |
| | Modality Images Stored | R | Storage Service Class |
| | Storage Commitment | R | Storage Commitment Push Model SOP Class |

　　(5)执行过程步骤管理(PPS Manager)：将来自获取设备或者证据生成者的设备执行过程步骤信息派送给部门系统，安排/预约填充、图像管理和报告管理，如表 3.7 所示。

表 3.7　PPS Manager 事务列表

| 角色 | 事务 | 执行选项 | 相关标准 |
|---|---|---|---|
| PPS Manager | Modality Procedure Step in Progress | R | Modality Performed Procedure Step SOP Class |
| | Modality Procedure Step Completed | R | Modality Performed Procedure Step SOP Class ; DCMR Context Groups |
| | Creator Procedure Step in Progress | R | Modality Performed Procedure Step SOP Class |
| | Creator Procedure Step Completed | R | Modality Performed Procedure Step SOP Class |

　　(6)图像管理/图像存档(Image Manager/Image Archive)：用于安全存储和管理证据对象。

　　在实际的 RIS 中，图像管理与图像存档这两个角色一般同时执行角色功能，事务列表统一，如表 3.8 所示。

表 3.8　Image Manager /Image Archive 事务列表

| 角色 | 事务 | 执行选项 | 相关标准 |
|---|---|---|---|
| Image Manager /Image Archive | Procedure Scheduled | R | HL7 2.3.2 第 2～第 4 章 |
| | Modality Procedure Step in Progress | R | Modality Performed Procedure Step SOP Class |
| | Modality Procedure Step Completed | R | Modality Performed Procedure Step SOP Class ; DCMR Context Groups |
| | Modality Images Stored | R | DICOM 2007 PS 3.4: Storage Service Class |
| | Storage Commitment | R | Storage Commitment Push Model SOP Class |
| | Images Availability Query | O | Query/Retrieve Service Class |
| | Procedure Updated | R | HL7 2.3.1 第 2 和第 4 章 |
| | Query Images | R | Query/Retrieve Service Class |
| | Retrieve Images | R | Storage Service Class; Query/Retrieve Service Class |
| | Creator Images Stored | R | Storage Service Class |
| | Creator Procedure Step in Progress | R | Modality Performed Procedure Step SOP Class |
| | Creator Procedure Step Completed | R | Modality Performed Procedure Step SOP Class |
| | Performed Work Status Update | O | General Purpose Scheduled Procedure Step SOP Class |
| | Instance Availability Notification | O | Instance Availability Notification |

(7)图像显示(Image Display)：一个系统的子部分通过网络或读入媒体接口查询获取和接收图像证据对象(图像、当前状态、关键图像注解和证据文档)，并且允许用户浏览这些对象，如表 3.9 所示。

表 3.9　Image Display 事务列表

| 角色 | 事务 | 执行选项 | 相关标准 |
|---|---|---|---|
| Image Display | Query Images | R | Query/Retrieve Service Class |
| | Retrieve Images | R | Storage Service Class Query/Retrieve Service Class |

(8)验证生成(Evidence Creator)：用于创建生成附加对象，如图像、当前状态、关键图像注解和证据文档，并将它们传递给归档系统，如表 3.10 所示。

表 3.10　Evidence Creator 事务列表

| 角色 | 事务 | 执行选项 | 相关标准 |
|---|---|---|---|
| Evidence Creator | Creator Images Stored | R | Storage Service Class |
| | Creator Procedure Step in Progress | O | Modality Performed Procedure Step SOP Class |
| | Creator Procedure Step Completed | O | Modality Performed Procedure Step SOP Class |
| | Storage Commitment | R | Storage Commitment Push Model SOP Class |

IHE 的放射学技术架构的预约工作流模型是一个复杂而紧密的交互过程,与 HIS 间工作流紧密整合,提高了放射科的工作流的效率。这些角色之间的交互事务均引用自 HL7 和 DICOM 标准。在实际中,放射科内部的数据交互都是引用 DICOM 标准中的通信服务类来实现的。DICOM 标准中定义了 20 个通信服务类,在预约工作流中对放射科工作流的控制主要使用了 5 个通信服务类:①Modality Worklist SOP Class;②Modality Performed Procedure Step SOP Class;③Query/Retrieve Service Class;④General Purpose Scheduled Procedure Step SOP Class;⑤Storage Service Class。

### 3. 放射科影像系统架构分析

从预约工作流模型,可以抽象出实际的放射科流程,如图 3.41 所示。

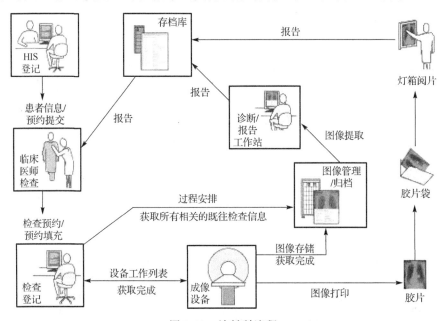

图 3.41　放射科流程

放射科影像系统的工作流程:首先,患者在进入医院时进行登记,登记信息输入 HIS 的患者登记单元中。患者登记后由临床医生对患者进行初步诊断,根据症状,要求对患者进行放射科影像检查,医生通过 HIS 把预约要求通知检查预约登记模块,检查预约登记模块接收从 HIS 传来的预约信息,并根据放射科的实际情况填充预约单和对预约过程排序。然后,把该预约过程信息传送给图像存档模块和成像设备,这一过程是由 DICOM 设备工作列表来实现各个子模块之间通信的。检查完毕后,成像设备把获取的图像传输到图像存档库,该步骤是基于 DICOM 标准的图像存储 SOP 类来完成的,与图像同时传输的还包含相关的预约过程步骤(Scheduled

Procedure Step，SPS）和 MPPS（Modality Performed Procedure Step）信息。最终的图像数据会自动传输到诊断/报告工作站，放射科医生可以在工作站前方便地阅读图像数据，通过结构化报告模块制作放射影像诊断报告。最后，临床医生通过获取图像存档库中的图像和报告库的放射影像诊断报告进行最终的诊断。

预约工作流模型涉及的实际医疗信息系统是 HIS 和 RIS/PACS。在传统产品的意义上，将放射科信息系统划分为两部分：PACS 和 RIS。PACS 和 RIS 共同构成了医院放射学科的信息化环境，它们之间信息交互的实现和综合开发是医院数字化建设的难点与技术要点。北美和欧洲等发达国家自 20 世纪 90 年代末对医学信息系统的开发，已经开始由传统医学影像学管理体系向数字化信息管理体系转变[32-35]。我国数字化建设才刚起步，整体开发水平较低，而且不同厂商采用的标准也不同，已经部分建立的 RIS 和 PACS 之间缺乏必要的接口和通信，将成为用户系统在实现扩展、升级以及医院信息化环境构建方面的主要障碍。

完成放射科信息化建设，必须实现 PACS 和 RIS 的全面整合。PACS 与 RIS 的整合，将为放射科实现数字化共享医学影像数据和诊断信息提供有力的技术支持。近年来，许多专家和学者致力于整合技术的研究，但实际实现效果并不能达到预期，资源的有效利用和共享不尽如人意[36,37]。

如果可以打破传统的产品意义的划分，医院和产品开发者通过 IHE 达到一种沟通与共识，从功能模块界定组合，形成一个"即插即用"的医疗解决方案，将可以有效利用医院现有资源，实现扩展升级，全面整合，最终实现放射科乃至整个医院的信息化。

IHE 技术架构为我们提供了这样一种思路。IHE 定义的角色表示了工作流集成过程或系统功能执行过程中特定行为及角色单元，它是作为信息或数据的产生、采集、管理等操作的相关系统或功能的执行节点。在实际的应用中，根据医院放射科现状和功能需求，选择 IHE 相关的角色组合成功能模块，应用相关医疗行业标准，协调或整合功能模块的数据通信和执行能力，使其能够最优化地适应用户信息化运行环境。

当单独的医疗产品实施复杂多项功能时，IHE 只重点考虑产品和外部功能的接口环境。IHE 在一个单独运行的包括全部功能的信息系统下是体现不出价值的，而在多个分布式的系统共同完成同样功能的时候，才更具实际价值。因此，在放射科实现全面的信息化，即所谓的 Full PACS&RIS，应进行多个子功能模块的划分，并不划分为 PACS 和 RIS 两部分，这样在实际的应用中，根据功能需求更容易实现"即插即用"。

4. 放射科影像系统的功能模块划分

下面基于对 IHE 放射学集成模型的分析，结合放射科的基本工作流程，进行了系统功能模块划分，规划设计了一套符合 IHE 的放射科影像系统。依据放射科影像系统的工作流，系统主要划分为以下几个子模块。

(1)检查预约登记模块：接收来自 HIS 的检查请求信息，完成对患者信息的预约登记，辅助实现患者资料排序、检索与查询、检查统计。

(2)图像存档模块：储存管理来自影像设备的检查图像，并进行归档管理。

(3)诊断/报告工作站：主要包括医学图像辅助诊断读图工作站和结构化报告工作站。

医学图像的特殊格式不能在微机的通用格式下显示出来，只有正确读取图像的数据元素后才能得到图像的相关信息，才能将它们在微机上显示。而医学图像辅助诊断读图工作站实现了 DICOM 的图像格式与通用位图格式之间的转换，医生可以将处理以后的医学图像，按照调节后的窗宽、窗位和相关变换保存为标准位图格式，同时保存的还有图像的一些相关数据。

传统的影像诊断报告均使用自然语言，是非结构化的，以自由文本的形式存在。本书按照 IHE 的 SINR 和 RWF 集成模型的结构化报告的应用流程，基于 DICOM 标准定义的 SR 对象(Structured Report IOD，结构化报告对象)设计实现了结构化报告工作站。DICOM 结构化报告的应用，减少了传统自然语言报告语义模糊的问题，增强了语义的精确度以及临床文档的应用价值；结构化报告使得诊断报告不再是放射科 DICOM 环境中的信息孤岛，提高了诊疗信息利用效率。

(4)通信服务模块：完成各部分子模块之间的通信。主要实现基于 DICOM 标准的通信服务类，包括 DICOM 设备工作列表，查询/检索服务类和存储服务类等。

DICOM 设备工作列表(MWL)：在成像设备和检查预约登记模块之间提供工作流集成，MWL 中包括多个 SPS 的信息列表，每个 SPS 项包含患者数据、预约数据和医学数据(包括患者姓名/ID、过程日期/时间、过程编码等)。在患者进行医学成像检查时，设备可以从检查预约登记模块得到 MWL 信息，技术人员不用再输入患者的数据，这些数据大多可以在 MWL 中获得，大大提高了工作效率。

查询/检索服务类(Query/Retrieve Service Class)：包括图像报告查询 C-FIND，图像报告获取 C-GET，图像报告传递 C-MOVE 消息，而在实际中，还需要 C-STORE 消息交换的参与。

存储服务类(Storage SOP Class)：提供了用于在两个模块之间进行医学图像和报告传输的服务，它是通过 C-STORE 的消息交换完成的。

5. IHE 实现方法

在 IHE 技术架构中，定义了大量的位于医院信息化流程中的执行角色，以及操作和处理机制。这类定义主要基于现行的被医疗行业广泛应用和执行的标准

（DICOM 和 HL7）。这些医学标准提供 IHE 所关注的医院信息化流程中的角色、操作和处理的定义，IHE 则为这类角色、操作和处理机制构建其优化整合及合理应用的架构与模型。

因此，在 IHE 的实现中有以下几点注意事项。

（1）在具体执行的时候，角色和事务的实现首先应考虑到满足一定的医疗行业标准（如 DICOM、HL7 等）。因此，不能一味追求 IHE 的集成性而违背现行的行业标准。

（2）对于每个功能模块，可以选择组合哪些角色。但部分角色必须组合使用，如图像存档和图像管理；而且如果图像管理参加预约工作流或者报告工作流集成模型，就必须加入 PPS Manager。

（3）对于每个选定的角色，可以选择其参加的集成模型，在其参加集成模型中所有要求的事务必须实现。此外，其参加的集成模型所依赖的集成模型的要求事务也必须实现。

要实现 IHE，开发者就需要对现有的系统进行重构或者重新设计一套符合 IHE 的新系统。

一是按照 IHE 技术架构进行定制，设计一个全新的放射科影像系统。对于基于 IHE 的新系统设计研究主要集中在对以下这些功能模块按照 IHE 技术架构进行定制，包括检查预约登记、图像存档模块和诊断/报告工作站等模块。对要实现的功能模块进行分析，选定一个或者多个角色组合，实现相应的所有事务。对完成的功能模块进行测试，在实际使用中不断完善。

二是在现有系统的基础上升级为符合 IHE 技术架构的放射科影像系统。基于 IHE 技术架构，增加现有子系统或工作站之间的交互能力，优化工作流。实现升级需要从现有的资源和市场情况考虑，分析现有子系统或工作站的功能，确定其角色，对相应事务功能进行完善。

## 3.4.6　基于 IHE 结构化报告的研究与实现

### 1. 结构化报告的应用价值

近两年来，HIS 在我国得到了较快发展，部分医院已建立起相当规模的信息系统。但是这些系统的功能主要集中在管理方面。而在下一阶段，医院信息系统必然向以患者信息为中心的方向发展，临床产生的诊疗信息更多地为临床医疗工作服务。因此电子病历就在这个过程中被提了出来。

建立电子病历系统有利于提高医疗工作效率和医疗服务品质。结构化报告是建立电子病历系统过程中涉及的一项重要技术。它是一种用传统的 DICOM 格式进行编码，用于 DICOM 环境交换诊断报告的国际标准[38]。

　　诊断报告作为信息化的一个重要方面，给临床科室提供了重要的诊断依据，但其标准化往往被一些 PACS/RIS 应用忽视。因为传统的报告一般是在科室信息系统上建立起来的"部分为图文报告"，主要形式为数据库记录或者加上文本文件。其弊端是其他诊断证据无法获得，也无法为其他诊断科室提供可共享的电子文档，形成信息孤岛。以往的解决方案大多为开发昂贵的接口，但又常常造成信息的匹配困难和实时性差，因此以诊断报告为核心推进信息标准化进程已越来越受到国内外专业人员的关注。DICOM 3.0 的修订，DICOM SR 的发布和 IHE 的制定为我们解决这一问题提供了方案。

　　DICOM SR 为临床数据与图像科室及其他科室的融合做出了非常重要的一步。它的应用将提高诊断服务的质量和效率。在放射科影像系统中应用 SR，直接生成报告的方式可促进工作流，提高效率，减少潜在的资源错误。结构化报告主要用于高质量的显示和图像处理领域，其应用环境仍然是放射科。其他部门系统通常不支持 DICOM，但可以使用其他标准通信协议来访问其中的信息。对于在 DICOM 环境中创建的 SR 影像报告，可以通过一些标准，例如，可扩展标记语言（Extensible Markup Language，XML）使得影像报告更容易发布到不使用 DICOM 的其他部门。本书在实现 DICOM SR 的同时，也实现了 DICOM SR 文件向 XML 转换。

　　结构化报告具有以下优势[31]。

　　（1）将影像诊断报告按照结构化的方式组织起来，使诊断报告的管理和传递变得非常方便。

　　（2）使计算机可以准确无误地理解和表达诊断报告中的概念，因为 DICOM 定义的结构化报告中，提出使用代码来表达概念，如引入了 ICD-10、SNOMED（Systematized Nomenclature of Medicine）中的代码表达概念。

　　（3）在报告内容与图像间建立连接，解决了传统的报告文本信息与图像、波形等分离的问题。

　　（4）使用结构化报告技术，我们可以将现有的医疗过程产生的数据转变为知识，通过数据挖掘技术使得在医疗过程中产生的大量数据转变为知识，使原本没有意义的数据成为可以分析使用的易学知识，完成传统打印报告无法完成的知识提取的功能。

　　2. DICOM 结构化报告的应用

　　1）SR 相关的集成模型

　　为了保证结构化报告在放射科影像系统中流程的合理性和共享性，本书的结构化报告设计是按照 IHE 中报告工作流集成模型和简单图值报告集成模型的架构来设计的。

　　在 IHE RWF 集成模型定义的工作流中，产生并输出的结果对象为 DICOM 标准定义的 SR 对象，而作为 RWF 工作流的接续，IHE 定义的 SINR 集成模型工作流则着重于实现对 SR 对象的提交、归档管理以及在放射科内部或医院整体信息化环境中的发布等任务和流程。

以下是对结构化报告主要相关的集成模型的分析。

IHE SINR 集成模型的基本内容如下。

(1)IHE SINR 集成模型工作流的作用域。

IHE SINR 集成模型工作流横跨放射科内部信息化环境和医院整体信息化环境，即其工作流节点可能分布于放射科影像系统管理域和 HIS 管理域(图 3.42)。因此，IHE SINR 集成模型的完整执行和遵从将涉及放射科影像系统与 HIS 间特定工作流的标准集成问题。

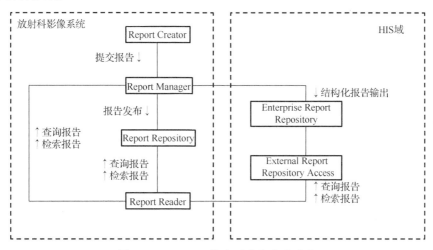

图 3.42 SINR 工作流及其角色和事务

(2)IHE SINR 集成模型定义的角色。

① 放射科影像系统管理域的角色如下。

Report Creator：是产生 SR 对象的角色，在 SINR 工作流中其执行的事务是向 Report Manager 提交已完成或更新的 SR 对象。

Report Manager：是 SR 对象的归档和应用操作的管理中心，负责 SR 在流程中输入输出、存档/发布等行为的控制和处理，同时是 IHE RWF 集成模型的核心角色。因此，Report Manager 是 RWF 和 SINR 工作流的交叉和接续的关键节点。

Report Repository：为放射科影像信息化环境内部的角色，提供对 DICOM SR 对象的归档存储能力。

Report Reader：是通过查询/检索(Query/Retrieve)操作，从 Report Manager、Report Repository 或其他 SR 提供源获得希望看到的 SR 对象。Report Reader 也存在于 RWF 等集成模型定义中，也是 SINR 与其他 IHE 集成模型定义的工作流关联的节点。

② HIS 管理域的角色如下。

在 IHE 定义的 SINR 工作流中，Enterprise Report Repository 和 External Report Repository Access 是负责执行产生于放射科影像系统的 SR 对象和产生于医院其他医学信息系统的 SR 对象在放射科信息化环境和医院整体信息化环境间的发布与交换。

Enterprise Report Repository：负责接收影像科或其他产生医学报告的医学检验和临床科室传递来的 SR 对象，并执行存档处理。可以描述为医院信息化环境中的全局性医学报告管理体系，如 EPR 或电子病历内的 SR 报告归档管理系统。

External Report Repository Access：放射科以外产生的诊断报告对象通过此角色的转换功能传递到放射科影像系统中。

(3) SINR 集成模型定义的事务。

SINR 集成模型定义了一组应用 SR 对象的输入/输出和提交、发布处理过程相关的事务，用于完成放射科或者医院其他科室产生的诊断报告在放射科环境内部或医院信息化环境中的传送。

Report Submission（提交报告）：应用于 Report Manager 和 Report Creator 之间，执行新产生或更新的 SR 对象的提交和传递操作过程。IHE 原理所涉及的诊断报告概念均为 DICOM SR IOD，Report Submission 应用的 DICOM 标准机制定义为 SR Storage SOP 类。

Report Issuing（报告发布）：应用于 Report Manager 和 Report Repository 之间，执行 SR 复制传递至 Report Repository 实现存档的过程。Report Issuing 所引用的 DICOM 标准机制和定义与 Report Submission 相同。

Query Report/Retrieve Report（查询报告/检索报告）：是一组被系统客户端用于获取需要执行操作或处理的 SR 报告对象的事务。在放射科信息化环境内部，应用于 Report Reader、Report Manager 和 Report Repository 之间；对产生于医院其他部门的诊断报告对象，则是应用于 Report Reader 和 External Report Repository Access 之间。所引用的 DICOM 标准机制包括 Query/Retrieve SOP 类和 Storage SOP 类。

Structured Report Export（结构化报告输出）：应用于放射科信息化环境中的 Report Manager 和医院信息化环境中的 Enterprise Report Repository 之间，传递、转换和发布已完成并审核确认的 DICOM SR 对象至医院 HIS 管理域的全局诊断报告储存库，如医院的电子病历管理体系。

IHE RWF 集成模型的基本内容如下。

RWF 定义的工作流与 SINR 工作流关联密切，这两个工作流的核心角色都是 Report Manager，即放射科中的两个与影像诊断报告产生和发布相关的工作流处理过程。

RWF 主要着重于诊断报告产生过程的管理，SINR 则负责诊断报告产生后的提交、归档和发布过程的管理，即 RWF 工作流的输出成为 SINR 工作流的输入，SINR 作为 RWF 工作流的接续，并且与 RWF 下工作流部分重叠。RWF 满足了预约、发布和追踪状态的需要。

使用的角色有 DSS/OF、Image Archive、Image Manager、PPS Manager、Report Creator、Report Manage、Report Reader。相关的事务如下。

① Procedure Scheduled：将预约信息从 DSS/OF 发送到图像管理（Image Manager）和报告管理（Report Manager）。使用标准：HL7 2.3.1 第 2～第 4 章。

② Modality Procedure Step Completed：图像获取设备通知 PPS Manager 一个执行进程的完成，然后由 PPS Manager 通知部门系统，Image Manager 和 Report Manager。使用标准：DICOM 2007 PS 3.4: Modality Performed Procedure Step SOP Class 和 DICOM 2007 PS 3.16: DCMR Context Groups。

③ Images Availability Query：部门的 DSS/OF 和 Report Manager 向 Image Manager 查询特定的图像或者图像序列。使用标准：DICOM 2007 PS 3.4: Query/Retrieve Service Class。

④ Procedure Updated：部门的 DSS/OF 向 Image Manager 和 Report Manager 发送预约更新和过程信息。使用标准：HL7 2.3.1 第 2 和第 4 章。

⑤ Retrieve Images：图像显示端请求从 Image Archive 获取一个特定的图像和图像序列。使用标准：DICOM 2007 PS 3.4: Storage Service Class 和 DICOM 2007 PS 3.4: Query/Retrieve Service Class。

⑥ Workitem Claimed：工作列表的客户端（Evidence Creator，Report Creator）通告工作列表服务端（Post-Processing Manager，Report Manager）对此列表项发出请求。使用标准：DICOM 2007 PS 3.4: General Purpose Scheduled Procedure Step SOP Class。

⑦ Workitem PPS Inprogress：工作列表的客户端通告工作列表服务端服务开始。（如创建一个 General Purpose Performed Procedure Step）。使用标准：DICOM 2007 PS 3.4: General Purpose Performed Procedure Step SOP Class。

⑧ Workitem PPS Completed：工作列表的客户端通告工作列表服务端一个 General Purpose Performed Procedure Step 完成。使用标准：DICOM 2007 PS 3.4: General Purpose Performed Procedure Step SOP Class。

⑨ Workitem Completed：工作列表的客户端通告工作列表服务端已经完成了一个工作列表项。使用标准：DICOM 2007 PS 3.4: General Purpose Scheduled Procedure Step SOP Class。

⑩ Performed Work Status Update：工作列表服务端通知其他相关的角色正在执行的状态和完成状况。使用标准：DICOM 2007 PS 3.4: General Purpose Performed Procedure Step SOP Class。

⑪ Query Reporting Worklist：工作列表的客户端的查询。工作列表是 Report

Manager 生成的，包含报告任务列表项，列表项是以列表表格的形式返回的。使用标准：DICOM 2007 PS 3.4: General Purpose Worklist SOP Class。

2) IHE SR 应用流程控制

(1) 影像诊断报告管理和发布工作流。

在 SINR 工作流中，重点在于对放射科影像系统的 SR 报告对象产生后的传递、存档和发布等操作的控制和管理。因此，SINR 工作流将主要负责以下两类任务。

① SR 诊断报告的提交和发布。

对创建的 SR 报告对象的有关处理操作，例如，将已完成的 SR 报告提交至 Report Manager，将最终审核确认的报告传递至 Report Repository（影像系统的报告库）进行归档存储，或将最终报告输出发布至医院的全局医学报告库中供其他医院科室和部门使用。在上述流程中将分别执行 Report Submission、Report Issuing 和 Structured Report Export 等 3 个事务实现相关功能，引用的标准机制包括 DICOM SR Storage SOP 和 HL7 的消息处理。

② SR 诊断报告的查询/获取。

信息系统的客户端向 SR 报告对象的管理端请求查看或者操作 SR 诊断报告对象的处理过程。在这个任务过程中，客户端的角色为 Report Reader，而 SR 对象管理的角色则包括三个不同的功能位置：Report Manager、Report Repository 和 External Report Repository Access。

与 Report Manager 之间的工作流，主要涉及对确认提交归档存储之前的 SR 报告对象的修订、内容更新等操作任务，将初始报告审核后产生的最终报告或修订更新内容生成新的最终报告。

IHE 定义的 Report Repository 是放射科影像系统中对 SR 进行归档存储的服务器角色，即影像系统的诊断报告库，这个库中归档管理的 SR 诊断报告。Report Reader 与 Report Repository 之间的工作流是系统客户端从管理 SR 诊断报告的服务器端查询并获取最终报告进行阅览的处理过程。

Report Reader 和 External Report Repository Access 之间的工作流，是通过查询/获取操作从 External Report Repository Access 得到产生于其他医学信息系统的医学诊断报告或者检查结果信息。并将其他编码的医学诊断报告或结果对象转换为 SR 对象，以便纳入放射科影像系统内部基于 DICOM 标准的管理和操作流程。

(2) SINR 工作流描述。

一个典型的医学影像诊断报告处理工作流，如图 3.43 所示。诊断医师在 Report Creator 通过阅片建立诊断描述，产生一个 DICOM 结构化报告对象，并提交至 Report Manager。诊断报告到达 Report Manager 后仍然可以继续执行进一步的编辑操作或改变，如添加或改变报告日期或提供对报告初稿的审核确认操作等，任何对报告内容的改变都会产生一个新的 DICOM 结构化报告对象，Report Creator 对报告的修改操作也同样是通过提交一个新的 SR SOP 实例实现。之后，Report Manager 可以随时将当前阶段的诊断报告对象复制一份传递至 Report Repository（报告库）供外部访问，最终报告必须送一份复制品至 Report Repository 归档管理。

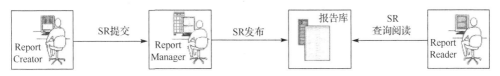

图 3.43　报告工作流实例

Report Repository 对影像学科产生的 DICOM 结构化报告进行长期存储管理，并为分布于整个医院信息化环境中的 Report Reader 提供查询和调取报告的服务。放射科内信息系统的 Report Reader（报告阅读终端）能够直接获得 DICOM SR 格式报告进行浏览。放射科外部的 Report Reader 可以通过系统接口转换单元查询和调阅医院放射科室的影像诊断报告。

基于以上的对 IHE 的简单图值报告集成模型和报告工作流集成模型的分析，可以看出完全实现 IHE 技术架构下完整的报告工作流是一个复杂的技术流程，其中需要实现多个角色和事务，而这些角色和事务的设计实现都是依照引用的医学标准的。本书主要是基于放射科影像系统的功能模块进行研究，设计流程图简化如图 3.44 所示，暂时不考虑 HIS 域下的 IHE SINR 中的角色和事务。

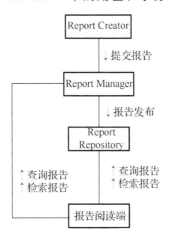

图 3.44　报告流程图

在放射科影像系统域内，主要包括 Report Creator、Report Manager、Report Repository 和 Report Reader 这四个角色。

这些角色相应的事务如下。

① Report Submission：应用于 Report Manager 和 Report Creator 之间，执行新产生或更新的 SR 报告对象的提交和传递操作过程。引用的是 DICOM 标准机制定义为 SR Storage SOP 类。

② Report Issuing：应用于 Report Manager 和 Report Repository 之间，执行 SR 复制传递至 Report Repository 位置实现存档的过程。所引用的 DICOM 标准机制和定义与 Report Submission 相同。

③ Query Report /Retrieve Report：这是一组被信息系统客户端用于获取需要查看的 SR 报告对象的 Transaction。在影像科信息化环境内部，这一组 Transaction 分别发生在 Report Reader 与 Report Manager 和 Report Repository 之间。DICOM SR 的 Q/R 操作过程与其他 DICOM 标准定义的信息对象如影像（Image）、关键影像注释对象（Key Object Selection）等的操作机制类似。这一组 Transaction 所使用的 DICOM 标准机制包括 Query/Retrieve SOP 类和 Storage SOP 类。

从报告流程图的角色、事务分析可以看出，Report Creator 需要完成 DICOM SR 结构化报告的生成和提交（Report Submission）两项任务。结构化报告的生成需要按照 DICOM 标准中对 Structured Report 的 IOD 定义完成。结构化报告的提交，引用的是 DICOM 标准机制定义为 SR Storage SOP 类，即 C-STORE SCU。

Report Manager（诊断报告管理端）负责 SR 在流程中输入输出、存档/发布等行为的控制和处理，与 RWF 续接，在 RWF 集成模型中的事务多达十种，在此不做详细说明。在 SINR 集成模型中相关的事务有 Report Submission、Report Issuing、Query Reports 和 Retrieve Reports。引用的 DICOM 标准有 SR Storage SOP 类，即 C-STORE SCU 和 SCP；Query/Retrieve SOP 类。Report Repository 和 Report Reader 使用的通信服务类与 Report Manager 相同。

使用的 DICOM 标准总结：Structured Report IOD，SR Storage SOP（C-STORE SCU 和 C-STORE SCP），Query/Retrieve SOP。

本书主要实现诊断/报告工作站终端，主要完成结构化报告的生成与提交，接下来对相关技术做系统分析和研究。

3. SR 模块的设计

1）SR 信息对象定义

DICOM 标准附录 23 中对 SR 信息对象定义（IOD）进行了介绍，它是面向临床报告文档的传输和存储的。SR 的关键在于结构化的数据，具有灵活性、可复用、层次性等特点，易于对历史数据进行分析。

DICOM 标准定义了多种基础 SR IOD 类型和特殊 SR IOD 类型，但 IHE 的 SINR 集成模型定义并不包含所有类型的 DICOM SR IOD 应用，其主要基于 Basic Text SR

和增强 SR 这两类 SR IOD 定义内容的诊断报告对象提交、传递、存储和发布等工作流处理，满足多数常规影像诊断报告工作流中的基本需求。

IHE 放射学技术架构在 SINR 集成模型中定义了下述两类基于 DICOM SR IOD 实现的诊断报告对象格式。

（1）简单影像报告（Simple Image Report）。

IHE "简单影像报告" 的内容定义为报告文本构成的多节段报告格式，是对传统诊断文本报告的结构化编辑，这类报告主要应用 DICOM Basic Text SR IOD 定义。

（2）简单图像和数值报告（Simple Image and Numeric Report）。其内容与简单文本报告相似，部分文本项能够与特定的影像或影像集构成引用关联，帮助诊断医师容易地定位和确定需要建立诊断结论的影像，并且允许添加数值对象成分，如测量值对象。同样能够编码特定的文本内容项（如特殊的征象描述或结论项）与指定的影像或测量数值关联，以提示征象或结论的引证和出处。这类报告主要应用 DICOM Enhanced Text SR IOD 定义。

它们都基于相同的数据结构，但在功能特征上依次更进一步。基本文本 SR IOD 是最小的编码集合的应用，表示为基本的文本树。树的结构性特点将传统的文本报告简化，形成 SR 文档。增强 SR IOD 是基本文本 SR IOD 的一个超集，它结合了最小编码及层级树节点项目的应用。它支持树中节点内容项目的编码化和对 DICOM SOP 实例（如数据相关的图像、波形）的参考。

简单来说，DICOM SR 将数据构建成层级树节点的形式。图 3.45 是 SR 的信息模型。SR 作为信息实体，在 DICOM 层级模型中与图像是在同一级别的，定义了信息的组织编码形式，形成 SR 文档。

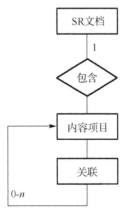

图 3.45　SR 信息模型

SR 文档由一个或多个内容项目（节点）组成。每一个 SR 文档都由一个根内容项目开始，所有其他的子(Child)内容项目再从根内容项目往下形成树状(包含报告内部引用关系)结构。一个内容项目(Content Item)可做如图 3.46 所示的分割。

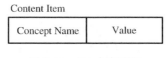

图 3.46　SR 内容项目

(1)概念名(Concept Name)表示这个单元内容的性质，由医疗术语参考标准(如 SNOMED、ICD-10 或是 DICOM 等)定义。概念节点不受语言限制，且具有唯一标志性。为了便于查询，Concept Name 部分通常由编码表示。

(2)节点值(Value)部分表示这个单元的内容，可以是多种数据类型：文本、数值、编码概念、姓名、日期或是其他 DICOM 对象，如图像的参考引用值。

各个内容项目之间可以用多种关系关联[39]。

(1)CONTAINS：包含关系，表示父内容项目包含子内容项目。

(2)HAS OBS CONTEXT：观察上下文，为了使父内容项目表达准确，必须提供的一些观察信息，即为子内容项目。

(3)HAS PROPERTIES：描述父内容项目的属性。

(4)INFERRED FROM：父内容项目从子内容项目推断出的测量值或其他结论。

(5)SELECTED FROM：父内容项目从子内容项目选取的空间或时间坐标。

2)结构化报告的 DICOM 编码

DICOM 编码自成体系，有着自己特殊的语法、传输语义与编码要求。DICOM SR 具有树状的层次结构，因此它的 DICOM 编码方式与一般的 DICOM 对象不太一样，因为它必须表达出结构性的概念。通过编码条目引入，实现 DICOM SR 编码结构化的特点与语言无关的特性。

DICOM SR 的编码条目的描述需要三个参数：code value、coding scheme designator、code meaning。编码值(code value)是一个经过压缩的编码；编码方案设计者(coding scheme designator)描述编码的制定组织，如 DCM 指 DICOM；编码含义(code meaning)是对此条目的简单描述。每个编码条目具有唯一性，由编码值和编码方案设计者二者共同决定，单个值不能说明唯一性。举例来说，一个编码条目的编码形式如下：

```
A code value of "125003"
A coding scheme designator of "DCM"
A code meaning of "Fetal Long Bones"
```

这是一个与产科超声相关的编码条目。code meaning 的长度在 DICOM 中被约束在 64 字符内。

编码条目在 DICOM 的编码中被作为一个项目(item)的代码序列(code sequence)，来替代传统含义上的字符串的应用。例如，过去描述放射影像的一个观察位置所用的编码为(0018, 5101) View Positon "AP"；现在通过代码序列描述：

```
(0054, 0220)     View Code Sequence
(fffe, e000)     Item
(0008, 0100)     Code Value  "R-10206"
(0008, 0102)     Coding Scheme Designator "SNM3"
(0008, 0104)     Coding Meaning  "antero-posterior"
(fffe, e00d)Item Delimitation Item
(fffe, e0dd)Sequence Delimitation Item
```

可以看出，编码条目的方式使 DICOM 的数据集增大了许多，但可以精确定义。在标准中，代码序列从代码序列宏中调用，如表 3.11 所示。

表 3.11　代码序列宏

| 属性 | 标志 | 类型 |
|---|---|---|
| 编码值 | (0008, 0100) | 必须 |
| 编码方案设计者 | (0008, 0102) | 必须 |
| 编码含义 | (0008, 0104) | 必须 |
| 编码方案版本 | (0008, 0103) | 可选 |

结构化编码实现如下。

```
class CSRCodedEntry(结构化编码类)主要函数:
CSRCodedEntry::SRCodedEntry(CString codeValue,
                    CString codeDesignator,
                    CString codeMeaning)
{
    SetCode(codeValue, codeDesignator, codeMeaning);
}
```

写入结构化文档的内容项目，根据数据类型可用不同的节点类来表示。

(1)容器节点类：CSRContainerNode。

(2)参考节点类：CSRByReferenceNode。

(3)文本节点类：CSRTextNode。

(4)编码节点类：CSRCodeNode。

(5)姓名节点类：CSRPNameNode。

(6) 图像引用节点类：CSRImageNode。

(7) 日期节点类：CSRDateNode。

(8) 时间节点类：CSRTimeNode。

(9) 参考 UID 节点类：CSRUIDRefNode。

(10) 复合信息节点类：CSRCompositeNode。

(11) 波形节点类：CSRWaveformNode。

(12) 测量节点类：CSRNumNode。

生成结构化报告文档：首先将报告列表的信息转化为文档树的数据集 (dataset)，再将文档数据集写入 DICOM 文档中，生成 DICOM 格式的文档。

3) 结构化编码的分类编码体系

遵循 IHE 技术架构，DICOM 结构化报告就能在放射科影像系统环境中传输，并可以实现与 HIS 及其他系统交互信息，诊断报告就能避免成为信息孤岛。结构化报告可以获取必要的临床信息，电子病历也能直接载入诊断报告。目前在国内外，临床医生为获取更多诊断信息或手术引导信息，热切希望放射科影像系统能够提供强大的图像处理与智能检索能力，而这是当前系统还不具备的。结构化报告在一定程度上具备这种条件，但 DICOM 标准中仅是从语义上对其进行定义，并未制定具体实施方案。当前医疗数据庞大，大部分属于海量多媒体数据。如何有效地存储、管理、组织和检索海量数据，调高系统智能化程度，提高其统计和检索的速度及准确性，是结构化报告系统中必须解决的问题。结构化报告模块中应用医学编码不但可以使得诊断语义明确，而且可以提高获取诊断信息的效率[40]。

简单地将文本组织成结构化文档，其价值是有限的。为了语义精确和数据挖掘，结构化报告使用"控制术语 (Controlled Terminology)"。DICOM 标准中定义了术语字典，编码条目所参考的国际术语标准见表 3.12。

表 3.12　常用的国际术语

| 名称 | 方案编码 | 来源 |
| --- | --- | --- |
| 北美放射学会 | ACR | 放射疾病索引 |
| 欧洲标准化组织 | ECG | 诊断编码 CE CEN PT007 |
| 国际疾病分类编码 ICD-9/10 | I9/I10 | 世界卫生组织 |
| DCIOM 自定义代码 | DCM | DICOM |
| 医学系统化术语学系统 | SNM3/SRT | 医学系统术语学系统，由美国病理学会发展 |
| 统一医学语言系统 | UMLS | 统一的医学语言系统 |
| 观测指标标识符逻辑命名与编码系统 | LONIC | Regenstrief 研究院及 LOINC 委员会 |

编码方案具有可选性，但需要一个国际公认的标准方案，或者是有一个公认的映射方案的组织，才能实现一致性的可能。SNOMED 编码方案 (由美国病理学会提

出）是一个志在统一医学术语应用的方案。早前，DICOM 就采用了这一方案，推进医学用语的规范化。DICOM 中所用的许多图像相关的编码条目就来自SNOMED，它在条目中被表示为 SNM3。此外，DICOM 还支持其他国际标准，如LONIC、ICD-10。

4）结构化报告内容设计

根据常规影像诊断报告的要求，及影像科工作流程、报告书写习惯，定制结构化报告的表达模式，将结构化诊断报告内容设计为六个录入区（图 3.47）。

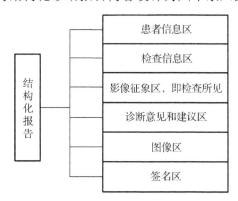

图 3.47　结构化报告的内容组织结构图

（1）患者信息区：包括患者病案号、姓名、性别和年龄等基本信息。

（2）检查信息区：包括检查项目、检查部位、检查方法、检查日期、申请科别及申请医师和临床诊断等。

（3）影像征象区：应使用分类概念标识的编码或术语，对影像征象对象进行编码或描述。应用 SNOMED 国际版编码方案对影像征象内容进行预定义，形成具有精确定义代码的影像征象模板库。由于条件所限，未使用 SNOMED 术语库。

（4）诊断意见和建议区：影像诊断结论及进一步检查建议，通过结构化报告模块编码体系对影像诊断结论编码定义。选择国际疾病分类（ICD-10）编码系统作为诊断结论的编码体系。

（5）图像区：在诊断报告中插入对 DICOM 图像的引用，结构化诊断报告对图像的引用与 DICOM 标准完全兼容。

（6）签名区：可采用自定义方式建立全院医师编码数据库。

以上模块产生于各个不同环节或不同系统模块，其中既有数据库方式存储，也有文件方式存储。研究是将以上模块按照 DICOM 标准定义的内容项目类型（容器、纯文本、代码、数值、人名、日期时间、唯一标识符（Unique Identifiers，UID）、图像、波形、其他复合对象、空间坐标、时间坐标等）和关系类型（包含、属性、推论、选择、观察环境、采集环境、观念修饰等)建立报告的结构描述。SR 对象的存储和提交是使用 DICOM 标准中的 SR 储存服务类来实现的。

5) 辅助诊断数据库设计

根据 DICOM 的 IOD 实体关系模型，设计辅助的诊断数据库。IOD 实体关系模型描述了特定 IOD 的组件或信息实体之间的关系[41]。一个对象定义(IOD)是由若干包含相关信息的信息实体组成的。每个信息实体对应着 DICOM 应用模型中的现实世界实体(如患者、图像等)的一个数据抽象。每一个信息实体是由若干属性组成的，属性是现实世界实体的性质(如患者的姓名、年龄等)的抽象。因此，辅助诊断数据库分为以下四个部分。

(1)患者信息：定义了一个隶属于一个或更多产生医学图像的医疗研究的患者的特性。

(2)研究信息：定义了一个患者的医学研究的特性。一个研究是模式独立的，可以包括由单一模式、多个模式或相同模式的多个设备创建的图像，是一个或更多关于医学图像序列的采集。每一个研究精确地与一个患者关联。

(3)序列信息：定义了用来分组图像、波形等不同的逻辑结合的属性。每一个序列与一个研究精确的关联。

(4)图像信息：描述了图像的像素数据的属性。像素数据可以作为患者扫描的直接结果或可以从一个或更多个其他图像的像素数据中派生。一个图像由它的图像平面、像素数据特性、灰度和模式特定特性(获得参数和图像创建信息)定义。一个图像与一个单独的研究内部的序列相关。

本书选择 SQL Server 2000 实现了辅助诊断数据库,数据库中的表项和关系是基于以上的实体关系设计实现的。主要数据库表有 Patient、Study、Series、Image 和 Reportlist 等。图像归档存储模块的数据库也可参照此种模式设计。

## 4. XML 技术在结构化报告中的应用

### 1) XML 基础

XML 在 Internet 中的地位已经确立,对 XML 的研究和应用在 Internet 时代背景下得到迅速发展。XML 是 W3C 组织于 1998 年 2 月发布的标准。W3C 组织制定 XML 标准的初衷是定义一种互联网上交换数据的标准。之后,XML 被广泛地应用在各种互联网应用的系统中，如电子商务、企业应用集成等。作为标准通用标记语言(Standard Generalized Markup Language，SGML)经过优化后的一个子集，XML 具有简明的结构、良好的可扩展性、通用性和开放性，因而成为大部分结构化信息交换的基础。

XML 文档是一种结构化的标记文档。创建 XML 文档之前，首先要确立其元素

(标记)和结构的定义，填入实际的内容，形成 XML 文档。XML 这样的结构文件有两种定义方式，即文档类型定义(Document Type Definition，DTD)和模式(Schema)定义。

Schema 所起的作用与 DTD 相同，也是由 W3C 开发的。与 DTD 相比，XML Schema 具有以下几个优势[42]。

(1) DTD 是用一种与 XML 不同的语法编写的，而 XML Schema 使用的是一种类 XML 的语言。

(2) DTD 中的所有声明都是全局声明，而 XML Schema 既有全局声明也有局部声明，可以视情况而定。

(3) DTD 不能对给定的元素和属性的数据类型进行定义，而 XML Schema 具有一套完整的数据类型体系，它允许对数据类型如整型、时间型或字符型等进行详细定义。

局部和全局定义：在 DTD 中，每个元素都被声明为全局的，所以每个元素必须有唯一的名字并且只能被声明一次。元素可被多个其他元素所引用，但在这些情况下，它们的定义必须完全相同。然而在 XML Schema 中，上下文是非常重要的。在 Schema 的顶层声明的元素被认为是全局声明。在定义一个复杂类型时，可以参考和使用这些全局定义的元素作为该类型的一个子部分，也可以定义一些新的局部元素，但作用域被限制在该复杂类型之内。

2) DICOM SR 的 XML 表示

对于 DICOM 这样复杂的数据信息，XML Schema 比 DTD 更适合用于 DICOM 数据的表达[43]。同样地，我们以一个数据对象为例来验证 XML Schema 的优越性。下面为患者姓名 XML Schema 代码：

```
<xsd:element name="patients name">
<xsd:ComplexType content "emtpy">
<xsd:attribute name="CodingSchcme" use="fixed" value="DCM"/>
<xsd:attribute name="CodeId" use="fixed" value=" (0010 0010)"/>
<xsd:attribute name="CodeMeaning" use="fixed" value="Patient's Name"/>
<xsd:attribute name="Value" use="requried">
<xsd:simpleType>
<xsd:restriction base="xsd:string">
<xsd:maxLengh value="64">
</xsd:restriction>
</xsd:simpleType>
</xsd:attribute>
```

```
</xsd:ComplexType>
</xsd: element>
```

　　仔细观察这段代码的中加粗的代码,采用元素属性的方式,表示出了患者姓名,达到与 DICOM SR 对数据元素约束的一致性。从代码例子中可以看出,XML Schema 可以表达出 DICOM 数据的约束性,比 DTD 的表达更加灵活丰富。此外,XML Schema 继承了良好的面向对象性,允许多种抽象的数据类型的表示。可以注意到,这段代码的开头都标了"xsd"的标志,这其实是指命名空间。这个方法使来自不同词库的定义和声明在发生同名的情况不会发生应用上的混乱,这一点对于 SR 的表示十分重要,它区分了来自不同组织医疗术语的应用。但这种编码方式使 XML Schema 在数据形式上比 DTD 庞大了不少,这是为了更加清晰地表达而付出的代价。当 Schema 文档过大时,可根据需要划分为几个小的 Schema 文档。

　　目前,电子病历的研究大多是基于 XML 技术实现的,本书将生成的结构化报告 DCIOM SR 格式的文件转化为 XML 表示格式,是为了将放射科的检查诊断信息更便利地融入电子病历系统和 Web 应用所做的准备工作。

　　5. 通信存储服务 C-STORE

　　从前面对 IHE SINR 集成模型的分析可以看出,在放射科影像系统环境中,各个功能模块之间的相互通信大多是基于 DICOM 通信传输协议的。本书主要研究实现的诊断/报告工作站终端的功能中,报告的提交是基于 SR Storage SOP 服务类的。接下来对此进行简要的介绍。

　　1)C-STORE 服务

　　SR 存储服务类 C-STORE 是一个用于报告传输的操作类。DICOM 中该操作类可以向另一个 DICOM 应用实体发送报告,实现 SR 存储服务类的 SOP 实例在两个对等 DICOM 应用实体用户 SCU 和服务类提供者 SCP 之间的传输。在程序中生成的结构化报告文件(*.dcm)代表了一个 SOP 实例,我们可以使用该服务来完成对报告文件的提交。

　　2)C-STORE 服务实现过程

　　存储服务 C-STORE 的具体实现过程如图 3.48 所示。

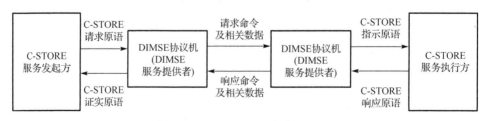

图 3.48　C-STORE 服务实现过程

（1）C-STORE 服务发起方发出 C-STORE 请求原语。

（2）本地 DIMSE 协议机创建一个 C-STORE-RQ 请求消息，它包括一个命令集和一个数据集，并发送此消息。

（3）对方 DIMSE 协议机收到这个 C-STORE-RQ 请求消息，发出 C-STORE 指示原语给 C-STORE 服务执行方。

（4）C-STORE 服务执行方执行本地数据存储操作，并发送 C-STORE 响应原语给 DIMSE 协议机。

（5）DIMSE 协议机创建 C-STORE-RSP 响应消息，并发送此消息。

（6）本地 DIMSE 协议机收到 C-STORE-RSP 响应消息，发出 C-STORE 证实原语给 C-STORE 服务发起方。到此，C-STORE 服务发起方完成 C-STORE 协议过程。

6．诊断/报告工作站终端设计与实现

1）功能组成

诊断/报告工作站终端的主要功能模块如下。

（1）医学图像辅助诊断读图模块：实现了 DICOM 医学图像阅读，为诊断提供辅助。

（2）结构化报告终端：本书基于 IHE 的 SINR 集成模型和 DCIOM SR 标准的定义，设计实现了结构化报告工作站终端。

2）开发环境

（1）操作系统：Microsoft Windows XP。

（2）开发环境：Microsoft Studio . NET 2005。

（3）数据库：SQL Server 2000 , Access 2003。

3）诊断/报告工作站终端设计

根据前面的系统模型与功能设计，基于结构化程序设计的要求，本书所实现的诊断/报告工作站终端的设计框架如图 3.49 所示。

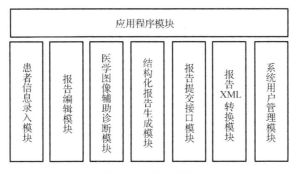

图 3.49　设计框架

## 4) 功能描述

(1) 客户终端患者基本信息的录入如图 3.50 和图 3.51 所示。

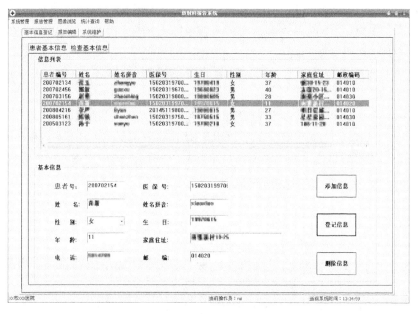

图 3.50　患者基本信息

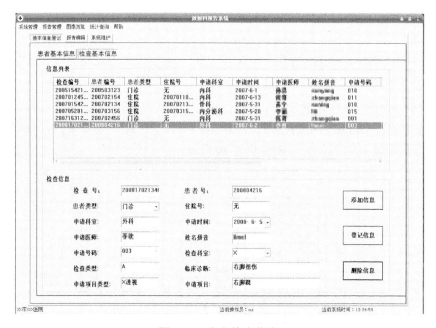

图 3.51　患者检查信息

(2) DICOM 医学图像辅助诊断模块，如图 3.52 所示。

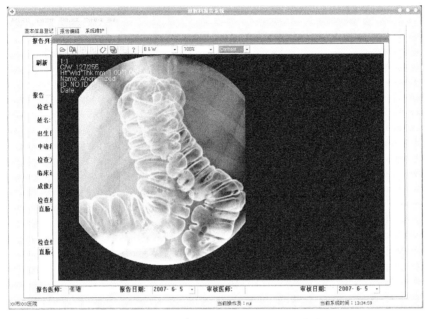

图 3.52 DICOM 医学图像辅助诊断模块

(3) 报告编辑界面，如图 3.53 所示。

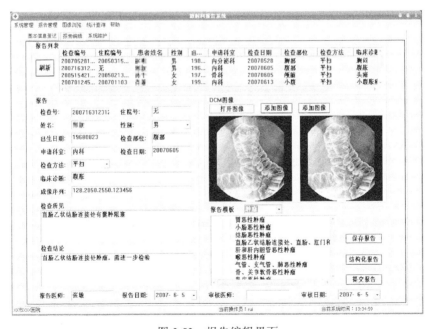

图 3.53 报告编辑界面

（4）结构化报告列表，如图 3.54 所示。

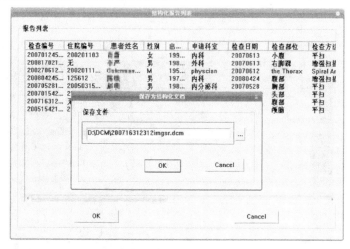

图 3.54　结构化报告列表

（5）报告的提交：通过使用 C-STORE 服务类，将报告提交到报告管理服务器，放射科报告系统终端加入服务接口客户端（STORE SCU），在报告管理服务器加入服务端（STORE SCP），如图 3.55 所示，分别为 C-STORE SCU 和 C-STORE SCP。

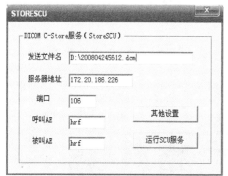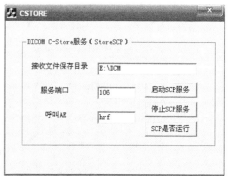

图 3.55　C-STORE SCU 和 C-STORE SCP

（6）DICOM SR—>XML。

步骤 1：菜单选择转化为 XML，如图 3.56 所示。

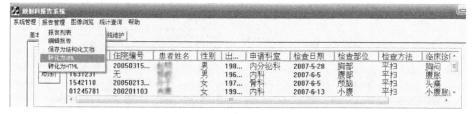

图 3.56　菜单选择转化为 XML

步骤 2：选择要转换的 DCM 结构化报告文件，如图 3.57 所示。

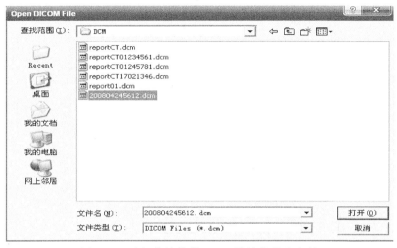

图 3.57　选择待转换的 DCM 结构化报告文件

步骤 3：选择保存路径和文件名称，进行转化，如图 3.58 所示。

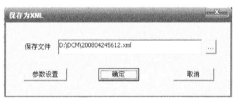

图 3.58　转化为 XML 格式

(7) 系统用户管理，如图 3.59 所示。

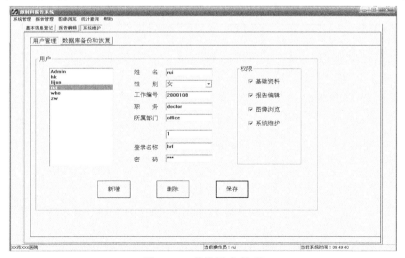

图 3.59　系统用户管理

### 3.4.7　远程医疗信息医学图像的压缩系统

1) 软件设计的思路与方法

一个远程医疗信息系统的实现，最终要通过开发其应用软件来达到。而软件系统的设计要具有开放性、可扩展性、灵活性及易用性等。因此，本书的系统应用软件设计思路为：①要力求使用方便，具有智能化、自动化的特性；②人机界面友好、直观，用户不需要过多地学习就能使用系统的各项功能；③软件开发平台和操作系统的先进性以及良好的兼容性和可扩展性。

为此，操作系统选择了 Windows 98/Me/2000 系统，利用 Windows 良好的图形化界面和其强大的生命力，使开发的软件有一个稳定的平台；采用 Visual C++ 6.0 作为软件的开发工具，因为 Visual C++语言功能强大，在可视化用户界面的设计、编程的灵活性及对网络编程的支持上都非常优秀，而且设计出的软件符合国际标准，兼容性和可扩展性好，调试也极其方便；采用每一步操作及功能都给以提示信息的设计，方便使用。并且对操作的结果如压缩比、压缩方法等，在窗口的标题栏或状态栏上也给以显示；对图像采用多种方式显示，可放大、缩小、旋转、镜像并对过大或过小的图像自适应满屏，以方便医生的观察；医生可以直接在图像上画出病患区域，软件对其自动进行高度、宽度、直径和面积的测量计算，方便医生的诊断；在提供压缩比动态调整的基础上，采用压缩选项默认值的形式，免除医生对压缩参数的选择，实现图像直接压缩，使用更方便；在编程上，对图像的读取、显示，以及小波变换、压缩编码、图像处理等功能都用类进行封装，以方便今后修改、扩展和移植。

2) 软件的功能实现及界面

图 3.60 是本应用软件的主界面，可以看见整个软件系统是建立在多文档界面基础上的，这样可以同时打开多幅图像，方便操作、观察和对比。

在图 3.60 中打开了两幅图像，上面的一幅是原始图像，下面的一幅是经过小波编码还原后的图像，它们的标题栏都有对图像的说明。系统的绝大部分功能是在界面上端菜单栏中的图像压缩、图像处理和图像显示这三个菜单中实现的。而下面的工具栏设置了上面菜单中部分功能的快捷按钮，其具体功能已在图中标明。主界面的最下端是状态栏，可以显示图像的缩放比例、图像大小、尺寸及压缩比、信噪比等提示信息。其中最左端的文字是对滚动图像功能的解释，它根据用户选择的不同功能菜单或工具按钮而显示不同的信息，并可显示图像压缩、处理的进度。

图 3.61(a)、(b)和(c)分别是图像压缩、图像处理和图像显示菜单的界面。程序中对图像的各种改变将被保存下来，通过图像显示菜单可以将它们显示出来，该菜

单还可对图像进行缩放和镜像操作；图像处理菜单除了实现各种图像处理功能外，还实现了图像区域面积、直径等的计算功能。当用户按下"选择计算区域"菜单后，就可以在图像上任意画出一个区域，并显示计算结果。

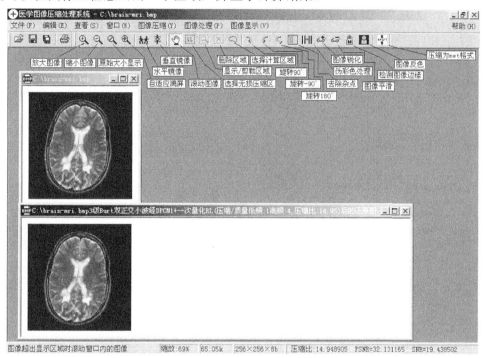

图 3.60　应用软件主界面

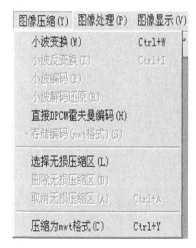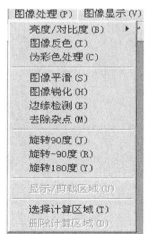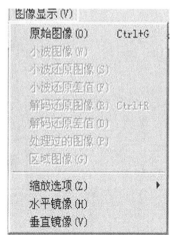

(a) 图像压缩菜单界面　　　　(b) 图像处理菜单界面　　　　(c) 图像显示菜单界面

图 3.61　图像压缩、图像处理和图像显示菜单

图 3.62 显示出了一个画好的区域和该区域的计算结果界面。如果该图像与原始人体组织的图像不是 1：1，则可在区域计算对话框中输入原始图像的实际高度和实际宽度，重新计算以获得其真实值。

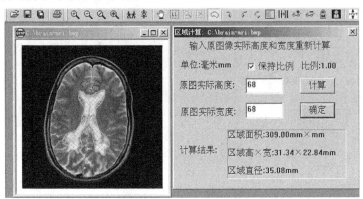

图 3.62　区域计算界面

图像压缩菜单主要实现图像的无损压缩区选择、图像编码压缩和保存、各种压缩参数的选择及小波变换等功能。其中，无损压缩区可以选择多个，通过按住 Ctrl 键来实现，图 3.63 是选择了两个无损压缩区的情况。此外无损压缩区的选择还兼有对图像的剪裁作用。如果选择完区域后不对图像进行压缩，而用图像处理菜单下的"显示/剪裁区域"功能，则可对该区域进行剪裁和单独显示，并可以另行保存。

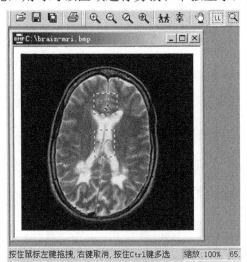

图 3.63　区域选择界面

要实现图像压缩可以用两种方式：一种是从图像压缩菜单界面的"小波变换"菜单开始一步一步进行，直到存储为 mwt 格式，每一步都会有参数选择对话框出现以供选择参数，可以反复调节。这种方式的好处是：可以看到每一步进行的结果，对其进行控制，并可以在保存压缩图像之前，观看压缩效果和编码的结果，以便分析比较。通过不同参数选择的对比，可以选出最佳的压缩参数。它的缺点是比较烦琐，需要一定的专业知识。图 3.64 是对图 3.63 中的图像进行编码压缩后的编码结果界面。由于这种方式实现图像压缩功能的过程相对较复杂，我们将其以流程图的形式表示出来，见图 3.65。

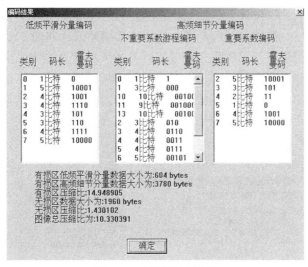

图 3.64　编码结果界面

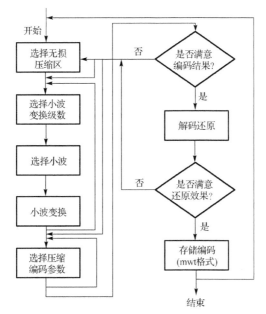

图 3.65　图像压缩功能实现的流程图

　　在流程图的一开始需要选择无损压缩区，事实上如果有损压缩后的图像不影响诊断效果，则完全可以不选择无损压缩区，但实际使用中一定要谨慎，以免引起不必要的医疗纠纷。

　　另一种方式是直接选择"压缩为 mwt 格式"菜单，在弹出的"是否选择默认选项"对话框中，选择"是"，即可免去各参数的选择直接压缩图像。当然，如果选择"否"，也可以对各种压缩参数进行选择，但仍然无法像前一种方式那样实现对每一步的反复调节和观察，并且得不到如图 3.64 所示的编码结果的各项详细参数。这种方式的优点是简单、快捷，任何人都会使用。其压缩流程和图 3.65 基本相同，只是缺少了对压缩过程中各步骤的反复调节和观察的人机交互过程。图 3.66 是对 "是否选择默认选项"对话框选择"否"时弹出的压缩选项界面，包括小波变换选项和压缩编码选项两部分，涵盖了图像压缩功能所涉及的所有参数选择。在压缩选项界面中，通过"设为默认选项"按钮可以将自己选择的参数设为默认参数，通过"恢复缺省选项" 按钮可以将默认参数恢复为软件的初始设置。一般使用缺省的选项，基本上可以达到较为满意的压缩效果。

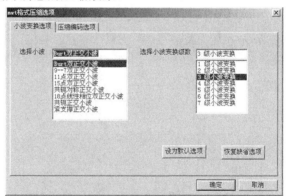

(a)小波变换选项界面

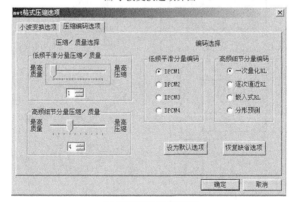

(b)压缩编码选项界面

图 3.66　压缩选项界面

图 3.66(b)的"高频细节分量编码"选项卡中有四个选择。对于压缩后的 mwt 图像,可以直接用本软件系统打开,并可对其进行图像处理。图 3.67 是打开 mwt 图像后的界面。在该界面下,当按下"显示/隐藏无损区"工具按钮时,将显示该 mwt 图像中包含的无损压缩区的位置和大小,方便医生对图像进行观察和诊断。同时,在状态栏的最右边显示出该 mwt 图像的压缩选项信息。

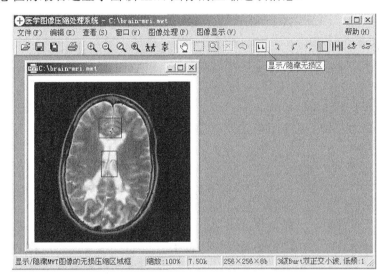

图 3.67　打开 mwt 图像后的界面

3)小结

总之,应用软件是围绕着功能强、使用方便、编程可扩展和运行快而稳定这几方面来进行设计开发的。由于篇幅所限,我们无法对软件系统的所有功能及界面都一一叙述,但对其主要的功能都做了介绍。虽然还有一些地方需要进一步改进,但在软件设计中所涉及的所有功能都已实现。整个软件系统功能较为完善,可以对各种图像处理方法和基于小波变换的图像压缩算法进行实验与应用,具有一定的实用价值和实验功能。该软件很好地实现了图像压缩处理技术,达到了预期的目的,并为以后的进一步开发和功能的扩展完善,奠定了基础。

## 3.4.8　医学图像三维可视化软件简介

### 1. 软件开发环境及数据源

1)软件开发环境

本软件是在普通个人计算机上开发的,计算机硬件指标如下。

CPU:Intel Core 2 Duo E7500 2.93GHz。

内存：2.00GB。

显示器：支持灰度 256 级。

硬盘：320GB，SATA2。

软件开发环境如下。

操作系统：Windows XP Professional Service Pack3。

开发平台：Microsoft Visual Studio 2005，VTK 和 ITK 工具包。

2）医学图像数据源

我们针对该软件实验了多个图像数据集，针对不同部位、不同模态的序列图像，它们均符合 DICOM 标准。图像来源主要有两个：一个是可视化人体项目 CT 数据库，它提供了不同部位的多套 CT 数据集，其图像分辨率均为 512×512；另一个为 OsiriX 提供的 DICOM 图像数据集，它提供了不同部位、不同模态甚至不同分辨率的多套数据集。

2. 软件简介

本书所开发软件是作者在 Visual Studio 2005 开发环境下，采用 C++语言，在学习医学图像三维可视化理论算法及相关知识的基础上，借助 VTK、ITK 开源工具包独立开发完成的。本书所开发软件是采用面向对象的方法进行开发和设计的，在开发过程中尝试并运用了部分设计模式，如工厂模式等。根据临床与科研的需求对本软件分模块进行了开发与设计，其中主要包括以下几大模块：DICOM 序列文件读取模块、DICOM 序列文件信息提取模块、基于移动立方体（Marching Cubes，MC）算法的三维面绘制模块、基于光线追踪（Ray Casting，RC）算法的三维体绘制模块、多平面切割模块、任意平面切割模块、长度测量模块、长方体切割模块等。图 3.68 为软件功能框架图。

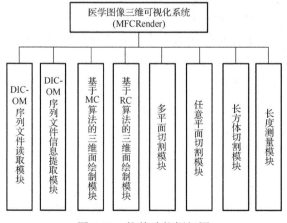

图 3.68　软件功能框架图

### 3. 软件主要功能

本软件具有的主要功能如下。

支持 DICOM 序列灰度医学图像的读取及信息提取。通过 ITK、VTK 结合读取 DICOM 序列图像，显示几乎全部的 DICOM 序列图像信息，辅助临床诊断与科研教学，图 3.69 为本软件读取美国可视人体项目女性头部序列图像的示意图，软件左边面板显示 DICOM 文件信息。

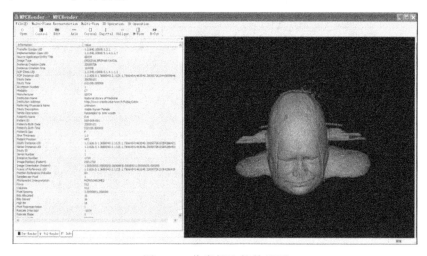

图 3.69　信息提取软件界面

医学图像三维面绘制。需手动在软件左边面板设置待绘制组织阈值，也提供设置图像削减因数、三角面片削减因数、平滑因数、颜色设置等功能，可通过可选按钮选择是否设置。图 3.70 为设置了图像削减因数及颜色后的腿部三维面绘制效果图。

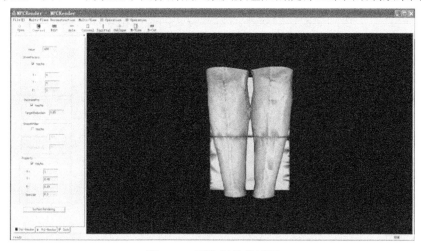

图 3.70　面绘制软件界面

医学图像三维体绘制。需手动在软件左边面板设置体绘制的传输函数，即绘制组织的颜色、不透明度的设置，为了操作便利，软件提供了颜色及不透明度的缺省值。图 3.71 为体绘制效果图，可非常清晰地看到表面细节。

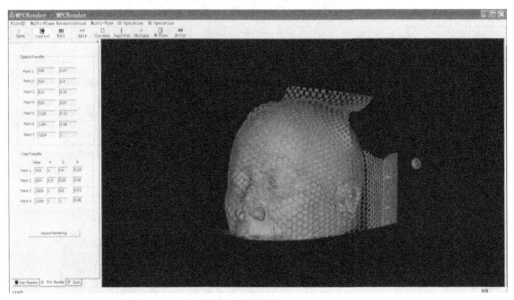

图 3.71　体绘制软件界面

医学三维图像多平面切割。提供重建图像的冠状切割图、矢状切割图、轴向切割图，即多平面切割图，便于医生对重建组织多角度、多层次观察，尽可能多地利用图像信息。图 3.72 为多平面切割效果图，其中(a)为轴向效果图，(b)为矢状效果图，(c)为冠状效果图，(d)为同时显示轴向图、冠状图、矢状图，即多平面效果图，在该功能中去掉了切割面板，通过不同窗口旁边的拖动滑动条可改变轴向、冠状方向、矢状方向切割的位置。

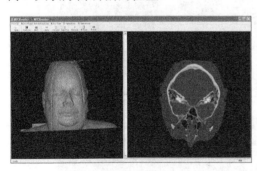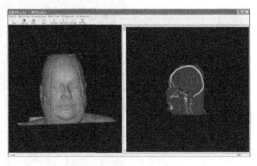

(a)体绘制图像及轴向效果图　　　　　　　　　(b)体绘制图像及矢状效果图

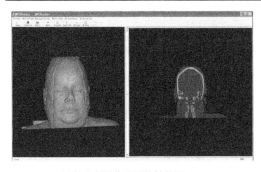

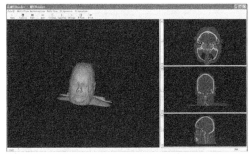

（c）体绘制图像及冠状效果图　　　　　　　　　（d）体绘制图像及多平面切割效果图

图 3.72　多平面切割软件界面

　　医学三维图像任意平面切割，通过面板和箭头可改变切割图像的位置及方向，与固定方向的多平面成像相比，任意平面切割图像更灵活、方便，可以最大限度地满足临床诊疗和科研教学方面的不同需求，图 3.73 为任意平面成像效果图。

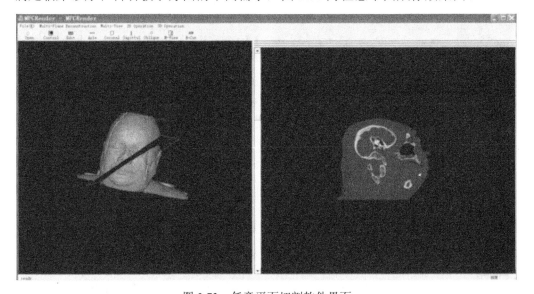

图 3.73　任意平面切割软件界面

　　医学三维图像长方体切割，通过长方体切割使得内部组织和器官可清晰地展现给医生或科研人员，便于临床诊断和研究，图 3.74 为长方体切割效果图，（a）表示对心脏图像三维体绘制效果图，（b）表示重建图像长方体切割效果图。

　　医学三维图像旋转、移动、缩放等功能，如图 3.75 所示，（a）表示对头部图像三维体绘制后效果图，（b）表示在三维图像基础上进行交互操作后效果图。

　　二维切割图像旋转、移动、缩放等功能，如图 3.76 所示，（a）表示三维图像的轴向切割效果图，（b）表示对轴向图像移动、放大后的效果图。

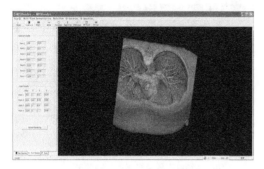

(a)三维体绘制效果图

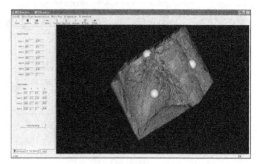

(b)长方体切割效果图

图 3.74    长方体切割软件界面

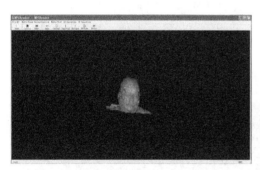

(a)三维绘制效果图

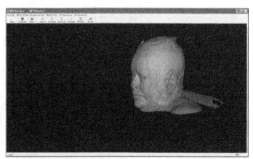

(b)交互操作后效果图

图 3.75    三维图像交互操作软件界面

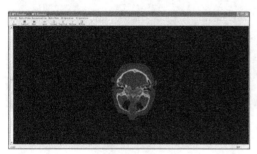

(a)轴向切割图像

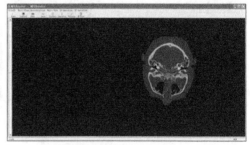

(b)二维图像交互操作效果图

图 3.76    二维切割图像交互操作软件界面

　　三维空间定量测量在医学图像可视化中对于辅助医生更加方便、准确地进行诊断和手术模拟具有非常重要的价值。图 3.77 表示对重建三维图像进行长度测量的效果图。

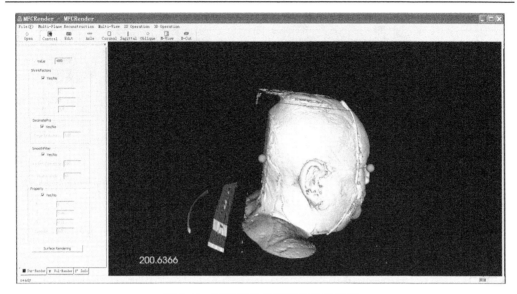

图 3.77　三维图像长度测量软件界面

### 4. 可行性论证

本软件是在 ITK、VTK 软件工具包的基础上开发的，所使用医学图像数据集均符合 DICOM 标准。在使用同一数据集的基础上，将本软件重建模型分别与中国科学院自动化研究所研发的三维医学影像处理与分析系统 3DMed 和美国 Kitware 公司提供的 VolView 软件系统重建图像进行对比，来验证本软件的可行性。运行效果图分别如图 3.78 和图 3.79 所示。

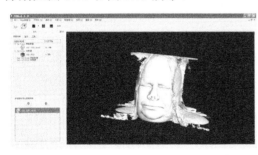

(a) 3DMed 面绘制效果图

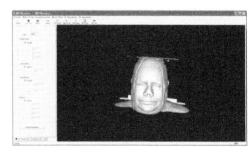

(b) 本软件面绘制效果图

图 3.78　面绘制效果图对比

需要指出的是，所采用数据集为美国可视化人体项目 CT 数据库女性头部数据集，其图像分辨率均为 512×512×234。图 3.78(a)为使用 3DMed 软件对皮肤进行面绘制重建的效果图，(b)为本软件对皮肤进行面绘制的效果图。图 3.79(a)为使用 VolView 实现体绘制效果图，(b)为使用本软件实现体绘制效果图。

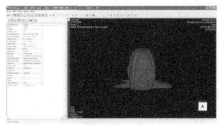
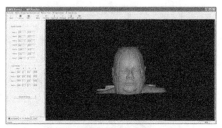

（a）VolView 体绘制效果图　　　　　　　　　　　（b）本软件体绘制效果图

图 3.79　体绘制效果图对比

本节针对医学图像三维可视化软件进行了介绍，首先对软件运行的硬件配置、软件平台、开发环境、图像数据集来源等进行了阐述；然后从理论和编程实现方面对医学图像三维重建及重建图像的交互切割进行论述，并取得了很好的进展，为临床实用系统的实现打下扎实的技术基础。

# 3.5　医疗信息系统相关安全技术研究与实现

随着人们对医疗行业的要求不断提高及计算机与网络技术的飞速发展，医疗信息化步伐日益加快。这要求医疗机构充分利用和共享人力资源与物力资源，形成高效便利的现代数字信息化管理模式。区域协同医疗服务信息化体系的建立和完善将成为医疗信息化的重要组成部分，同时医疗隐私数据也势必会增加信息安全风险，这样会影响人们对医疗机构的信任度和医疗机构的服务质量。因此医疗信息安全是一个必须考虑和研究的课题，以便为医疗信息化高度发展铺平道路。

本节通过对医疗信息系统安全隐患、医疗信息相关标准和信息安全技术的深入学习，主要研究了访问控制策略，DICOM 标准下的医疗数字影像传输安全、选择性数字签名与选择性加密和公钥基础设施（Public Key Infrastructure，PKI）证书管理。访问控制策略采用基于角色的访问控制模式模拟医院的管理模式，采用权限与编码映射的方法将权限、角色和用户间的对应关系通过编码表现出来，即通过编码可以直接判断用户是否具有某种权限，实现了基于角色访问控制模式的、权限明确的、高效的和具有扩展性的医疗信息权限分配系统。医疗影像传输安全、选择性数字签名和选择性加密分别遵循 DICOM 第 15 章安全传输连接概要、签名概要和属性机密概要，详尽地分析了 DICOM 标准下的传输层安全协议（Transport Layer Security，TLS）安全传输、选择性数字签名和选择性加密的实现规则与流程，并利用 DCMTK 和 OpenSSL 工具包着重实现了 DICOM 标准下医疗数字影像的 TLS 安全传输，同时还采用 OpenSSL 工具包实现了简单便利的 PKI 证书管理以满足医疗信息系统信息安全的需要。

## 3.5.1　信息安全隐患及安全措施

医疗信息系统几乎具有信息安全所有的特点，但医疗卫生行业信息安全由于应用的需要有自身的特点，医疗卫生信息安全的标准不仅受行业的限制也受到相关法律的限制。医疗信息安全隐患是信息安全手段的一个子集，在应对这些信息安全隐患上，一般按照需要采用当前比较成熟的信息安全技术手段和方案。在医疗信息标准上对信息安全也没有提出什么新的技术，只是按照医疗相关流程制定信息安全方案，在已有且较实用的技术手段中，选择恰当的信息安全技术。但在制定信息安全方案之前，需要尽可能地了解信息安全隐患，这样才能针对医疗隐患制定出有效实用的安全方案，从而确保信息系统的安全性。

1. 信息安全隐患

医疗信息系统面临着许多安全隐患，这些安全隐患总的可以归纳为以下几方面。

(1) 网络安全隐患。医疗信息系统不再是一个孤立的系统，其同合作单位间通过网络连接，甚至接入互联网，因此系统存在网络攻击和病毒入侵的安全隐患。

(2) 系统权限混乱。用户账号滥用和业务数据被非法读取的安全隐患，例如，医疗信息系统缺乏权限管理，接触到系统终端的人员均可以通过系统进行药物使用情况查询。

(3) 内外网缺少内外隔离措施，医院的核心业务信息存在互联网泄密的安全隐患。

(4) 安全管理缺乏，缺少有效的安全保护措施和审计机制，存在终端安全事故无法追查的安全隐患。

(5) 自然灾害或停电造成的系统数据损坏或丢失的安全隐患。

2. 信息安全措施

医疗信息系统的安全问题恰当的解决方案依赖于信息的风险分析和风险管理过程。针对每个受保护卫生信息的风险，试着理解不良行为或事件导致风险的可能性，评估这样的行为或事件在实践中的影响。减少这种危机可能需要执行以下两步。

(1) 复审存在的卫生信息安全政策和发展新策略，解决受保护卫生信息新风险。这些新策略要求某种技术的使用，例如，笔记本上数据的加密，甚至提炼实际的授权查看，管理受保护卫生信息，制定受保护卫生信息提供给患者或医务人员的方法和时间。

(2) 制定更新卫生信息安全政策，实现减少受保护卫生信息的风险。这将帮助实现保持安全政策不过时，减少未授权方式对受保护卫生信息的访问、使用、泄露、瓦解、修改或毁灭的可能性。

医疗信息中主要采用的安全技术和手段包括网络传输中的安全技术、存储介质上的安全技术、计算机安全技术、数据库安全技术和网络安全产品的使用。

(1) 网络传输中的安全技术。

DICOM 标准指定采用 TLS 协议对传输进行加密。TLS 协议保证在传输过程中数据不被非法修改，即使在传输中被截获信息也不会被泄露，从而保证了医疗信息的机密性和完整性。TLS 节点身份认证采用公开的证书技术来标识两侧端点。如图 3.80 所示，AE-1 可以确知另一端点是 AE-3，而非 AE-7 或其他系统。同样，AE-3 也确知另一端点是 AE-1，而非 AE-5 或其他系统。DICOM 标准没有说明如何实现这一身份认证，采用的方法可能包括：①确保只有医院内的设备才能连接；②确保采集到的影像只送往该处的设备。

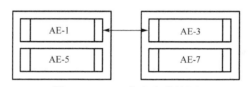

图 3.80　TLS 节点身份认证

(2)存储介质上的安全技术。

可以对服务对象对(SOP)实例内容加密，以便防范未经授权的数据失密。DICOM 定义了一套加密方法，可以加密所有的 SOP 实例、选定的属性，甚至某一单个属性。选择性加密可只对患者身份加密，不加密设备或影像，也可只加密报告内容，不对患者身份加密。

可以对 SOP 实例内容签名，以便证明数据完整性，进行校验等。DICOM 定义了一套签名方法，可以对所有 SOP 实例、选定的属性，甚至某一单个属性签名。选择性签名可只对报告内容签名，不对患者身份签名，也可只对影像或设备描述签名(确保设备生成完整而有效数据复制的合理方法)。

(3)计算机活动的安全技术。

DICOM 并未明确计算机访问控制，或其他计算机安全措施，需要根据具体情况进行具体设置。DICOM 没有对如何分析 DICOM 审计日志提出特定的要求。审计日志主要用于监视各种未经授权的活动，其他针对特定系统的专门日志则提供具有法律效力的细节。审计跟踪对于任何涉及被保护的医疗信息数据的操作，如添加、修改、删除等操作，无论成功与否，都必须被追踪记录，并能向系统安全管理员提供规范统一的报告。审计数据仓库可以记录整个网络的行为，如图 3.81 所示。

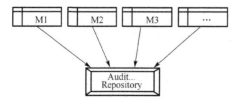

11:00　M1　吴医生登录
11:01　M1　吴医生浏览患者常先生的CT检查
11:03　M4　吴医生浏览患者周先生的MR检查
11:04　M1　吴医生浏览患者常先生的报告
11:06　M3　登录认证失败
11:07　M1　吴医生浏览患者郑先生的CT检查
11:00　M4　王医生退出系统
　　　审计日志消息使得审计数据仓库可同步记录所有不同系统上的活动，实际日志内容被编码成结构化XML消息

图 3.81　审计跟踪

（4）数据库安全技术。

数据库备份与恢复措施及双交热备，防止自然或人为的数据丢失，在物理上实行设备散热、不断电措施和除静电及防雷措施。

（5）网络安全产品的使用。

防火墙、虚拟局域网（Virtual Local Area Network，VLAN）划分等简单的网络安全产品和技术，对攻击进行防范，同时使用入侵检测系统对系统进行监控和跟踪，捕获非法用户的蛛丝马迹。

## 3.5.2　密码学与 PKI 证书管理

密码学分为两大部分，即密码算法和密码协议。密码协议是在密码算法的基础上实现的，但其完成的功能比单一的密码算法所能完成的功能丰富。密码算法根据其完成的功能可以分为对称加密算法、公开密钥算法、数字签名算法以及信息摘要算法[44]。对称加密算法主要完成了明文数据到密文数据的转换功能，其加密密钥和解密密钥相同，但是公开密钥算法的加密密钥和解密密钥不相同。信息摘要算法的主要特点是加密过程不需要密钥，并且经过加密的数据无法被解密，目前可以被解密逆向的只有 CRC32 算法，只有输入相同的明文数据，经过相同的信息摘要算法才能得到相同的密文。这些算法各具优缺点，一般组合起来使用确保信息的安全性。

PKI 是一种基于公开密钥算法的安全基础标准，它提供了一个框架，在这个框架内建立起了创建鉴定和认证过程需要的身份和相关信任关系，建立了可以管理公开密钥的加密系统[44]。PKI 并不是一个单一的设施，它由证书授权中心（Certificate Authority，CA）、证书注册中心（Registration Authority，RA）、证书库、密钥备份及恢复系统、证书废除处理系统和应用系统接口组成，但按照实际需要并不是所有组成部分必须具有。CA 是 PKI 的核心，它对主体的公钥进行公证，通过签发证书将主体与公钥进行绑定。RA 是 CA 的组成部分，面向用户的窗口，负责接收用户的证书申请，审核用户的身份和向用户发放证书。证书库是证书的集中存放地，用户可以从此处获取证书。密钥备份及恢复系统以免用户的解密私钥丢失而无法解密密文，造成数据丢失。证书废除处理系统用于用户证书在有效期之内由于用户身份的改变、密钥泄露等原因废除证书。PKI 应用系统接口在于能够方便地使用加密、数字签名等安全服务。

### 1.　数据加密

在信息传输和应用中，信息并不是对所有用户都是开放的，而只有具有浏览相应信息权限的用户才能看到这些信息。数据加密技术就是信息对未授权用户隐藏，对授权用户开放的技术。将信息隐藏的过程称为加密，隐藏信息的结果为密文；将密文还原成信息的本来内容的过程称为解密，信息的本来内容为明文，如图 3.82 所示。加密和解密操作通常都是在一组密钥的控制下进行的，分别称为加密密钥和解密密钥。密钥是密码体制安全保密的关键，加解密操作的使用受限于对所涉及的密钥的访问的适当约束[45]。

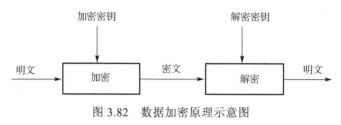

图 3.82　数据加密原理示意图

### 2. 对称加密算法

对称加密需要满足以下两个条件：

(1)若密钥 $k$ 已知，则解密过程是相对简单的；

(2)若密钥 $k$ 未知，则解密过程在现实的时间内是不可能实现的。

每种现代对称加密算法都符合这两种基本运算方式：替换，密文的内容用不同的位和字节代替了明文中的位和字节；扩散，在密文中将这些替换的位和字节转移到了不同的地方。对称密码一般分为分组密码和流密码。分组密码对加密消息进行分组，每次使用相同的密钥对其中的一个分组进行加密。流密码每次对消息的一个比特进行操作，并采用一些反馈机制，所以其密钥在加解密过程中一般是变化的。一般采用分组加密，使用相同的密钥，相同的明文总是产生相同的密文，而采用流加密相同的密钥对相同的明文进行加密可以产生不同的密文。主要的对称加密算法有数据加密标准(Data Encryption Standard，DES)、国际数据加密算法(International Data Encryption Algorithm，IDEA)和高级加密标准(Advanced Encryption Standard，AES)等。

### 3. 公开密钥算法

对称加密要求加密与解密使用相同的密钥，这使得密钥的管理很困难。公开密钥算法克服了这一缺点，大大减少了用户之间通信所需的密钥量，便于密钥管理。公开密钥算法采用双密钥体制：一个密钥公开，可以对任何其他用户公开成为公钥；一个密钥私有，仅为自己所有，称为私钥。已知公钥推导出私钥在计算上是不可行的，公开密钥算法的安全保障在于从公开密钥和密文推出明文或解密密钥在计算上是不可行的。只要拥有公钥就可以用公钥加密信息，相应私钥的持有者便能用自己的私钥解密密文。采用任意用户的公钥加密信息决定了加密后的密文不具有认证性，私钥只能由用户自己持有，所以私钥持有者用私钥加密生成的密文具有认证性，可以通过密文辨别信息的来源。因此公开密钥算法能够确保信息的机密性和认证性。

公开密钥算法的加/解密过程比对称加密算法慢得多，但它可以与对称密码体制一起创建完美而有效的密码机制，并且可以提供非常高级别的安全性。基于这些原因，公钥密钥算法一般用于密钥分发、数据完整性、消息认证等方面。比较流行的两类公钥密钥算法：一类是基于大整数因子分解问题的，其中最典型的代表是 RSA 算法；另一类是基于离散对数问题的，如 EIGamal 公钥密码和影响比较大的椭圆曲线密码。

4. 信息摘要函数

信息摘要确保信息的完整性。摘要函数也被称为哈希(Hash)函数或散列函数，可以用 $H$ 表示，信息用 $M$ 表示，$M$ 的散列值为 $H(M)$。摘要函数输入可以是任意大小的消息，而输出是一个固定长度的摘要，其目的在于产生文件、消息或其他数据块的"指纹"。摘要函数可按其是否有密钥控制划分为两大类：一类有密钥控制，称为密码摘要函数；另一类无密钥控制，称为一般摘要函数。一般摘要函数只是输入消息的函数，任何人都可以计算，因而不具有身份认证功能，只用于检测接收数据的完整性。密码摘要函数可以满足各种安全性需求，具有身份验证功能。

摘要算法具有的性质如下。

(1)可以应用于任意大小的数据块。

(2)函数必须是真正单向的，即对于一个给定的消息摘要，构造一个消息将其映射为该消息摘要是计算上不可行的。

(3)对于任意给定的分组 $x$，找到满足 $y \neq x$ 且 $H(y)=H(x)$ 的 $y$ 在计算上是不可行的，该性质称为抗弱碰撞性。

(4)找到任何满足 $H(x)=H(y)$ 的偶对 $(x, y)$ 在计算上是不可行的，即构造两个不同的消息将它们映射为同一消息摘要必须是计算上不可行的，该性质称为抗碰撞性。

摘要函数的应用能够克服数字签名存在的一些弱点：

(1)可提高数字签名的速度，当签名者对一个消息 $x$ 签名时，首先通过摘要函数提取消息的摘要，然后对摘要进行签名；

(2)可将签名变换和加密变换分开，允许用对称加密实现保密，而用公开密钥加密实现数字签名。

典型的摘要函数包括 MD2、MD4、MD5、SHA-1、RIPEMD-160 和 HMAC 等。

5. 数字签名

数字签名与手写签名一样，是认证的主要手段，其目的是防抵赖、防否认、防冒充和防篡改。通过数字签名可以对签名者身份、签名日期进行验证，对被签的消息内容进行认证，而且在出现争执时，签名应能由第三方进行仲裁。数字签名应满足：

(1)数字签名必须是与被签消息相关的信息；

(2)为了防止伪造和否认，签名必须使用签名者独有的信息；

(3)接收者能验证签名，而任何其他人都不能伪造签名；

(4)伪造数字签名在计算上是不可行的。

目前主要是基于公钥密钥算法的数字签名，常用的数字签名体制有 RSA、Rabin、EIGamal、Schnorr、DSS、GOST、离散对数等。具体签名与验证过程如图 3.83 所示，签名过程：首先对信息 $M$ 提取摘要，然后用签名者的私钥加密摘要，加密结果与信息 $M$ 存放在一起。验证过程：首先获得签名结果信息；其次提出信息 $M$；然后用签名相同的摘要函数产生一个信息摘要；接着用签名者公钥解密得到 $M$ 的摘要；最后将两个摘要进行比较，如果相同，则信息 $M$ 未被修改，否则信息已经被修改。

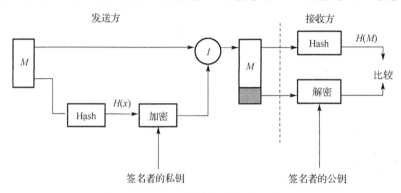

图 3.83　RSA 数字签名与验证过程

数字签名技术还可以与加密技术结合，这样不仅能确保信息的完整性和抗抵赖性还可以保证信息的机密性，具体过程如下。

(1)发送端 $A$ 对发送信息 $P$ 进行摘要提取，得到摘要 $M$。

(2)$A$ 用自己的私钥对摘要 $M$ 进行加密，得到数字签名 $C_m$。

(3)$A$ 随机产生一个对称加密密钥 $k$，并用 $k$ 加密信息 $P$ 和 $C_m$，形成密文 $P_m$。

(4)$A$ 用接收方 $B$ 的公开密钥加密对称密钥 $k$ 得到 $C_k$。

(5)将 $P_m$ 和 $C_k$ 一起发送到接受方 $B$。

(6)$B$ 收到信息后用自己的私钥对 $C_k$ 解密，获得对称加密密钥 $k$。

(7)$B$ 用 $k$ 解密其余信息，得到明文 $P$ 及数字签名 $C_m$。

(8)$B$ 利用同样的摘要函数对解密得到的明文 $P$ 提取摘要 $M_1$，并用 $A$ 的公钥解密加密过的摘要 $C_m$ 得到 $M$，如果 $M_1=M$，则说明信息是正确的。

6. 数字证书

数字证书是一种分配公钥的方法。分配公钥的方法主要有公开发布、公开可访问目录、公钥授权和公钥证书几种，目前最受推崇的方式是通过证书来分配公钥。公钥证书是用来绑定实体身份信息和其相应公钥的数据结构，它能以无保护的方式进行存储和分配。使用证书交换密钥的方法最早由 Kohnfelder 于 1978 年提出，证书中包含公钥和其他相关信息，它由证书管理员产生，并发给拥有相应私钥的通信方。发送方通过传递证书将密钥信息传递给接收方，这种密钥分配方式应符合以下要求：

(1) 任何通信方可获得证书并确定证书拥有者的姓名和公钥；

(2) 任何通信方可验证该证书出自合法的证书管理机构，而不是伪造的；

(3) 只有合法的证书管理机构才能够产生并更新证书；

(4) 任何通信方都能够验证证书当前的有效性。

X.509 证书是目前使用最广泛的数字证书，其基本结构如图 3.84 所示。

| 版本号 | 序列号 | 签名 | 颁发者 | 有效期 | 主体 | 主体公钥信息 | 颁发者唯一标识 | 主体唯一标识 | 扩展 |
|---|---|---|---|---|---|---|---|---|---|

图 3.84　X.509 的证书结构

### 3.5.3　基于角色访问控制的权限分配系统

#### 1. 系统需求分析

医院作为一个健全的医疗卫生机构，除了医疗业务部门外，还有其他很多部门，但医疗信息系统主要涉及医疗、财务、药房和信息科室等部门。在医院医疗事务中，由于岗位和工作性质的不同及领导与被领导的组织关系，医院工作人员对医疗涉及的信息资源的访问和功能模块的权限也不尽相同。基于这些特点，在医疗权限分配系统中，将工作人员按职务和岗位进行合理分类，同时对医疗信息资源进行分类，以便医疗权限分配系统用户能够较吻合地符合医院工作人员的岗位和职责。

医院主要涉及的工作人员有院长、副院长、科室主任医生、一般医生、实习医生和护士，按照这种分类可以将医疗科室的人员进行很好的分类，但是对于与医疗科室不可分离或起辅助作用的财务、药房和信息科室，它们没有医生和护士这一级分类，可能从院长到一般工作人员只有四级分类。为了将这种分类层次统一为五级，将医院内工作人员映射为医疗信息系统内的五个级别用户，它们分别为院长、副院长、科室主任、医疗工作人员和护理工作人员。药房、财务和信息科室等部门没有第五级的护理工作人员。

医疗信息资源主要分为两类：医疗信息资源和医疗影像资源。医疗信息资源可分为患者信息，患者缴费信息，医生信息，药房药品或医疗器械采购、库存、使用情况及单价信息，各种统计信息等；医疗影像资源单独为一类资源，只为临床、教学研究等医治和研究部门使用。每个部门各有负责的主要信息资源，而每个医疗工作者各有负责的主要信息资源，这需要限定各部门主要负责的信息资源，再由各个部门的管理者(如放射科管理者是放射科主任)将信息按照部门员工的职责进行分配，而用户只能将自己所拥有的权限分配给下属用户，也就说下属用户的权限集是其上属用户的子集，权限不会超过其上属用户。同时部门间存在共享的信息资料(如挂号护士登记患者信息，门诊医生能够查看但不能修改)，各个部门只对这些信息具有部分权限，所以在处理这些医疗流程信息上需要专门处理，将这些信息与模块进行绑定，不直接在权限分配上设置，分配模块附带流程信息操作权限且对用户是透明的，从而实现信息资源的管理和交互。

权限分配系统主要解决的问题是将用户、资源和功能模块通过角色形成权限集合的方式紧密联系起来，以符合与医院各类工作人员甚至与工作人员具体的职务、业务范围和工作性质相一致的最小特权原则。

2. 系统实施方案和技术

通过分析医院管理模式的特点和比较主流访问控制模型的优缺点，综合考虑这些因素之后，系统选取基于角色的访问控制模式，并结合权限与编码映射的方法来实现。

一般的医疗权限分配系统是通过用户 ID、角色 ID 和权限 ID 在数据库中的对应关系体现用户与角色或角色与权限之间的多对多的关系的。一个用户登录系统后，首先要通过用户 ID 遍历其所拥有的角色，然后用角色关系表中角色 ID 字段值查找角色所对应的权限，最后遍历用户的所有权限。用户每进行一次权限判断，系统就会进行一次上述过程，大量的时间都浪费在权限遍历中，而系统在进行用户或者角色权限浏览时，这样的权限遍历显得非常必要。因此，本系统采用了权限与编码映射的方法克服了上述方法中多次遍历用户权限的缺点，并在适合上述方法方面保留了该方法的使用。

信息资源存储在数据库的关系表中，因此信息资源的操作权限也就是关系表的操作权限。权限与编码的映射方法是将关系表的操作权限与字节内的位从低到高地进行对应。对一个关系表的操作无非是增添记录、删除记录、修改记录和浏览记录，而关系表的这四种操作按某种固定顺序对应着一个字节中的四位，位的值为 0，则表示没有对关系表的某种执行权限；位的值为 1，则表示具有对关系表的某种执行权限。关系表的这四种操作按照系统的需要也存在它内在的关系，如修改记录权限就包含浏览记录的权限，这样在判断某个用户是否具有某个权限时，先要从该权限的上一级权限进行判断，如果没有其上一级权限则直接判断该权限。一个字节一般可以表示两个关系表的操作权限，如果关系表存在其他特别的操作权限或者用于定位关系表在权限集字节序列中位置的标识，则需要额外的位表示，这样就要求一个字节可以表示几个关系表的权限或者几个字节表示一个关系表的权限，没有用到的字节高位备用且赋值为 0，这样便于对字节表示关系表的权限进行操作。本系统对关系表进行以 1 为开始以 1 为增量的递增编号，不必在表示关系表权限的字节中体现标识，因此一个字节存储两个关系表的操作权限，并通过关系表编号除以 2 的结果定位关系表在权限集字节序列中的位置，如果结果是小数，则关系表的操作权限编码存储在权限集字节序列以结果取整为下标的字节低四位上，否则存储在权限集字节序列以结果减去 1 为下标的字节高四位上。随着关系表的增加，可以增加字节以适应医疗信息系统的扩展。

　　模块权限也存放在数据库的关系表中，而模块权限只有有无之分，因此 1 位就能够表示一个字节可以储存 8 个模块权限。这些模块权限在权限集字符序列中按顺序集中存放在整数个字节中，没有用到的字节位以 0 填充以备用。初始时，模块权限集存放在权限集字节序列末尾不被信息资源权限占用的若干字节内，这些字节足以存储模块权限，并留有部分字节以便系统扩展。随着系统的扩展，系统需要添加信息资源，而信息资源权限也需要添加到扩展的权限集字节序列中。这些新增信息资源权限添加到扩展权限字节序列中的方法是：将信息资源所在关系表的编号除以 2，如果结果为小数，那么其权限存储在以结果整数部分与模块权限存储分配的字节数之和为下标的字节低四位，否则存储在以结果与模块权限存储分配的字节数减 1 为下标的字节高四位。

　　权限集字节序列的值实质上由两部分组成：信息资源关系表个数一半的最小整数个字节的二进制序列和表示模块权限集的二进制序列。在用户关系表和角色关系表中均添加一个权限集字段用以分别表示用户所具有的权限和角色所具有的权限。用户权限集字段赋值是通过权限与编码映射的方法在创建用户中构建完成的。当一个角色被赋予一个用户时，将角色权限集字段值赋给用户权限集字段即可；当多个角色被赋予一个用户时，将角色权限集字段进行位"或"运算再赋给用户权限集字段。删除用户需要判断用户是否创建了下属用户，如果其存在下属用户，则将该用户设置为未审核用户以禁用该用户账号，以备医院人员调整而新设这一级别的该用户，而不致影响其下属用户的正常使用，否则直接删除。角色权限集字段赋值是通过权限与编码映射的方法在创建角色中构建完成的。角色权限集中添加权限是根据信息资源的关系表编号定位到权限集字节序列对应字节位置，再通过与给定的编码做位"或"操作；从角色权限集删除权限是通过同样方法定位到权限集字节序列对应字节位置，通过与给定的编码做位"与"操作，删除角色，即将角色关系表中的对应项删除。修改和删除角色会影响拥有该角色的用户，用户与角色相一致的方式：修改角色时，将修改后的角色权限集与用户除了该修改角色外的角色权限集做位"或"操作；删除角色时，将删除的角色权限集与用户权限集做"异或"操作，再与除删除角色的权限集外的其他角色权限集做位"或"操作。

　　当一个用户登录医疗信息系统后，判断用户是否具有某种权限时，只要取出用户的权限集字段值，然后进行位移运算，移位到相应的字节再与特定的二进制序列进行位"与"运算，最后得到的结果就可以判断用户是否具有该权限，不必反复访问数据库，从而大大减少了数据库访问时间。

3. 系统主要功能模块

医疗权限分配系统主要模块有注册验证模块、用户和角色管理模块、用户登录访问模块、资源分类模块、系统扩展性模块和证书申请模块。

注册验证模块流程图如图 3.85 所示。

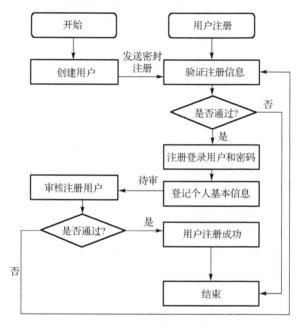

图 3.85 注册验证模块流程图

系统开始时，只有一个具有访问权限的用户——院长，院长管理副院长用户，副院长管理科室主任用户，科室主任用户管理医疗工作人员用户，医疗工作人员管理护理工作人员用户。注册验证模块实现流程反映了上一级用户授予下一级用户权限的安全策略和机制。首先上一级用户添加下一级用户编号、用户姓名、验证码和选取角色；其次将用户编号、用户姓名和验证码以密封文档的方式发送给相应的下一级用户；然后下一级用户通过这些信息取得注册权限后才能注册登录用户和密码；最后按要求填写或选取自己的基本信息，包括籍贯、出生年月、所属部门、联系方式等，完成注册。但注册完成后，下一级用户直接使用注册的密码和登录用户还不能登录系统并获得相应的信息管理权限，还需要上一级用户验证审核该用户个人信息是否属实。如果该下一级用户信息真实可靠，上一级用户审核通过该下一级用户，这样，下一级用户才可以用注册的用户名和密码访问和管理相应信息。

用户和角色管理模块主要按照医院工作人员的工作范围、工作性质和工作职务进行权限分配和角色管理。医院不同，管理层次和管理细节也会不一样，进而管理的人员分工也会不一样。该模块可以按照一个常规医院模式进行角色创建和管理，也可以根据具体的医院灵活设定。系统的最高用户即院长具有浏览所有信息的权限和管理副院长角色或用户的权限；副院长具有浏览所管理部门的所有信息和管理科室主任角色或用户的权限；科室主任具有浏览本科室所有信息和管理医疗工作人员角色或用户的权限；医疗工作者具有浏览其工作和职务范围内的信息的权限，例如，医疗事务的工作者具有管理自己负责的所有患者信息的权限，财务工作者负责管理所管范围的财务清算等事务，发药工作者管理发药及缺药时向药房库存要求调取药品。如果医疗工作人员需要护理工作人员辅助工作，则可以创建并管理护理工作人员角色或用户。一个用户可以具有多个角色，从而解决了一个医院工作人员可以拥有多重身份的问题，而身份存在的从属关系由用户级别逐级进行判断，例如，一个临床医生还是临床科主任，临床科主任包含临床医生的身份。

用户登录访问模块主要通过权限集动态呈现给用户相应的系统操作界面和判断用户所具有的权限。首先用户通过登录获取用户所具有的权限，根据所具有的权限显示对应职能模块和取得访问操作相应数据的权限。

资源分类模块主要解决的是当信息系统扩展和修改时，对新增信息资源进行分类或信息资源分类不当进行调整。资源分类模块根据医疗名词与系统中信息资源的命名对应字典，对新增或修改的信息资源进行分类和描述，这些描述为系统用户所熟知，便于信息资源权限生成和用户角色的创建。

系统扩展性模块主要解决权限分配系统的扩展性，将医院级权限扩展为区域级权限。由于用户注册时填写的相关信息都通过上级领导审核，且审核通过后用户才具有访问系统的权限，因此这些信息在某种程度上是真实可信的。这样，随着区域医疗的需要，可以通过这些信息创建个人私钥和证书，采用 PKI 管理区域账号，即医疗网络账号。

证书申请模块主要作用是向 CA 系统申请数字证书用于涉及数字证书的信息安全模块，如医疗影像的 TLS 传输。当用户发现自己的证书可能泄露时，用户还可以申请数字证书废止，重新申请新的证书。

### 3.5.4　DICOM 标准下 TLS 安全传输、选择性数字签名和选择性加密

#### 1. 基于 DICOM 标准的 TLS 安全传输

1）基于 DICOM 标准的 TLS 安全传输流程

首先实行 TLS 协议进行身份验证、会话密钥和相关加密算法的协商，然后在安全连接的基础上进行 DICOM 通信协商，协商通信双方所支持的抽象语法、传输语

法等一系列 DICOM 标准所规定的规则，这些条件双方都支持才能够建立连接，最后进行数据交换。具体的流程如下。

(1)SCU 端向 SCP 端发起 TCP 连接请求，建立 TCP 连接后，SCU 端向 SCP 端发送请求消息，传送 SCU 端 TLS 协议的版本号，加密算法的种类，以及其他服务器和客户端之间通信所需要的各种信息。

(2)SCP 端接收到建立 TLS 连接请求后，向 SCU 端传送 TLS 协议的版本号，加密算法的种类和其他相关信息，同时 SCP 端向 SCU 端传送自己的证书。

(3)SCU 端利用来自 SCP 端的信息验证 SCP 端证书的合法性。如果验证没有通过，则通信断开；如果通过，则进行下面的操作。SCU 端随机产生一个用于后面通信的预主密钥，然后用 SCP 端公钥对其加密，再将加密后的预主密钥传递给 SCP 端。如果 SCP 端请求 SCU 端的身份认证，则 SCU 端可以产生一个随机数然后对其数字签名，并将自己的证书、加密的预主密钥和这个含有签名的随机数一起发送给 SCP 端，SCP 端必须验证 SCU 端的证书和签名随机数的合法性。如果检验没有通过，则通信立刻中断；如果验证通过，则 SCP 端将用自己的私钥解开加密的预主密钥，然后执行一系列操作产生会话密钥，SCU 端也将通过同样的操作产生相同会话密钥。如果 SCP 端不请求 SCU 端的身份认证，则 SCP 端收到加密的预主密钥，用私钥解开加密的预主密钥，执行一系列操作产生会话密钥，SCU 端也进行同样的操作生成相同的会话密钥。同时，SCU 端向 SCP 端发送信息(Change Cipher Spec)，指明后面的数据通信将使用的会话密钥为对称密钥，并通知 SCP 端 SCU 端的 TLS 握手结束。

(4)SCP 端向 SCU 端发送信息(Change Cipher Spec)，指明后面的数据通信将使用的会话密钥为对称密钥，同时通知 SCU 端 SCP 端的 TLS 握手结束。SCP 端和 SCU 端拥有了相同的会话密钥，双方使用协商的对称加密算法，并使用会话密钥作为密钥，用 TLS 协议的安全数据通信进行加密通信。同时在 TLS 通信过程中通过消息认证维护数据通信的完整性，防止通信过程中数据被篡改。

当 TLS 网络协议结束后，TLS Record 层使用 Application Data Protocol 进行通信，其 Content-type 字段便记录了上层协议的协议类型，以便数据提交到对方的 TLS Record 层后，对数据进行组装，并交付给上层协议处理。TLS 会话进行之后，正常的 DICOM 协商建立在 TLS 安全连接之上，处于 TLS 层的上层。SCU 端向 SCP 端发出关联请求 A-ASSOCIATE-RQ，将自己所支持的 SOP 类、传输语法、抽象语法以及所能胜任的角色等信息传送给 SCP 端；SCP 端应答并发送关联响应 A-ASSOCIATE-AC，返回自己所支持的 SOP 类、传输语法以及所能胜任的角色等和请求相应的信息，此响应若和请求符合，则关联建立，否则关联失败。

2)基于 DICOM 标准的 TLS 安全传输的实现

由于 TLS 协议和 DICOM 标准庞大，所以借助 DCMTK 和 OpenSSL 工具包实现 DICOM 的 TLS 传输模式。对于通过 OpenSSL 工具包实现自签名证书制作、私钥对制作及用户证书的颁发等模块的实现在这里不做介绍，主要介绍 DCMTK 工具包下利用 OpenSSL 实现 TLS 安全传输的主要代码。

SCP 端的实现如下。

(1) 初始化网络：

```
ASC_initializeNetwork(NET_ACCEPTOR, OFstatic_cast(int, opt_port),
opt_acse_timeout, &net);//建立一个网络结构体实例
```

(2) 初始化 TLS 传输层类 DcmTLSTransportLayer：

```
tLayer = new DcmTLSTransportLayer(DICOM_APPLICATION_ACCEPTOR,
opt_readSeedFile);//新建一个 TLS 传输层类对象
tLayer->addTrustedCertificateFile(current, opt_keyFileFormat);
//将存储路径为 current、证书类型为 opt_keyFileFormat 的证书作为可信证书
文件添加到 TLS 传输层类
tLayer->setPrivateKeyPasswd(opt_passwd);//通过 opt_passwd 将加密的私钥
解密
tLayer->setPrivateKeyFile(opt_privateKeyFile,opt_keyFileFormat);//从
私钥存储路径加载 opt_keyFileFormat 类型的私钥
tLayer->setCertificateFile(opt_certificateFile, opt_keyFileFormat);
//从证书存储路径 opt_certificateFile 加载 opt_keyFileFormat 类型的证书
tLayer->setCipherSuites(opt_ciphersuites.c_str());//加载协商的密码套件
tLayer->setCertificateVerification(opt_certVerification);//设置
证书的验证方式
```

(3) 设置新的传输层对象：

```
ASC_setTransportLayer(net, tLayer, 0);
```

(4) 试图接收一个关联，通过网络接收 DIMSE 命令并处理相应的命令，接收并存储 DICOM 文件：

```
acceptAssociation(net);
```

SCU 端的实现如下。

(1)～(3) 步与 SCP 端一样，只是参数有些不同，这里就不做说明了。

(4) 初始化关联协商参数：

```
ASC_createAssociationParameters(&params, opt_maxReceivePDULength);
//创建一个关联结构体实例，关联参数结构体变量包含请求关联协商的所有信息
ASC_setAPTitles(params, opt_ourTitle, opt_peerTitle, NULL);//在
关联参数结构体变量中设置调用方应用名和被调方应用名
```

```
ASC_setTransportLayerType(params, opt_secureConnection);//在关联
```
参数结构体变量中设置传输层类型(网络连接的类型),默认情况下是传统非安全连接,通过 `opt_secureConnection` 可以请求加密的安全连接
```
ASC_setPresentationAddresses(params, localHost, peerHost);//将
```
表示地址复制到关联参数结构体变量中,表示地址的结构为 `IP:port`,例如,`localHost`可为 `172.20.186.201: 104`
```
addStoragePresentationContexts(params, sopClassUIDList);//关联参
```
数结构体变量中设置当网络连接建立时用于协商的表示上下文

(5)请求关联协商:

```
ASC_requestAssociation(net, params, &assoc);//请求关联协商
```

(6)发送 DICOM 文件:

```
cstore(assoc, *iter);//处理指定的图像,读取文件,发送 C-STORE-RQ 和接
收 C-STORE-RSP
```

3)界面与功能

服务器端如图 3.86 所示,端口号 104 是 DICOM 标准下医疗数字影像一般传输端口号,TLS 端口 105 是 DICOM 标准下医疗数字影像 TLS 安全传输端口号,存储目录是接收到的医疗影像存放的地址。"监听服务"按钮处理的事务是判断证书是否已从证书库载入。

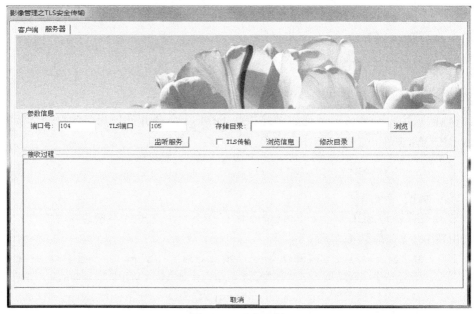

图 3.86　服务器端

　　如果没有载入，则从数据库中载入，证书载入以后，开启两个线程分别监听一般医疗影像传输服务和医疗影像 TLS 传输服务。"TLS 传输"复选框用于选择一般医疗影像传输服务和医疗影像 TLS 传输服务中任意一种，它影响"浏览信息"按钮和"修改目录"按钮。"浏览信息"按钮是将选定的传输服务接收医疗影像过程信息显示出来。"修改目录"则是修改选定传输服务接收医疗图像的存放地址为当前存储目录所标示的路径。该服务器端实现了双传输服务方式的同时监听，不管医疗影像的传输方式是一般的还是 TLS 的，服务器端都能实现接收医疗图像的服务。

　　客户端如图 3.87 所示，服务器端地址存放服务器端的 IP 地址，默认值为本机 IP，服务器端口号默认为 104，一般传输的端口号。勾选"TLS 传输"复选框时，服务器端口号修改为 105，并判断证书是否加载，如果没有加载，则需从证书库中加载证书。发送文件为即将发送的医疗影像文件，浏览按钮用于选择将要发送的医疗影像。发送按钮用于实现发送医疗图像的功能，但传输方式由 TLS 传输按钮是否勾选来决定。客户端实现非常灵活，传输方式切换方便，当传输敏感医疗影像或信息时，可以选择 TLS 传输方式，当传输一般的医疗影像或信息时，可以采用传统传输方式。

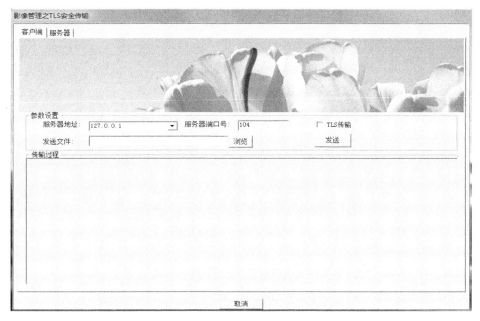

图 3.87　客户端

　　特别说明，服务器端和客户端的实现还有部分重要参数在代码中默认，如应用实体名(AE Title)，这些参数属于不常变动的参数，一般作为系统的设置参数，设置后存放在数据库中，每次调用从数据库中取出参数使用，在此不进行详细介绍。

4) 结果分析

当采用 TLS 方式传输 DICOM 文件时，使用 wireshark 取包软件进行了验证，通过 IP 包的截取发现，除了证书持有者有关信息，所查看到的信息都是乱码，不能查看到传输文件原有的信息，部分截图如图 3.88 所示；当采用传统方式传输 DICOM 文件时，通过截获的 IP 包可以看到传输文件的信息，其部分截图如图 3.89 所示，从而验证了 TLS 运用到 DICOM 文件的传输。

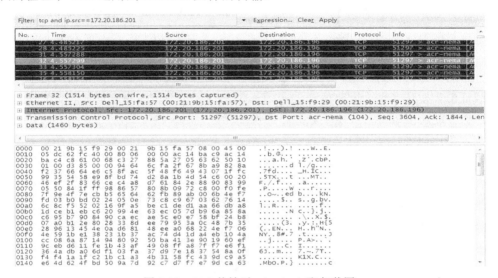

图 3.88 TLS 传输时 wireshark 取包截图

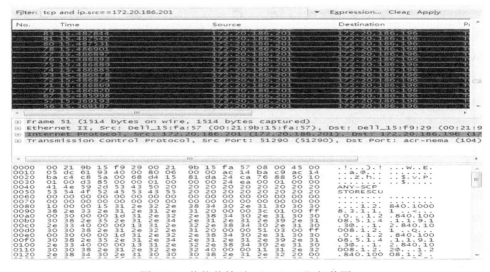

图 3.89 传统传输时 wireshark 取包截图

2. DICOM 标准下选择性签名

选择性签名将对诊断起决定因素的属性信息进行数字签名，以防非法目的的修改，保证数字影像文件的真实性和可靠性。数字签名主要确保信息的完整性和认证数据集的来源，选择性数字签名根据医疗业务的需要并不需要将所有数据元素值进行数字签名，只要通过数字签名对部分具有诊断参考的数据元素值进行签名。签名的 DICOM 对象包括两个序列：MAC 参数序列（MAC Parameters Sequence）和数字签名序列（Digital Signatures Sequence）。MAC 参数序列：MAC ID number 属性指定MAC 参数序列项的数字签名编号；MAC calculation transfer systax UID 属性指定密文的编码类型；MAC algorithm 属性指定三种散列算法（RIPEMD160、MD5 和 SHA1）之一；data elements signed 属性指定待签名数据元素的标签列表，按数据元素在数据集中出现的顺序排列。数字签名序列：MAC ID number 属性指定用于数据签名计算的 MAC 参数序列。certificate type 属性只定义了 X509_1993_SIG；certificate of signer 属性存放签名者的证书；signature 属性是数字签名的值；certified timestamp type 和 certified timestamp 属性通过 Internet X.509 PKI 时间戳协议；Digital Signature Purpose Code Sequence 属性指定数字签名的目的。MAC 参数序列和数字签名序列成对出现，并通过 MAC ID number 属性值关联，分别以序列项存储，并由 MAC ID number 属性区分序列项。

1）数字签名规则

待签名的数据元素使用 MAC 参数序列项 MAC Calculation Transfer Syntax UID（0400，0010）指定的传输语法编码，仅能为显式传输语法。首先将所有待签名数据元素转换为字节流，然后采用 MAC 算法计算 MAC。转换成字节流的规则：①对于除了值表达为 SQ 或 OB 的不定长数据元素，所有元素域包括标签、值表达、保留域（如果存在）、值长度和值应该转换成先后顺序的字节流；②对于值表达为 SQ 或 OB 的不定长度数据元素，标签、值表达和保留域转换成字节流，值长度不应该包含在内，接着是每项的值内容。如果一个项在 VR 为 SQ 的数据元素中，这些规则循环用于这个项的值里所有数据元素。所有项合并为字节流后，一个序列分界符标签项（FFFE，E0DD）应该添加到字节流，给予 MAC 算法处理。在待签名标签列表中不能包含以下标签：①结束长度（0008，0001）和不含元素的标签，如组长度标签；②组标签号小于 0008 的标签；③与 VR 为 UN 的数据元素相关的标签；④组标签号为 FFFA 的标签；⑤MAC 参数序列的标签；⑥数据集后面的填充（FFFE，FFFC）；⑦项分界符（FFFE，E00D）。

2）数字签名过程

数字签名过程：①根据签名规则和医疗业务需要，制定待签名数据元素列表；②按照待签名数据元素列表解析 DICOM 医疗文件（包括影像）获取相应数据元素信息；③将解析得到的数据元素信息组织字节流；④采用散列函数处理字节流生成信息摘要；⑤用户私钥对信息摘要进行加密；⑥按照 MAC 参数序列和数字签名序列的数据要求，将数字签名相关信息写入文件对应位置，数字签名结束。

3）数字签名验证过程

数字签名验证过程：①解析 DICOM 文件，获取 MAC 参数序列、数字签名序列和相关数据元素信息；②根据待签名数据元素列表按规则组织字节流；③根据MAC algorithm 属性获取散列算法，将其作用于字节流得到一个结果；④用对应的公钥解密从 Signature 属性中获取的数据，将解密的结果与上一步得到的结果进行比较，如果相等则签名的数据元素没有修改，可以用于医疗诊断，否则数据修改了，数据是否能进行医疗诊断需根据具体情况而定。

3. DICOM 标准下选择性加密

数字加密主要确保信息的机密性，选择性数字加密是将能够识别患者身份的信息进行加密，以免未授权用户访问，泄露患者的隐私。所有加密属性数据集实例都按DICOM 传输语法编码，加密和作为加密属性序列（Encrypted Attributes Sequence（0400，0500））中一项进行存储。加密序列属性的每个项都由 Encrypted Content Transfer Syntax（0400，0510）属性和 Encrypted Content（0400，0520）属性两部分组成。Encrypted Content 属性存放 DICOM 对象加密内容，它包含一个在 RFC-2630 中定义的密码消息语法的 Enveloped-data content（密封资料格式内容）类型。这个类型的加密内容是一个加密属性数据集属性，如表 3.13 所示。

表 3.13　加密属性数据集属性

| 属性名 | 标签 | 类型 | 属性描述 |
|---|---|---|---|
| Modified Attributes Sequence | (0400，0550) | 1 | 序列项包含所有在 SOP 实例加密期间主数据集中删掉或模糊值取代的属性。在解密过程中，这些属性用于恢复主数据集中原有值。仅有单一的项 |
| 在加密过程中，从主数据集中修改或删掉的属性 | | 3 | 根据具体需要，选择需要加密的属性，这里没有列出具体哪些属性。详细说明见 DICOM 标准第 15 章基本应用层机密概要属性表 |

这个实例是一个序列，序列项包含所有在 SOP 实例加密期间主数据集中被删掉或模糊值取代的属性，它通过 Encrypted Content Transfer Syntax UID 属性指定的传输语法进行编码。

1）加密规则

内容加密要求加密数据必须是密码块大小的倍数，根据 RFC-2630 定义的加密内容过程进行填充。加密属性数据类型为序列的必须加密属性的整个序列，不能仅加密序列中的某些项，而另外的项不加密。内容加密选用 AES 和 Triple-DES 中的一种，AES 密钥的长度可以是任意 RFC 允许的长度，而 Triple-DES 密钥长度为 ANSI X9.52 中定义的 168 位。

2) 加密过程

加密过程：①根据 DICOM 标准的规定和实际需要，选取一系列待加密数据元素列表；②根据选定的待加密数据元素列表，解析相应的属性信息；③待加密数据元素列表中的每个元素从数据集中清除或用模糊值取代它的值；④创建加密数据集实例，将待加密的所有数据元素添加到加密属性数据集实例的 Modified Attributes Sequence 属性序列项中；⑤加密属性数据集实例通过 Encrypted Content Transfer Syntax UID 属性指定的传输语法进行编码后，产生一个随机数作为 AES 或 Triple-DES 的密钥对其加密，将加密后的结果存储为 Encrypted Attributes Sequence 中的一个项；⑥将 AES 或 Triple-DES 的密钥用 RSA 算法的公钥进行加密；⑦数据元素 Patient Identity Removed(0012，0062)的值域设置为 Yes，将步骤⑤中使用的加密算法和步骤⑥产生的加密结果在 De-identification Method Code Sequence(0012，0064)的一个项中，在 De-identification Method(0012，0063)中存放加密过程的描述。

3) 解密过程

解密过程：①判断 DICOM 文件是否加密；②解析 DICOM 文件，获取解密相关的数据元素；③用对应的私钥解密，获得内容加密算法和密钥；④用内容加密密钥解密在 Encrypted Attributes Sequence 中的 Encrypted Content 属性的一个实例，然后用 Encrypted Content Transfer Syntax 指定的传输语法解码；⑤从上一步解码数据集的 Modified Attributes Sequence 的单项中提取所有属性，还原到相应的数据元素中；⑥将数据元素 Patient Identity Removed 的值域设置为 No，删除 De-identification Method Code Sequence 和 De-identification Method。

## 3.5.5 PKI 证书管理

PKI 证书管理主要以 HIS 为依托，采用医疗信息系统现有的机制和资源及信息安全策略而制定和实施。PKI 证书管理不仅实施和维护简便，而且能够与医院已有的信息系统紧密结合，并随着信息安全策略扩展的需要，为以数字证书为基础的信息安全技术的实施提供良好的支持平台。PKI 证书管理的设计主要涉及的组件：证书授权中心(CA)、证书注册中心(RA)、证书库和应用接口。CA 的主要功能为数字证书的制作与签发和证书黑名单的制作；RA 的主要功能为接收、验证和颁发证书；证书库功能为存储、供查询和下载证书；应用接口主要是为医疗信息系统信息安全的实施提供证书的应用途径。

## 1. CA

数字证书一般可以通过 OpenSSL 工具包颁发，通过 Windows 证书服务颁发和 CA 颁发获得。而第三种获得证书的方式是由第三方的 CA 颁发；而另外两种方式可以构建自己的 CA，一种是通过 OpenSSL 工具包来实现 CA，另一种是通过 Windows 证书服务管理构建 CA。Windows 证书服务虽然也可以构建 CA，但是由于 CA 需要与医疗信息系统紧密结合，而 Windows 证书服务构建 CA 很大程度上依赖于 Windows 系统对证书的处理，因此很难与医疗信息系统结合起来。所以本设计采用 OpenSSL 工具包来构建自身的 CA。

### 1) 根证书的制作

CA 的构建首先需要解决的是根密钥对的选取。如果根证书是从第三方权威 CA 购买的，那么可以直接作为根证书用于签发用户证书，这样获得的用户证书不仅可以用于医院内部的信息安全，而且也可以用于医院间的信息安全。如果没有证书那就需要采用 OpenSSL 工具包编程制作自签名证书作为根证书。自签名证书制作的主要过程：

(1)产生公钥密码对，分别提取公钥和私钥；

(2)将分配的证书序列号、有效期、根证书约束和用途等信息存放在数字证书结构中对应的位置；

(3)从数据库中提取制作数字证书所需的用户身份信息，作为证书的颁布者和持有者的信息存放在数字证书结构中对应的位置；

(4)采用私钥通过摘要算法对证书进行签名；

(5)将证书和私钥按照对应的类型(der 或 pem)存入数据库。

### 2) 用户证书制作与签发

用户证书的签发方式有两种：一种是通过证书请求文件制作证书并签发；另一种是直接从数据库中提取制作证书所需要的用户身份信息来制作证书并签发。这两种方式实质上是一样的，在函数上的表现只是传递的参数不一样，在函数体中后者多了一个解析证书请求文件信息的过程，但是这两种方式是根据用户证书签发的不同情况产生的，具体采用哪种方式进行证书签发，需要根据实际的需要。证书请求文件包含用户身份信息和一个公钥，通过请求文件签发证书就是解析这些信息放入数字证书结构中，并添加用户证书必要的其他信息。用户证书的制作和签发与根证书的制作基本上一致，不同的是用户证书约束和用途都是非根证书的，证书的颁发者是根证书，而且需要用根证书的私钥签名用户证书。

### 3) 证书黑名单的制作

用户证书泄密等原因导致证书不安全时，需要 CA 机构干涉，将还未过期的证书废止，并定期公布证书黑名单。用 OpenSSL 工具制作的黑名单存放在一个带有根证书签名的文件里，证书黑名单主要涉及的内容是证书序列号和证书的废止日期，这样导致黑名单在技术上不方便在医疗信息系统中公布，为了克服这一缺点，在数据库中建立了两个关系表：黑名单 cerRevL 和请求废止证书单 reqRevL。cerRevL 关系表包含字段：证书序列号（certificateNum）和证书废止日期（revokeDate）。reqRevL 关系表包含字段：请求日期（reqDate）和证书序列号。当用户使用证书时发现自己的证书可能泄漏或者用户想停止使用数字证书，用户可以向 CA 申请废除证书，在 reqRevL 添加证书序列号和请求日期。CA 通过审查确认后，在黑名单关系表 cerRevL 中加入列表废止证书的序列号和当前日期，删除 reqRevL 中该证书的记录。

2．RA

RA 的主要职能是用户接收证书申请用户信息、审查用户信息和证书的颁发。本 PKI 证书管理是在医疗信息权限的基础上进行的，而在医疗信息权限分配系统的注册验证模块中，下一级用户注册登录信息和个人基本信息后，下一级用户还并未注册成功，需要上一级用户审核用户的基本信息，如果上一级用户审核下一级用户信息通过并确认，下一级用户才注册成功具有登录权限。这样，用户在数据库中的个人信息是可信的，而这些信息是制作和签发用户数字证书所必需的。在数据库中数字证书与用户绑定了，当需要用到数字证书时，功能模块自动从数据库下载证书并使用，这部分对用户是透明的。

3．证书库

HIS 中医疗工作者用户一般数量不是很大，采用数据库实现证书库的功能就能满足医院的需求，而且可以充分利用数据库的备份和恢复机制来实现 PKI 证书管理组件中的证书备份与恢复。将 CA 制作和签发的数字证书存储在数据库中，以供信息系统用户使用。证书关系如表 3.14 所示。

表 3.14　证书（certificate）表

| 字段名 | 字段类型 | 字段描述 | 备注 |
| --- | --- | --- | --- |
| certificateNum | int | 证书序列号 | 主键 |
| certificate | ntext | 证书 | |
| privateKey | ntext | 私钥 | |
| keyFormat | int | 证书类型 | |
| userID | varchar(20) | 用户唯一标识 | |

4．应用接口

医疗信息系统是一个大型的数据管理系统，医疗数据存放在数据库中，而根据医疗业务或 PKI 模型的需要，数据库是医疗信息系统间相互提供接口的主要方式。

应用接口建立在角色访问控制的权限分配系统(访问控制策略限制用户的权限)基础上，在具体的应用模块中，我们需要从数据库中下载并使用数字证书访问应用接口。

本节主要在医疗信息标准和信息安全技术规则下，研究了基于角色的访问控制策略在医疗信息系统中的应用，密码学与 TLS 网络协议在 DICOM 文件(包括医疗数字影像)的传输与存储安全中的应用和 PKI 证书管理，并结合医疗流程和医务人员的业务，实现了权限与编码映射技术下的基于角色访问控制模型的医疗信息权限分配系统、PKI 证书管理和基于 DICOM 标准的 TLS 安全传输。

本章首先介绍医学信息与医学信息系统概述；其次系统地介绍 IHE 框架下医学信息系统的构建；然后重点介绍了几个简单信息系统构建案例；最后探讨了几种常用的医疗信息系统相关安全技术。

## 参 考 文 献

[1]　王世伟. 医学信息系统教程[M]. 北京: 中国铁道出版社, 2009.

[2]　段会龙. 医学信息相关标准分析[J]. 中国生物医学工程学报, 2008, 27(2): 206-212.

[3]　徐一新, 应峻, 董建成. 医学信息学的发展[J]. 中国医院管理, 2006, 26(3): 30-32.

[4]　董建成. 医学信息学的现状与未来[J]. 中华医院管理杂志, 2004, 20(4): 232-235.

[5]　黄晓鹏. 我国医学信息学的产生与发展[J]. 现代情报, 2006, 26(2): 25-27.

[6]　顾骏. 医学信息学的研究现状及发展趋势[J]. 医学情报工作, 2006, 27(1): 1-5.

[7]　王京. 医学信息系统在提高医疗护理质量方面的作用及意义[J]. 中国实用护理杂志, 2010, 26(30): 84-85.

[8]　数字化丛书编委会. 新世纪医院院长与医院信息化工作全书[M]. 北京: 清华大学出版社, 2001.

[9]　袁克虹, 陈自强, 贾少微, 等.基于内容的脑部MRI影像搜索的医学信息系统的研制[J]. 北京生物医学工程, 2007, (6): 612-615, 625.

[10]　鞠志英, 叶魏, 周启明. 医学影像学信息系统的构建[J]. 医学信息学杂志, 2014, 35(6): 18-22.

[11]　闪文亮. 远程医学信息系统在运行管理模式中的应用[J]. 信息与电脑(理论版), 2017, (9): 99-101.

[12]　Witting K. Health Information Exchange: Integrating the Healthcare Enterprise (IHE)[M]. London: Springer, 2015.

[13]　Ando Y, Yoshida Y, Mukai M, et al. Development and practice of ISMS at a radiotherapy hospital by using IHE integration profiles[J]. Studies in Health Technology and Informatics, 2015, 216:911.

[14]　黄基. 基于 IHE 医学影像信息系统的优化与实践 [J]. 中国卫生信息管理杂志, 2014, (1): 76-78.

[15] Zhang J, Zhang K, Yang Y, et al. Implementation methods of medical image sharing for collaborative health care based on IHE XDS-I profile[J]. Journal of Medical Imaging, 2015, 2(4): 046501.

[16] 李婧. 基于 VTK 的可视化算法实现研究[D]. 西安: 西安建筑科技大学, 2008.

[17] Schroeder W J, Avila L, Hoffman W. Visualizing with VTK: A tutorial[J]. IEEE Computer Graphics and Applications, 2000, 20(5): 20-27.

[18] 赵奇峰. 医学图像三维重建及可视化的研究[D]. 西安: 西安电子科技大学, 2009.

[19] 周振环, 王安明, 王京阳, 等. 基于 VTK 三维可视化编程[J]. 深圳职业技术学院学报, 2007, 6(3): 10-14.

[20] 吕晓琪, 任晓颖, 贾东征. 基于 ITK、VTK 和 MFC 的 DICOM 图像读写及显示[J]. 中国组织工程研究, 2011, 15(13): 2416-2420.

[21] 姜红. 基于 ITK 的 MR 脑组织图像分割方法的研究[D]. 泰安: 泰山医学院, 2009.

[22] 刘建勋. 基于 Windows 的 DICOM 标准的研究与实现[D]. 包头: 内蒙古科技大学, 2004.

[23] 张晟翀. 远程医疗信息系统中医学图像的压缩与处理技术研究[D]. 包头: 内蒙古科技大学, 2002.

[24] 张明. IHE 下医学影像数据库架构及其关键技术研究[D]. 包头: 内蒙古科技大学, 2011.

[25] 袁占花, 李祥生. 数据挖掘在医学信息系统中的应用[J]. 电脑开发与应用, 2009, 22(7): 55-57.

[26] 吕晓琪, 邓争光, 杨立东. 基于 DCMTK 实现 DICOM 医学影像文件与常见格式的转换[J]. 实用放射学杂志, 2010, 26(2): 268-271.

[27] 袁冬莉. 基于异构数据库集成技术的医院管理系统研究[D]. 重庆: 重庆大学, 2007.

[28] 吕晓琪, 刘溢淳. DICOM 网络通信协议分析以及基于 DCMTK 的储存服务类的实现[J]. 内蒙古科技大学学报, 2009, 28(3): 221-225.

[29] 江永宁. 基于 B/S、C/S 架构的混合式 PACS 系统的设计与实现[D]. 哈尔滨: 哈尔滨理工大学, 2009.

[30] 常战军. HRPS 数字化医院信息管理系统整合的研究[D]. 武汉: 华中科技大学, 2003.

[31] 吕晓琪, 黄睿芳. 基于 IHE 的放射科影像系统架构研究[J]. 内蒙古科技大学学报, 2008, 27(2): 151-156.

[32] 顾欣, 蔡铭, 谢占林, 等. 论医院 RIS 系统与 PACS 共享资源系统的实现[J]. 医疗卫生装备, 2003, 24(9): 26-27.

[33] 樊光辉, 朱维彰. 基于 DICOM 的 RIS/PACS 数字医学影像处理系统[J]. 内蒙古师范大学学报(自然科学汉文版), 2004, (1): 48-51.

[34] 章成豪, 张建国. 集成化医院信息系统[J]. 红外, 2005, (10): 38-41.

[35] 庄峻, 蒋建荣, 孙健永, 等. PACS 和 RIS 系统集成实施和应用[J]. 上海医学影像, 2003, 12(2): 84-87.

[36] Hackländer T, Martin J, Kleber K. Informatics in radiology (infoRAD): An open source framework for modification and communication of DICOM objects[J]. Radiographics, 2005, 25(6):1709-1721.

[37] 吕旭东. IHE 技术框架与医疗工作流集成[J]. 中国医疗器械信息, 2004, 10(5): 26-31.

[38] 陈嗣祺. 基于 XML 技术的电子病历应用体系的研究[D]. 杭州: 浙江大学, 2004.

[39] 伏光莲,杨延成,董守华.结构化报告的设计与开发[J].北京生物医学工程, 2006, 25(3): 304-306.

[40] 杨杰, 张静, 彭清莲. 国际疾病分类ICD-10编码与病案首页主要疾病诊断[J]. 中国医学工程, 2006, 14(1): 109-111.

[41] Law M Y. A model of DICOM-based electronic patient record in radiation therapy[J]. Computerized Medical Imaging and Graphics, 2005, 29(2/3): 125-136.

[42] 吴洁. XML 应用教程[M]. 北京: 清华大学出版社, 2007.

[43] 杨小燕, 郭文明. 基于 B/S 架构的 DICOM 结构化报告的设计与应用[J]. 中国医学物理学杂志, 2006, 23(5): 370-372, 383.

[44] 王志海, 童新海, 沈寒辉. OpenSSL 与网络信息安全——基础、结构和指令[J]. 计算机安全, 2007, (8): 114.

[45] 王亚弟. 密码协议形式化分析[M]. 北京: 机械工业出版社, 2006.

# 第 4 章　医院信息系统与电子病历

## 4.1　医院信息系统

网络技术日趋成熟，多媒体技术蓬勃发展为 HIS 的发展提供了网络层的软件、硬件支持。IEEE 下的 IEEE 802 委员会在局域网的标准制定方面已经做了卓有成效的工作，所制定的 IEEE 802 规定了局域网(Local Area Network，LAN)的参考模型及标准，即 IEEE 802.1～IEEE 802.8，因此医学信息系统也同样应遵守这些标准[1]。该网络将支持实现 HIS 的所有功能。

### 4.1.1　网络的设计方案

在 HIS 中的网络拓扑结构，主要包含：主干网、建筑物和工作组网(workgroup)、远程个人入网、与广域网的连接等。

1）主干网

其提供医院内计算机主干通信服务，要求其不仅能传输文字数据信息，还要能传输视频图像、图形、话音等信息，这就需要高速的信息流量；另外由于该信息系统中保留着患者的完整病历，要求该网络具有巨大的存储容量。

2）建筑物和工作组网

其作为楼宇内或协同工作的计算机集合的网络系统而提供网络互联服务。

3）远程个人入网

其为院外医生和其他个人办公地点提供网络服务设施。

4）与广域网的连接

其使该网可以实现国内、国外的信息传输，提供资源更多、范围更广的网络服务，这是建立 HIS 的一个重要内容。

在 HIS 的网络规划中，主干网是关键。主干网技术是指以光纤通信和新的数据封装技术为核心的高速、大容量计算机网络通信技术，为网络之间的通信提供快速高宽带信道，消除低速信道对计算机网络的限制，使计算机网络形成一个完整的有机体。主干网技术基于交换技术和虚拟网络技术。交换技术将现有网络技术的共享介质改为独享介质，从而提高了网络的速度。

在医院信息网上，既要求传输简单的数据，又要求能传输声音、图像等多媒体信息，因而要求网络有更宽的频带和更低的延迟。高速网络的延迟主要由传送延迟决定，而不是由传输速率决定(由于大量光纤的铺设，解决了传输介质的频宽，瓶颈转为交换系统的速率和频宽)。医院信息网也将采用异步转移模式(Asynchronous Transfer Mode，ATM)技术[2,3]。

ATM是实现高速网络底层的主要技术和设施，它是一种新的传输和交换数字信息的技术，是以信元为单元(53字节)在设备间进行交换[4]。其特点如下：端口间采用点对点方式连接和交换技术代替传统网络的共享媒体技术；采用定长的数据单元代替传统网络的长度可变的数据传输；采用面向连接的技术代替传统网络的路由器转发；采用嵌套式层次结构代替传统网络的长而复杂的链路层地址和网络层地址；采用逻辑子网和物理子网分离方式代替传统网络中不可分离的方式，允许构成虚拟子网。因此被推荐用于宽带综合业务数字网(Broadband Integrated Services Digital Network，B-ISDN)。运用ATM技术，是HIS的最好选择。

## 4.1.2　系统硬件的设计方案

为实现各仪器与计算机的成功通信，还必须建造合理的底层拓扑结构，设计正确的接口电路。

HIS的底层拓扑结构可采取这样的方案：从集中点计算机到高级系统采用多点网络，如图4.1所示。

这种结构充分考虑以下因素。

(1)掌握已有的各种医疗设备数据通信的通用标准及通信速率，使设计的结构能满足对信号采集、传输与处理的实时性要求。

(2)字符、图形、图像、语音等信息形式的多样性。

(3)上级医生对下级医生、护士，有检查指导工作的责任；现场医生、护士必须各司其职，紧密配合、协同工作，故应配备专用计算机(工作站)。

(4)系统的可扩展性，包括医疗监护设备从一台到多台的扩充，手术室或病房的扩充，业务由监护医疗到医院业务、行政管理的扩展，网络功能和规模由简单、特定小网扩展到医院多项业务综合的大网等，这也满足我国的国情，分阶段地、逐步地建立医疗信息网。

工作站以上采用标准网，工作站以下的各种检验、诊断、监护或治疗设备采用如图4.1所示的方式连接上网，这是自定义的网络，也是本次硬件设计的重点与难点。监护主机的主要作用在于：收集来自它所连的各台仪器的信息。监护主机配有实时操作系统，建有实时动态数据库来管理和显示它所收到的各种仪器信息。现场医生在监护主机上能够实时跟踪任意显示任意一台医疗设备或几台医疗设备所采集到的信息于一屏，并能按要求回放这些信息。为现场医生全面了解、综合分析提供方便。此外对上一级网络而言，它是一个节点，通过网络，各节点可相互联系，共享信息资源。由监护主机送入服务器的数据信息，使得各个节点可以相互查看他方的现场主机的数据信息。监护主机除可随时调用服务器中的数据，显示出数据、波形、图像及语音做监视和分析，还可指导现场医生和护士的工作。上级医生和现场医生及护士可通过网络来探讨或解决现场出现的问题。给专家提供现场或以往的数据、波形、图像等信息，使得专家犹如亲临现场。通过这些信息，可及时给出指导性意见，为最大限度地发挥专家的作用提供条件。如此，在此拓扑图的基础上，实现整个网上的计算机协同工作[5]。

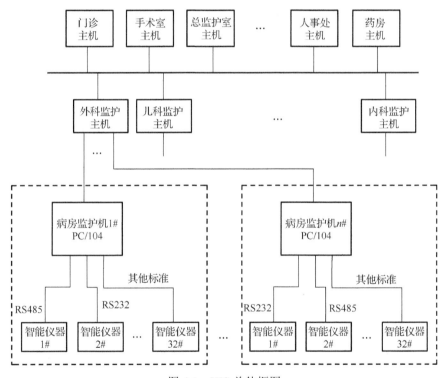

图 4.1　HIS 总体框图

监护主机选型采用 ALL-IN-ONE 型 PC/104 嵌入式工业控制计算机，之所以不使用目前国际流行的 PC 系列，就是因为 PC/104 嵌入式计算机不仅具有小型化、功耗低的特点，而且与 PC 完全兼容，能完成 PC 所能完成的任何工作。

1) PC/104 总线及其产品的特点

(1) PC/104 模块与 PC 软、硬件完全兼容。

(2) PC/104 采用模块化的设计方法，采用表面封装芯片和多层线路板(可达 10 层)

设计，体积超小（90mm×96mm×15mm）。由于全部采用 CMOS(Complementary Metal-Oxide-Semiconductor，互补金属氧化物半导体)芯片，功耗特别低(1～2W)，无须散热，可层叠，完全可以作为一种特殊"芯片"嵌入各种设备中。

(3)CPU 模块可提供 PC 的不同档次的标准化产品，便于产品的更新和升级。

(4)外围模块齐全，包括显示控制、磁盘控制、通信控制、网络控制、数据采集及控制等几百个品种的产品。

(5)所有 CPU 模块都支持固态盘(Solid State Disk，SSD)，用于取代软硬盘，并且都具有实时时钟和看门狗电路，适合工业控制环境。

(6)工作温度范围：0～70℃。

(7)绝大多数 PC/104 模块都采用+5V 电源，从而降低了系统对电源的要求。

可见，采用 PC/104 总线结构设计的产品，特别适合于那种既要 PC 的软、硬件环境，又需要模块化、标准化、小型化、低功耗设计的嵌入式应用场合[6]。

2) ALL-IN-ONE 的设计

ALL-IN-ONE 的设计是随着模块化的设计方法的出现而出现的，它是指将 PC 的基本配置全部设计在一块总线型的印制板(Printed-Circuit Board，PCB)上，包括 CPU、内存、显示驱动、打印接口(并口)、串行通信接口(COM)日历时钟，有的还包括 SSD 及看门狗定时器(Watch Dog Timer，WDT)。另外还需加上匹配基本输入输出系统(Basic Input Output System，BIOS)固件，以及总线的驱动接口。目前，ALL-IN-ONE 设计主要指 PC 的硬件功能集中于一板，而对基本的 I/O 功能没有明确的定界。ALL-IN-ONE 设计的基本思路是按照 PC 配置，将尽可能多的 I/O 功能和处理器、存储器设计在一起，并且考虑现场的应用需要。

ALL-IN-ONE 的设计把许多要在系统总线上实现的问题转移到局部总线上，甚至变为内部总线的问题。这样如总线宽度、等待控制、特殊信号的处理等就很容易实现优化设计。采用 All-IN-ONE 设计减少了构成一个总线型工控系统所需的模块数量，将原来需要三、四块模块构成的一个系统仅用一块或两块模块实现；All-IN-ONE 设计多应用了大规模集成电路、可编程门阵列、微型集成电路(Integrated Circuit，IC)、微型元器件及表面封装技术，大大减少了分力元器件及通用逻辑器件的数目，减少了焊点数，并缩短了 PCB 走线，大大提高了系统的可靠性和抗干扰能力。另外，由于外围芯片的集成，分布电容减少，可适当地提高处理器的运行时钟；由于将存储器和尽可能多的 I/O 与微处理器设计在一起，系统的指令周期中的等待状态可减少很多，CPU 能充分发挥潜力，提高运行速度。ALL-IN-ONE 设计方法还可减少总线接口的开销。

可见，ALL-IN-ONE 设计具有很大的优势。ALL-IN-ONE 设计在 PC/104 嵌入式工控机设计中得到了较广泛的应用。ALL-IN-ONE 嵌入式工控机的结构图如

图 4.2 所示。图中，Interrupt Controller 为中断控制器；DMA（Direct Memory Access）为直接存储器访问；DRAM（Dynamic Random Access Memory）为动态随机存储器；EEPROM（Electrically-Erasable Programmable Read-Only Memory）为电擦除可编程只读存储器。

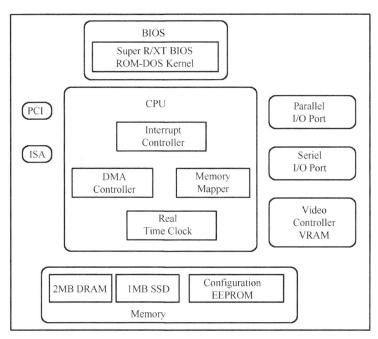

图 4.2　计算机系统框图

在本设计中，各病房的监控机采用 PC/104 嵌入式计算机，在其基本配置的基础上（CPU、内存（Memory）、基本输入输出系统（Basic Input Output System，BIOS）、串行口（Serial I/O Port）、并行口（Parallel I/O Port）、外设部件互连（Peripheral Component Interconnect，PCI）总线、工业标准体系结构（Industry Standard Architecture，ISA）总线、视频随机存储器（Video Random Access Memory，VRAM）、硬盘驱动器、SSD、键盘、鼠标、扬声器、实时时钟（Real Time Clock，RTC）、看门狗定时器等的接口），增加一块网卡，用于与上位机的通信，因为该嵌入式 PC 作为标准网上的一个节点，它不仅可用来显示与其相连的各台仪器的信息，还可作为一个桥梁将多台仪器的信息传输上网，所以网卡在本仪器中是必需的。仪器要想把自身采集的信号传输到网上，只能通过串口与嵌入式的计算机通信。要更有效地利用 PC 的资源，就要使一台 PC 能通过串口与多台仪器通信，这就提出了扩展串口的要求，并且考虑到系统的扩充性，在本设计中就要求能扩展多达 32 个串口，其类型为 RS232/422/485，用来满足不同仪器的通信特性的要求，该功能就

要由特定的用户板来完成；还要配置合适的显示屏，可考虑选择阴极射线管
(Cathode Ray Tube，CRT)类型或液晶显示器(Liquid Crystal Display，LCD)类型[7]。
将各模块组装起来，再配置相应的软件，就产生了一台多通道、多功能的小型的
监控仪器。

　　嵌入式 PC 及其功能模块价格昂贵，因此在设计的过程中，将用普通的台式 PC
代替嵌入式 PC，这是因为台式 PC 与嵌入式 PC 完全兼容。在台式 PC 与多台智能
仪器相连后，在台式 PC 上编程、开发、调试，开发成功后，在条件允许的情况下，
可将程序及应用文件一起固化到 SSD 中。

## 4.1.3　系统软件的设计方案

　　系统软件应充分利用硬件提供的资源，采用模块化的设计原则，在一个完整的
开发平台上完成系统管理、数据分析、数据处理、数据压缩、数据传输等功能。系
统软件要实现的功能如图 4.3 所示。

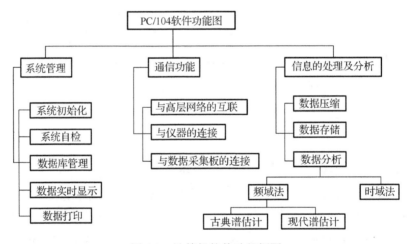

图 4.3　计算机软件功能框图

　　1)系统管理

　　在上电时，进行系统初始化、系统自检；同时具有数据打印、数据库管理、数
据实时显示等功能。操作台是用户所能直接接触到的，因此，人机界面应具有如下
特点：充分利用先进的图形工具，提供高质量的画面；用最简洁、最直观的动作完
成功能；增大实时交互信息量。

　　2)通信功能

　　该软件基于的硬件单元是整个系统的一个节点，因此，该软件向上应支持与高

层网络的互联, 向下能与各仪器互联, 由此构成整体的信息流通。要求通信软件可靠、高效。

3) 信息的处理与分析

(1) 数据压缩。

由于医学随机性和噪声背景都很强, 临床中对各种信号, 尤其对心电信号进行测量时常常需要记录很长的时间, 数据量极大。生物医学数据中常存在大量的冗余信息, 特别是心电图数据与医学成像系统的数据, 后一类是二维数据, 其数据量更大。为了减少存储容量和有利于数据传输, 需要对原始数据进行压缩而不损失诊断信息。计算机的发展为生物医学数据的压缩提供了物质基础[8]。数据压缩还是一个比较新的研究领域, 常用的生物医学数据压缩算法主要有以下几种: 参数提取法、非多余采样编码法、变换编码法、预测编码法等。在软件中, 将从压缩比和压缩精度这一对相互制约的参数综合考察, 针对不同的信号, 选择更先进、更有效的实时数据压缩算法。

(2) 数据分析。

数据分析方法如下所示。

① 频谱分析。谱分析是信号分析和信号处理的重要方法, 它一方面反映了信号本身的特点, 另一方面也是分析和处理的重要手段。谱是信号的某些特征在频域随频率的分布, 如幅度谱、相位谱、能量谱、功率谱等。快速傅里叶变换(Fast Fourier Transform, FFT)的出现使信号的频谱计算变得非常容易。FFT能快速实时地提取有效信息, 也是从信号中滤除噪声的有力手段。

② 功率谱估计。谱估计有两种, 即古典谱估计方法和现代谱估计方法, 尤其是现代谱估计方法, 有着比前者更独特的优点, 它是通过模型来研究信号特征的, 是分析和处理信号的有力工具。虽然这些不易直接寻求其生理背景, 但只要把系统的传递函数估计出来, 信号的特征就可以通过模型系数和输入白噪声的功率来表征。因此这种方法对信号的特征有较强的概括能力, 近年来在生理信号的处理中越来越广泛地得到应用[9]。

## 4.2 数据交换原理及实现

HL7 标准是医疗卫生行业不同系统之间电子数据传输交换的国际标准[10-13]。HL7标准主要用于各型医疗信息系统间的信息交换, 制定用于临床、保险、管理、行政及检验等各项电子资料的标准。HL7标准规范了临床医疗文档和医院管理信息, 降低了不同医院信息系统之间的互联成本, 提高了不同医院信息系统之间信息传递的效率[14-18]。

HL7 V3 标准是面向未来的标准，基于模型开发，解决 HL7 V2.X 版本所带来的一些问题。但是 HL7 V3 新版本会带来额外的投资，同时在应用过程中更加复杂。若要改动其中一部分内容，不仅要改变信息模型，还要修改相应消息结构的从属部分。

## 4.2.1　基于 HL7 V2.X 标准实现数据交换

基于 HL7 V2.X 标准实现数据交换的基本原理是使每个系统的数据首先转换为标准的 HL7 消息格式，按照协议的通信规则发送至接收系统，对收到的 HL7 V2.X 消息进行解析，解析成功后，接收系统将根据系统消息确认模式来对接收到的 HL7 消息进行确认。然后，将 HL7 消息转化为应用程序数据，从而实现系统间的数据交换[19-22]。

当发送系统向接收系统发送 HL7 V2.X 消息主动更新消息时，HL7 V2.X 标准要求 HL7 V2.X 消息要在接收系统得到确认。这是因为如果不加以确认，发送系统无法充分了解通信系统是否成功传送消息。同样无法肯定的是，接收应用系统在逻辑应用层对数据的处理是否成功。

1）HL7 V2.X 消息发送和接收规则

HL7 V2.X 消息发送规则如下：

(1)按照在抽象消息格式中指定的顺序构造每个字段；

(2)用字段 ID 验证每一个字段；

(3)在每一个数据字段之前加上字段分隔符；

(4)按照字段定义表中指定的顺序构造数据字段；

(5)数据字段不存在不需要字符；

(6)数据字段存在但为空值，被构造为""；

(7)如果组件、子组件不存在，则它们的分隔符可以省略；

(8)如果消息段中不存在更多的字段，则不要在消息中加入空格；

(9)必须用段终结符终止消息段。

HL7 V2.X 消息接收规则如下所示。

(1)忽略意外存在的消息段、字段、组件、子组件和重复字段。

(2)期望接收到的部分不存在，如果是可选字段不存在，则按照字段没有发送处理；如果是必选字段不存在，则在确认消息的 ERR 字段中标识出。

2）HL7 V2.X 消息传输流程

HL7 V2.X 消息的传输流程如下：发送系统发送 HL7 V2.X 主动更新消息至接收系统，接收系统将根据系统消息确认模式来对接收到的 HL7 V2.X 消息进行确认。如果是初始确认模式，如图 4.4 所示，接收系统根据接收到的 HL7 V2.X 消息状态返回应用程序确认。

如果是增强确认模式，如图 4.5 所示，此时消息确认将扩展到接收确认和应用程序确认，接收系统将发送接收确认来表明消息是否已经可靠地存储，可以免除发送系统重新发送消息，在接收系统完成对消息的处理后，将发送一个应用程序确认，以返回结果状态给发送系统[23-26]。

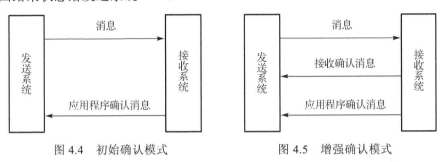

图 4.4 初始确认模式　　　　　图 4.5 增强确认模式

3) HL7 V2.X 消息传输通信环境

在所有的情况中，HL7 标准都包括在两个应用程序包之间的消息的简单交换：非请求更新和它的确认。而其下的运作模式是一种 C/S 模式。发送消息的应用程序使用事件代码来识别事务。而接收消息的应用程序所回复的消息应包含数据或者一个错误指示。发送系统应用程序将从接收端应用程序或低层软件中收到一个拒绝信号以表明它的消息没有被正确的收到。

HL7 V2.X 标准定义消息在应用程序实体和用于交换它们的过程之中交换。因此它只在 OSI 的第七层应用层进行操作，并且主要关注于数据内容和消息的内在关系，以及某些应用程序水平错误状况的传递。

HL7 标准假定通信环境将提供以下的能力[27,28]。

(1) 无错传输。应用程序假定它们能正确地收到所有传输的字节，并按它们发送时的正确次序排列。这意味着错误检查将在低层进行。但在没有收到一个确认消息的时候，负责发送的应用程序将不会假定消息已经收到。

(2) 字符转化。如果两台机器在使用不同的字符集的时候交换数据，那么通信环境将会把数据从一套字符集转化为另一套字符集。

(3) 消息长度。HL7 对于 HL7 消息的最大尺寸没有设置任何限制。标准假定通信环境在需要的时候能够传输任何长度的消息。实际上，站点可能会设定某个消息尺寸的上限。

4) 基于 HL7 V2.X 标准构建的 HL7 客户端——HL7 Client

HL7 客户端工作原理：首先，初始化网络，连接处于监听状态的 HL7 服务器；然后，解析要发送的 HL7 消息 ER7 或 XML 格式，判断发送的消息是否符合 HL7

标准；最后，发送 HL7 消息至服务器，并接收来自服务器的确认消息。HL7 Client 工作流程如图 4.6 所示。

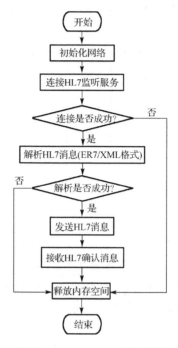

图 4.6　HL7 Client 工作流程

系统 HL7 客户端具备以下功能：

(1)建立/删除与 HL7 服务器端的连接；

(2)支持单端口和双端口通信(消息发送和接收采用不同的端口)；

(3)将客户端与服务器的连接进行存储；

(4)发送 HL7 消息并接收来自服务器的确认消息。

HL7 Client 类主要结构声明如下：

```
public class HL7 Client {
private String responseString;
public String startProvidingServiceWithSinglePort(String peerhost,
int port,String er7orxmlmsg);
public String startProvidingServiceWithTwoPorts(String peerhost,
int inboundport,int outboundport,String er7orxmlmsg);
...
}
```

其中 responseString 接收 HL7 确认消息字符串,startProvidingServiceWithSinglePort()函数使用单端口建立与服务器的连接,startProvidingServiceWithTwoPorts()函数使用双端口建立与服务器的连接,即为 HL7 消息的发送和接收各自分配一个端口号。

5) 基于 HL7 V2.X 标准构建的 HL7 服务器——HL7 Server

HL7 服务器工作原理:首先,初始化网络,并使 HL7 Server 处于监听状态;然后根据客户端的连接请求,建立与客户端的连接;最后接收来自客户端的 HL7 消息,并根据接收状态返回确认消息。HL7 Server 工作流程如图 4.7 所示。

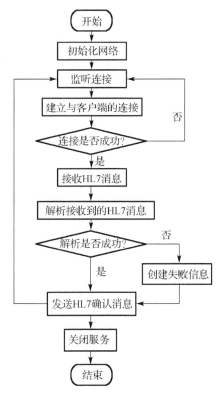

图 4.7　HL7 Server 工作流程

系统 HL7 服务器具备以下功能:

(1) 监听连接请求;

(2) 支持单端口和双端口通信(消息发送和接收采用不同的端口);

(3) 接收 HL7 V2.X 消息并保存;

(4) 回复确认消息。

因为 HL7 Server 开始运行后始终保持在监听状态，为防止程序阻塞，在具体设计过程中采用了 Java 多线程技术和线程同步技术。采用多个子线程分别用于监听连接、接收 HL7 V2.X 消息和返回确认消息，将接收到的 HL7 消息和确认消息进行显示输出。为了防止多个线程出现访问冲突，对访问对象进行上锁，保证线程同步互斥访问。

HL7 Server 类主要结构声明如下：

```
public class HL7 ServerAdvanced {
  private String receiveMsgString = null;
  private String responseMsgString = null;
  private byte[] stringLock = new byte[0];
  private int port;
  private int anotherPort;
  ...
  }
```

其中字符串 receiveMsgString 保存从 HL7 Client 接收到的 HL7 字符串消息，responseMsgString 保存发送到 HL7 Client 的 ACK 确认消息，stringLock 对字符串进行上锁操作，保证多线程对字符串同步互斥访问。

## 4.2.2　基于 HL7 V2.X 标准的 HL7 传输及处理系统设计

1) 系统功能组成

HL7 传输及处理系统主要包括 HL7 消息解析模块、HL7 客户端（HL7 Client）、HL7 服务器（HL7 Server）、HL7 消息格式转换模块四部分组成。

本系统采用 HAPI-0.5.1 开源工具包、Java 编程语言，整体采用 Java SE 开发，图形可视化界面采用 Java swing，成功实现了 HL7 消息解析、传输与消息格式转换等功能。

2) 基于 HL7 V2.X 标准的服务器 HL7 Server

（1）初始化设置 HL7 Server，如图 4.8 所示，设置监听端口号，可以选择单端口或双端口进行监听。

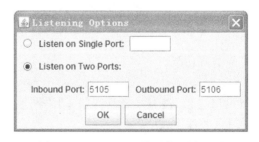

图 4.8　HL7 Server 设置监听端口号

（2）运行 HL7 Server。

初始化设置后，通过单击 HL7 Server 界面上的按钮对 HL7 Server 进行一系列操作，即开始监听、停止监听和清除服务器信息，如图 4.9 所示。

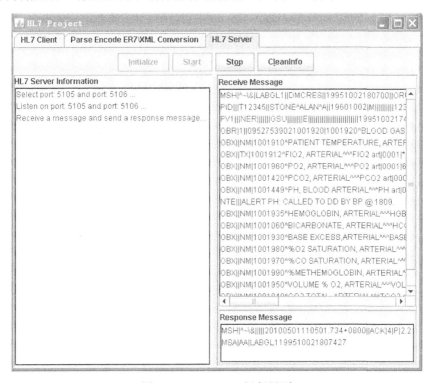

图 4.9　HL7 Server 运行界面

3）基于 HL7 V2.X 标准的 HL7 客户端 HL7 Client

（1）初始化设置 HL7 Client，如图 4.10 所示，设置 HL7 Server 的主机名（IP 地址）和监听的端口号，可以选择单端口或双端口进行连接。

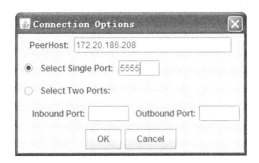

图 4.10　HL7 Client 设置 HL7 Server 的主机名和监听端口号

(2)运行 HL7 Client。

当 HL7 Client 与 HL7 Server 建立连接后，可以通过 HL7 Client 向 HL7 Server 发送 HL7 消息、接收确认消息，也可以断开与 HL7 Server 之间的连接，如图 4.11 所示。

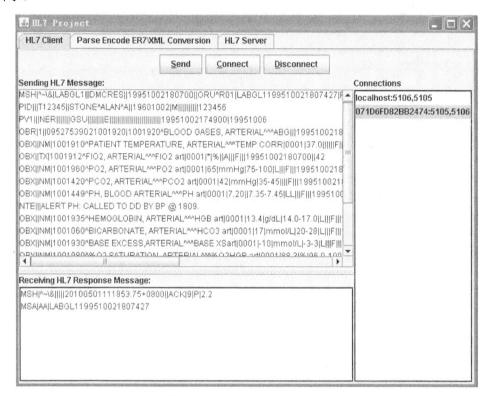

图 4.11　HL7 Client 运行界面

## 4.2.3　基于 HL7 V3 标准实现数据交换

通过消息解析和构建模块创建出符合 HL7 V3 标准的消息，然后通过消息传输模块把消息传送到接收系统中，接收系统发送响应消息到发送系统，随后接收系统对消息进行解析和后续处理，从而达到异构系统间进行消息的共享和交换[29-31]的目的。

HL7 V3 标准在消息传送过程中使用实施技术规范(Implementation Technology Specification，ITS)将消息从发送方数据库传送到接收方数据库中，具体步骤如图 4.12 所示。

(1)发送方(Sender)应用程序以自己数据库格式将信息进行存储。

(2)发送方以逻辑方式描述参考信息模型(Reference Information Model,RIM)对象图,并将其呈现在内存中。

(3)借助于 ITS 定义的算法和分层消息描述符(Hierarchical Message Definition,HMD)定义的消息形式,RIM 对象通过发送方表示为 XML 文档,例如,构建成一颗文档对象模型(Document Object Model,DOM)树。

(4)发送方通过创建一个 XML 域目录将 DOM 树进行序列化。

(5)发送方将域内容传送给接收方应用程序,这里可以使用常用的传输协议进行传输,如 TCP/IP 协议、电子邮件(Email)协议或者其他传输途径。

(6)接收方从传输层解包出 HL7 V3 域中的内容。

(7)接收方去除 HL7 V3 消息各种控制包后,通过解析器将消息解析成 DOM 树,随后利用 DOM 树解析出域内容。

(8)接收方在解析 DOM 树时是通过 ITS 逆映射来完成的,随后接收的对象也相应地被构建成 RIM 图。

(9)最终,接收方将数据以自己的数据库格式进行存储。

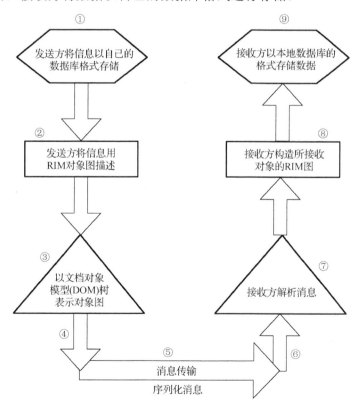

图 4.12  HL7 V3 消息交换原理

通过以上原理，HL7 V3 消息传输可以实现两种传输模式：一种是 MLLP(Minimal Lower Layer Protocol)传输模式，另一种是 JMS(Java Message Service)传输模式。使用者可以根据不同需要来进行灵活的选择。MLLP 实现方式适合医院内部子系统间进行消息传输。由于医院内部属于一个局域网，网络结构不是很复杂，也比较安全，利用 MLLP 进行传输时不仅可以达到快速高效，还可以节省维护成本。JMS 实现方式适合医院间信息系统间进行消息传输。由于医院间的网络环境比较复杂，也不安全，这就要确保消息能够正确地传输到目的网络中。HIS 间应用企业级的 JMS 方式实现，能够保证在接收端准确无误地传输消息。当网络出现故障的时候也能够对消息进行事务处理，增强系统的可靠性。下面分别予以详细介绍[32-34]。

1)MLLP 传输模式

MLLP 传输协议是基于 OSI 模型第四层的协议,这里以经典的 TCP/IP 协议实现。HL7 V3 消息传输原理如图 4.13 所示。发送者读取数据后，依照 HL7 V3 标准创建 HL7 V3 消息，创建完后经过编码传输到网络，在网络传输时根据一定的传输协议发送给接收端，接收端在接到 HL7 V3 消息后进行解析，解析成功后把需要的数据验证后进行必要处理，并给发送系统发送确认消息。

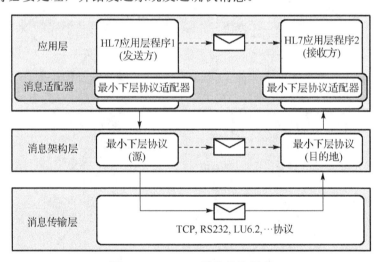

图 4.13　HL7 V3 消息传输原理

在图 4.13 中，在 HL7 V3 消息交换过程中，涉及应用层(Application)、MLLP 消息架构层(Messaging Infrastructure)和消息传输层(Message Transport)。消息适配器(Message Adapter)在应用层内部，提供与特定的消息栈的接口。消息适配器适配 HL7 消息以供消息架构层传输。消息架构层由实现特定消息传递协议的运行组件组成。消息传输层将 HL7 消息传输到相应目标。不同的应用可能使用多种传输协议 (TCP、RS232、LU6.2)，具体取决于协议与传输之间的分离程度以及其他因素。

　　MLLP 传输协议是基于传输层的 TCP/IP 协议，实现了服务器和客户端通信。传输服务器采用混合处理模式和多线程实现，接收数据和发送数据的操作作为一个线程采用非堵塞模式实现，用以提高并发效率。负责接收客户连接的线程按照阻塞模式工作，当收到客户连接时，就向 Server 注册读就绪和写就绪事件，否则进入阻塞状态。采用阻塞模式的原因是可以快速响应客户发过来的请求，使程序有更好的交互性[35,36]。实现原理如图 4.14 所示。

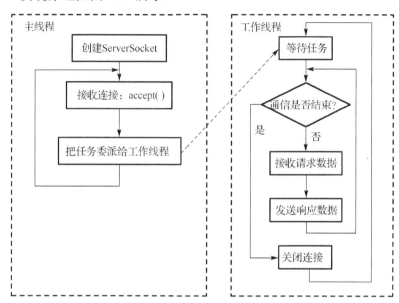

图 4.14　MLLP 服务器工作流程

　　客户端一般不需要建立与服务器的多个连接，因此一个线程，按照阻塞模式运行就可以满足要求，但是为了满足异步通信要求，使发送数据和接收数据各自独立运行，同样采用非阻塞模式实现[37-39]。创建一个线程用于读取用户输入的数据，主线程则用于发送数据和接收服务器返回的信息。

2) JMS 传输模式

　　JMS 是 Sun Microsystems 公司通过 JSR-914 项目创建的一种企业消息传送 API。JMS 自身并不是一种消息传送系统，它是消息传送客户端和消息传送系统通信时所需接口和类的一种抽象[40-43]。与 Java 数据库连接（Java Database Connectivity，JDBC）、Java 命名和目录接口（Java Naming and Directory Interface，JNDI）一样，JMS 抽象可以访问消息提供者。使用 JMS，应用程序的消息传送客户端可以实现跨消息服务器产品的移植。

　　很多面向消息的中间件（Message Oriented Middleware，MOM）厂商都参与了

JMS 的创建工作。正是由于这些厂商的参与，这个目标变得更宏大：支持消息传送机制，使其成为一个和远程过程调用(Remote Procedure Call，RPC)具有同等地位的一流 Java 分布式计算范例。它逐渐形成了具有单项优势的、健壮的规范，包括一组丰富的消息传送语义，并和简单而灵活的 API 相结合，用于将消息传送到应用程序之中。

JMS API 可以分为 3 个主要部分：公共 API、点对点 API 和发布/订阅 API。在 JMS 1.1 中，公共 API 可被用于向一个队列或一个主题发送消息，或从其接收消息[44-47]。点对点 API 专门用于使用队列的消息传送,而发布/订阅 API 则专门用于使用主题的消息传送。

在 JMS 公共 API 内部，发送和接收消息的 JMS 公共 API 接口主要有 7 个：

(1)ConnectionFactory；

(2)Destination；

(3)Connection；

(4)Session；

(5)Message；

(6)MessageProducer；

(7)MessageConsumer。

在这些公共接口中，ConnectionFactory 和 Destination 必须使用 JNDI 从提供者处获得。其他接口则可以通过连接工场(ConnectionFactory)在不同的 API 接口中创建。举例来说，一旦有一个 ConnectionFactory，就可以创建一个连接(Connection)。一旦有了一个 Connection，就可以创建一个会话(Session)。而一旦有了一个 Session，就可以创建一个消息(Message)、消息生产者(MessageProducer)和消息消费者(MessageConsumer)。这 7 个主要的 JMS 公共 API 接口之间的关系如图 4.15 所示。

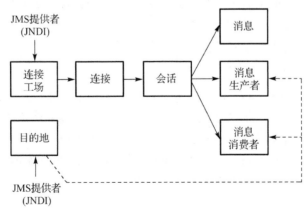

图 4.15　JMS 公共 API 接口

采用点对点消息传送模式，能够让接收者对指定消息进行一次并且仅仅一次的处理，并且利用持久化功能对出现故障后的点进行保存，待恢复功能后继续处理[48-52]。具体设计流程图如图 4.16 所示。客户端服务器采用 P2P 方式进行连接，利用连接工场设置连接域的范围，然后分别创建 HL7 V3 消息请求队列和 HL7 V3 消息响应队列，当发送者发送连接请求后，请求会依次放在 HL7 V3 请求队列中，等待接收者处理，待接收者处理完数据后把响应消息放到 HL7 V3 消息响应队列中，发送者接收接收者发来的消息。至此一个消息解析完成。

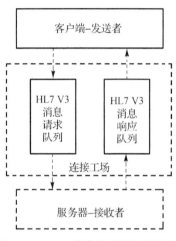

图 4.16　JMS 消息传送设计流程图

## 4.2.4　基于 HL7 V3 标准中 MLLP 和 JMS 方式验证

1）MLLP 方式验证

MLLP 传输方式是基于 TCP/IP 协议实现的，下面以创建的测试程序来验证 MLLP 方式。

（1）初始化设置 MLLP 服务器 HL7V3Server，如图 4.17 所示，设置监听端口号，默认端口号为 8561。

（2）运行 MLLP 服务器 HL7V3Server。通过单击测试界面上的按钮对 HL7V3Server 进行监听、停止监听和清除服务器提示信息等一系列操作。

（3）初始化设置 MLLP 客户端 HL7V3Client，如图 4.18 所示，设置服务器的 IP 地址和监听端口。

（4）运行 MLLP 客户端 HL7V3Client，通过单击测试界面上的按钮向 HL7V3Server 发送 HL7 V3 消息、接收确认信息和停止与服务器的连接等一系列操作。

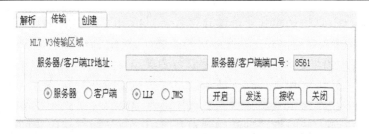

图 4.17　MLLP 服务器

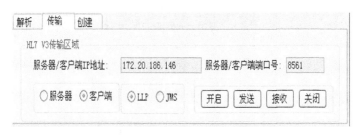

图 4.18　MLLP 客户端

　　经测试，MLLP 传输方式能够满足 HL7 V3 消息传输要求，HL7V3Server 可以接收到 HL7V3Client 发送过来的 HL7 V3 消息，并对 HL7 V3 消息进行正确性验证后解析出 HL7 V3 消息。

　　2) JMS 方式验证

　　JMS 传输方式是基于提供 Java 消息服务实现的，下面以创建的测试程序来验证 JMS 传输方式。

　　(1) 首先对 JMS 服务器进行配置，这里使用 jndi.properties 配置文件和 activemq.xml 配置文件共同配置。其中 jndi.properties 配置文件主要配置应用程序所需要的 JMS 服务器基本信息和使用的队列信息；activemq.xml 配置 JMS 服务器的配置信息，主要配置的信息包括分发策略和恢复策略。配置完成后开启服务器进入监听状态。默认监听端口为 61616。

　　(2) 初始化设置 JMS 接收端 HL7V3JMSReceiver，设置接收端的监听端口号，如图 4.19 所示。

　　(3) 运行 JMS 接收端 HL7V3JMSReceiver。通过单击测试界面上的按钮对 HL7V3JMSReceiver 进行监听和停止监听等一系列操作。

　　(4) 初始化设置 JMS 发送端 HL7V3JMSSender，设置发送端的 IP 地址和监听端口，如图 4.20 所示。

　　(5) 运行 JMS 发送端 HL7V3JMSSender，通过单击测试界面上的按钮向 HL7V3JMSReceiver 发送 HL7 V3 消息和接收确认信息等一系列操作。

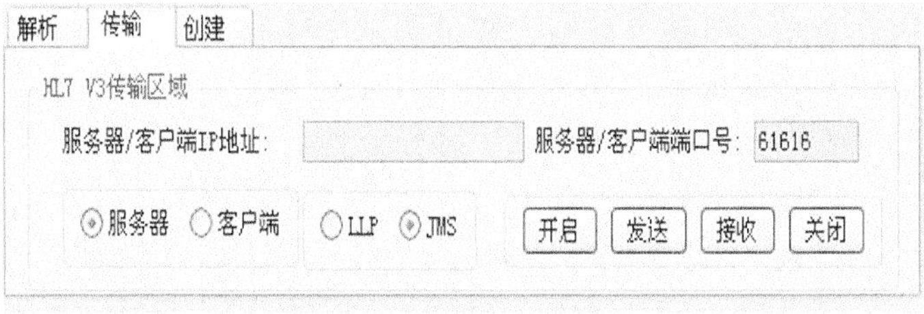

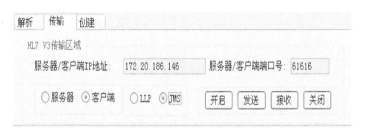

图 4.19　JMS 发送端

图 4.20　JMS 接收端

经测试，JMS 传输方式能够满足 HL7 V3 消息传输要求，HL7V3JMSReceiver 可以接收到 HL7V3JMSSender 发送过来的 HL7 V3 消息，并对 HL7 V3 消息进行正确性验证后解析出 HL7 V3 消息，同时 HL7V3JMSReceiver 发送确认消息给 HL7V3JMSSender。

# 4.3　基于 HL7 CDA 标准的电子病历构建

## 4.3.1　HL7 CDA 标准

### 1. HL7 CDA 标准简介

HL7 临床文档架构（Clinical Document Architecture，CDA）的制定是以交换文档为目的，是一种指定结构和语意的文档标记标准[53,54]，有以下特点。

（1）持续性。CDA 文档主要是用来规范患者的病历信息的，那么 CDA 文档不是一次性的 HL7 消息，是需要反复使用的，这就需要 CDA 文档在一定的范围和时间内保持不变。

（2）可操作。CDA 文档是需要被某个人或组织维护的，例如，医生修改或者续写病历，医院对病历进行存档和调用等。

（3）可鉴定。CDA 文档是具有法律意义的，是可以被用作证据使用的。

（4）整体性。CDA 文档是一个完整的对象，不是被分割开的部分对象。

(5)可读性。CDA 文档是可以被人或机器所阅读的。

临床文档是一个完全的信息对象的定义，它包括文本、图像、声音和其他多媒体内容[55,56]。其具有以下三个特性。

(1)标记 CDA 用的是 XML 语言。

(2)CDA 标准继承了 HL7 标准中的参考信息模型和 HL7 标准第三版的数据类型。

(3)完整的 CDA 文档具有三层的层级结构，这个层级体现了 CDA 文档的结构特性。

CDA 是医院病历、医嘱和药方等文档的交换标准。CDA 标准中没有规范这些文档中的具体内容，而这些文档的具体内容在 HL7 标准的参考信息模型中已经定义了，CDA 标准只对需要交换的临床文档的结构和语意制定了规范。CDA 可以利用多用途互联网邮件扩展(Multipurpose Internet Mail Extensions，MIME)技术和 HL7 消息为载体进行传输。虽然此规范指定了如何在 HL7 消息中打包 CDA 文档，但承载 CDA 文档的 HL7 消息的规范在标准中没有定义。CDA 标准中也没有指定文档由谁来管理，可以由医院、保险机构或者是其他卫生组织来管理[57-59]。

CDA 是一个医疗文档传输时所必须遵从的框架，CDA 同时具有语法和语义支持。CDA 对语法的支持是通过对所有的医疗文档进行仔细分析后生成一个标准框架，使得医疗文档具有良好的互通性。对语义的支持通过使用统一的术语标准和值域，如 LOINC(Logical Observation Identifiers Names and Codes)、SNOMED CT(Systematized Nomenclature of Medicine-Clinical Terms)等，才能实现语义的互操作。因此，CDA 可以同时实现语义和语法的互操作，这才是真正的互操作。

2. HL7 CDA 文档结构

一个CDA文档(Document)由一个文档头和一个文档体组成，分别是"CDA Header"和"CDA Body"。CDA Header确定了文档的分类，提供了文档信息、受访数据、服务提供者和服务接受者等。文档信息标识了文档，定义了机密性状态，描述了与其他文档的关系，在电子病历系统应用中主要表现为电子病历的类别、病案号、管理机构等信息；受访数据描述了文档受访开始，在电子病历系统应用中主要表现为疾病的描述，如主诉、病史、诊断、诊疗计划等；服务提供者包括了鉴别文档人的信息，获取文档复制人的信息，文档生成者和录入者信息等，在电子病历系统应用中主要表现为主治医生信息、记录医生信息、审核人信息等；服务接受者包括患者，其他有意义的参与者，和可能产生部分内容的设备，在电子病历系统应用中主要表现为患者信息、患者家属信息、检查设备信息等。CDA Body中所包括的是详细的临床报告，它可以是一个非结构化的大型二进制对象，也可以由结构化体(Structured Body)组成[60-62]。CDA文档结构如图4.21所示，结构化体被封装成多个可递归嵌套的文档部分(Section)，每个部分可以包含一个单独的叙述块(Narrative Block)。在叙

述块中，包含临床陈述块（Clinical Statement），而临床陈述块包含任意数量的CDA
条目（Entry）。同样，条目中包含任意数量的代码（Code）。

CDA level 的建立是为了区分一个交换内容中的临床文档可以被计算机处理
的程度。第一级（Level 1）：CDA 实例需要满足 CDA R2 标准的校验需求，不强
制使用任何 Entry 和 Section 元素。第二级（Level 2）：在第一级基础上，指定需
要强制使用 Section 元素。第三级（Level 3）：在第二级基础上，指定需要强制使
用 Entry 元素[63,64]。

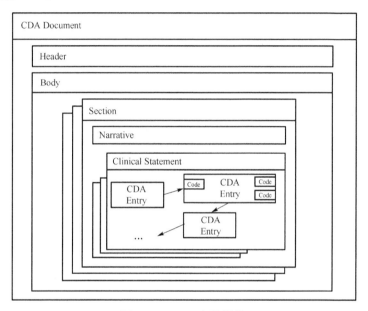

图 4.21　CDA 文档结构

3. HL7 CDA 文档头

CDA 文档头的目的是将文档看作一个整体来设置内容，使临床文档在机构内部
及其之间进行交换，不仅方便了临床文档管理，还简化了将患者临床文档的信息录
入其终身电子记录的过程。

CDA 文档由<ClinicalDocument>开始，以</ClinicalDocument>结束，中间包括
文档头和文档主体。文档头处于<ClinicalDocument>和 <StructuredBody>之间，对文
档进行标识和分类，其中包含鉴定、就诊、患者和相关服务提供者的相关信息。

4. HL7 CDA 文档体和节

1）非结构化的文档体

CDA 中的 <NonXMLBody>容器包含一个非 XML 格式的文本文档。

CDA <NonXMLBody>不是编码数据类型，它仅用于引用存储在 CDA Level 1 文档外部的数据。要在 XML 文档中合并 non-xml 数据，需要一个能识别 MIME 多媒体文件类型的工具。

2）结构化的文档体

CDA <Structuredbody>出现在<component>元素中。所有 CDA 文档要么有一个 <Structuredbody> 元素，要么有一个 <NonXMLBody> 数据段。<Structuredbody>包含一个或多个<section>元素。<Structuredbody>有一个可选的局部标识，一套可选的机密性状态标记和一个可选的生产源。语言字符集是由 xml:lang 属性指定的。

3）结构化的文档节

<section>是一个包裹其他容器的容器。一个<section>可以在<Structuredbody>中出现，也可以在另一个<section>中嵌套出现。<section>有一个可选的<caption>元素，接着是嵌套的<section>元素和结构，再接着是可选可重复的<entry>元素。每个<section>有一个可选的局部标识，一个可选的机密性状态标志，一个可选的生产源。人类语言字符集是由 xml:lang 属性指定的。

CDA <caption> 是一个容器的标签。<caption> 元素可以在 <section>、<paragraph>、<list>、<item>或<table>元素中出现。<caption>元素包含纯文本或链接，可以用<caption.styleCode>元素来编码。<caption.styleCode>是可选的，不可重复的，必须在<caption>的第一个元素位置出现。

4）编码的数据项

CDA<entry> 将 HL7 认可的编码方案插入 CDA 文档。当没有 HL7 认可的编码值存在时，可定义局部的编码。<entry>在 CDA Level 1 中可以自由使用，其主要目的是便于文档索引、查找和修补。

<entry>可以出现在<section>、<content>或表格单元<td>中。一个<entry>包含一个可选的实例标识<entry.id>，一个值定义为 HL7 概念描述数据类型的<entry.value>。每个<entry>有一个可选的局部标识，一个可选的机密性状态标志和一个生产源。<entry.value>元素可以明确地参考一个文档内部的其他支持的代码。这个过程包括：

（1）给包裹需要参考的文本的元素指派一个 XML ID 属性；

（2）概念描述符（Concept Descriptor，CD）数据类型的源文本属性（originalText）参考到适当的 ID 属性；

（3）<entry.value>元素可以定位在文档的任何合法位置。

5. CDA 文档和 HL7 消息的联系

CDA 以交换信息为目的，明确了临床文档的结构和语义(如出院总结、过程记录等)。目前范围已经扩大到了应用层(例如，用 CDA 来进行实验室结果报告或处方交换)。用户经常会对 HL7 文档和 HL7 消息之间的界限，即什么时候使用文档，什么时候使用消息这一问题产生疑问。这个问题是有些模糊的地方，但是消息流是暂时的、以触发事件为基础的、非持续性的；而文档是可持续的、整体的、经过临床医生鉴定的、可阅读的[65-68]。

## 4.3.2　基于 HL7 CDA 标准的电子病历模型设计及技术研究

CDA 的内容模型由五个类组成：实体类、角色类、参与类、动作类和关系类[69-71]。实体类表示参与医疗保健的物理物体和生命体，如人、检查材料和检查仪器等。角色类用于实体在参与动作时担当的角色，如医生、患者和患者家属等。参与类表示动作执行期间的相关内容，如动作执行者、动作的对象和实施地点等。动作类表示医疗过程中动作的执行，该动作由一个记录文档管理和提供，如临床观察、健康状况的诊断、医疗保健的目的和治疗服务。动作关系类是表示一个角色与其他角色之间的连接，或一个动作与其他动作的连接。

结构化电子病历内容模型设计[72-74]如下。

1) 实体类设计

实体类是整个医院医疗过程的基础类，以下是实体类的属性设计。

(1) 实体域代码，表示实体参与医疗过程中的有效范围，如医院、科室、病房等。

(2) 实体类型代码，表示实体的类型，如人、检查材料和检查仪器等。

(3) 实体代码，表示一个具体实体的唯一标识符。

(4) 实体编码，采用公用编码系统对实体进行编码。它包含四个属性，分别是实体的编码值、编码系统代码、编码系统名、实体名。

(5) 实体状态码，表示一个实体的实时状态。

(6) 实体处理方式码，表示一个实体用什么样的方式保持它的持续性和有效性，如低温冷藏、高温加热等。

(7) 实体有效时间码，表示一个实体存在的时间。由开始时间和结束时间表示。实体类在具体应用中还要根据实际情况创建子类以满足不同程度的应用要求。

2) 角色类设计

每个角色都联系着两个实体，参与角色的称为参与者(Player)，提供角色范围的称为域值(Scoper)[75-77]。所以角色类是实体类的扩展，除了包括实体类中的域代码、类型代码、实体代码和实体编码，还包括以下属性[78-80]。

(1) 角色名，表示角色的姓名信息。角色姓名包括角色的曾用名和现在使用的姓名。

(2)角色性别，表示角色的性别信息。性别信息由公共编码表示，男性为"M"，女性为"F"。

(3)角色地址，表示角色在诊疗过程中的所在地信息，如患者在哪个病房、医生在哪个科室。地点信息编码目前没有统一的标准，需要各个医院根据实际情况的不同进行不同的编码设置[81-84]。

(4)角色出生日期，表示角色的出生日期信息。日期的表示方法为年/月/日。

(5)角色出生地，表示角色的出生地址信息。出生地信息也是结构化表示的，如国家、城市、县市、地区、街道等。

(6)角色家庭住址，表示角色的家庭住址信息。与出生地信息有同样的表述方式。

(7)角色婚姻状况码，表示角色的婚姻状况信息。

(8)角色民族，表示角色的民族信息。目前我国还没有统一的医疗用的民族信息代码标准，由各个医院自己制定民族信息代码。

(9)角色宗教码，表示角色的宗教信仰信息。我国尚未拟定医疗用的宗教信息代码标准，由医院自己制定。

除了上述属性，还为角色类设计了两个子类，分别是监护者类和提供者组织类[85-88]。监护者类表示的是监护者的具体信息，具有以下属性。

(1)监护者类型码，表示角色的监护类型信息，如人、学校、单位。

(2)监护者名，表示监护者的名字信息。如果监护类型为组织，则表示监护组织的名称。

(3)监护者地址，表示监护者的地址信息。继承自角色类，信息表示方式同角色出生地信息相同。

(4)监护者联系方式，表示监护者的联系方式信息。联系方式信息用结构化的方式表示，如固定电话、移动电话、Email 等。

提供者组织类表示的是提供角色的域值的信息，大多数情况表示为医院的信息，所以为提供者组织类设计了以下属性[89-92]。

(1)提供者组织号码，表示具体的一个域值对象的唯一标识符。

(2)提供者组织名，表示域值的名字信息。域值名字信息包括全名、前缀、后缀和简写名信息。

(3)提供者组织地址，表示域值的地址信息。继承自角色类，信息表示方式与角色出生地信息相同。

(4)提供者组织联系方式，表示域值的联系方式信息。与监护者联系方式表述方式相同。

(5)提供者组织产业类码，表示域值的产业类型，如公立医院、私人诊所等。

3) 参与类设计

参与类表示动作执行期间的相关内容, 如行为执行者、行为的对象和实施地点等, 所以参与类包括以下属性[93-95]。

(1) 范围码, 表示参与者在过程中的动作范围。

(2) 类型代码, 表示参与的方式。说明参与者是怎么样参与动作过程的。

(3) 功能代码, 表示参与者在过程中的职务功能, 即起到了什么作用。

(4) 参与时间, 表示参与者在过程中的开始时间与结束时间。

(5) 意识码, 表示患者或患者家属对病情的严重性的认识。

参与类还包括关联实体和参与角色两个子类, 关联实体类与参与角色类分别继承了实体类和角色类。

4) 动作类设计

为了详细地记录动作信息, 动作类里设计了以下的动作属性。

(1) 动作类型代码, 这一代码表示动作的种类。

(2) 动作号, 表示一个具体的动作对象的实例标识符。

(3) 动作编码, 是利用编码系统表示一种具体的医院活动, 如血液检查、B 超检查、彩超检查等。

(4) 动作备注, 是对动作的所有细节的具体描述, 可以是自由化的语言或者是多媒体方式的表示, 如 DICOM 医学图像、诊断录音和会诊录音等。

(5) 动作状态码, 表示动作是处于完成的、暂停的、被取消的、失败的等状态。

(6) 动作有效时间, 由动作的开始时间和结束时间组成, 表示此动作在此时间段内有效。

(7) 动作优先级代码, 表示在特殊情况下动作被预订, 将要被执行, 或者被执行了。这个属性被用于指出安排好的优先权[96-98]。

在动作类中还设计了一些子类来辅助动作类表示更全面的信息, 包括动作对象类、动作执行者类、动作策划者类和动作引用类[99-102]。

动作对象类、动作执行者类、动作策划者类继承于角色类, 具有角色类的公共属性。动作对象类主要表示在医疗过程中受到诊疗的患者信息; 动作执行者类一般表示在医疗过程中的一线操作人员的信息, 如手术者、护士等; 而动作策划者类主要表示在医疗过程中的决策者的信息, 如院长、医生、检查医师等。

动作引用类主要是用来表示在医疗过程中引用的关联动作、关联观察、关联文档和关联手续。它们具有以下的公共属性[103-106]。

(1) 关联域码, 表示关联的动作、观察、文档和手续的作用范围。

(2) 关联类型码, 表示关联的动作、观察、文档和手续的类型。

(3) 关联号, 表示一个具体的关联动作、观察、文档和手续的唯一标识符。

(4)关联编码，表示一个具体的关联的动作、观察、文档和手续的实例的公共编码系统表示。

(5)关联解释，是对一个具体的关联动作、观察、文档和手续的结果或者过程的一个大体的解释[107-111]，是自由化的文本叙述，不强加编码系统的限制。而关联文档又比其他三个类多出了两个属性，分别是数据集代码和版本号[112-115]。

5)关系类设计

关系类中包括以下两个属性。

(1)关系类型，表示是模型中两个类之间的关系。有两个可选值，分别是角色-角色关系、动作-动作关系。

(2)关系代码，表示角色和角色之间或动作和动作之间的具体关系。

这五个内容类之间的关系如图 4.22 所示。

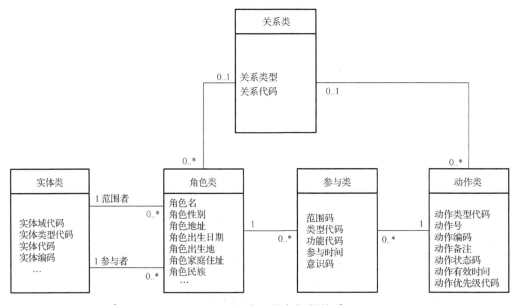

图 4.22　五个内容类之间的关系

## 4.3.3　结构化电子病历构建技术研究

1)结构化文档头的创建

文档头包括不同的属性，例如，临床文档标识符 ClinicalDocument.id，它唯一标识了文档；临床文档代码 ClinicalDocument.code，通过从 LOINC 代码组成的 CWE 值集中提取的代码，规定文档的具体种类(如病史和体检、出院总结、过程记录)；临床文档有效时间 ClinicalDocument.effectiveTime，表示创建文档的时间；临床文档机密性代码 ClinicalDocument.ConfidentialityCode，表示全部文档的机密性状态；临床文档语言代码 ClinicalDocument.languageCode，表示与文档的字符数据相对应的人类语言[116-119]。

虽然这些元素在 XML 文档中都是字符串的形式，但其数据类型是在 HL7 V3版中规定的[120-124]。如表 4.1 所示，每个数据类型都有其不同的应用形式。所以在创建文档的各个元素的时候，要判断其元素属于哪一种数据类型。例如 ClinicalDocument.id 的数据类型是实例标识符型 II，ClinicalDocument.effectiveTime 的数据类型是时间点型 TS，ClinicalDocument.ConfidentialityCode 的数据类型是等价编码型 CE。如果数据类型判断错误，则元素不能被加载到 CDA 文档头中。

表 4.1　CDA 文档数据类型

| 名称 | 符号 | 描述 |
|---|---|---|
| 数值型 | ANY | 它是一个定义所有在此范围内的数据的值，它是公共基础属性的抽象类型，说明它不属于任何具体的类。每一个具体类型都是它的实例化 |
| 布尔型 | BL | 它是用来表示布尔逻辑的二进制值。它可以为真或者为假或者为空或其他值 |
| 封装型 | ED | 此数据类型主要用于 HL7 标准范围外，表示说明或更深层的机器处理 |
| 字符串型 | ST | 它是一个文本数据，主要为了机器的数据处理（如分类、索引、叙述等） |
| 概念描述型 | CD | 对用编码系统定义的内容进行引用。其中包含编码值、编码系统代码、编码系统名称、编码值的具体名称等信息 |
| 简单编码型 | CS | 它用来表示只有一项编码值不是预先确定的最简单形式的编码数据。它用来表示一个具有单一的 HL7 定义集的编码属性 |
| 等价编码型 | CE | 被编码数据构成一个编码值，可选择 |
| 编码字符串型 | SC | 可能有一个附加码的字符串类型数据 |
| 实例标识符型 | II | 一件事情或对象的唯一的标识符。例如，标识 HL7 参考信息模型对象、标识治疗记录的 ID、标识命令、标识服务种类项目等 |
| 通信地址型 | TEL | 通过 URI（Universal Resource Identifier）来指出一个被指定的资源的位置。TEL 通常用来指定一个可取的资源，如 Web 页面、电话号码、Email 或者一些其他的经 URI 指定的资源 |
| 邮政地址型 | AD | 它用来指定家庭或办公地点的邮寄地址。它通常由一系列地址组成，如街道、邮箱、城市、邮编、国家等 |
| 实体名称型 | EN | 它用来表示一个人、组织、地点或事情的名称。它将一个完整的实体名分成几部分来表示，如一个人的姓、名字、前缀和后缀等 |
| 对象标识符型 | OID | 用一个全球唯一的字符串来表示一个 ISO 的对象标识符。对象标识符由纯数字组成，如 "2.16.840.1.113883.3.1" |
| 人名型 | PN | 用来表示当实体为人的时候的实体名称 |
| 组织名称型 | ON | 用来表示当实体为一个组织的时候的实体名称 |
| 整数型 | INT | 表示一些可枚举的准确的整数，如−50、7、19、23、50、461379 等。整数是离散的，整数集是无穷大的但也是可列集 |
| 实数型 | REAL | 表示一个实数 |

续表

| 名称 | 符号 | 描述 |
|------|------|------|
| 比值型 | RTO | 表示一个商值,由分子和分母组成,分子和分母的公约数不能约去。RTO 数据类型不是简单的结构化的数字。举个例子,血压测量值(如"120/60")就不是比值型数据 |
| 物理量型 | PQ | 表达测量结果的容量计量数 |
| 时间点型 | TS | 说明一个时间点,这个时间点是在自然的时间轴上的。时点型数据的表示形式是日历型 |

确定每个文档元素对象的数据类型后,就要利用内容类和其子类实例化每个文档元素对象。对象实例化成功后,利用标准窗口小部件工具箱(Standard Widget Toolkit,SWT)中的文本框接收字符串数据,然后将需要的字符串转换成其相应的数据类型,最后将数据添加到文档元素对象中,还要通过 **CDAXMLProcessor** 类进行 XML 转换。

(1)创建 CDA 文档关键部分的程序代码。

```
//创建 CDA 文档元素对象
ClinicalDocument doc = CDAFactory.eINSTANCE.createClinicalDocument();
CE code = DatatypesFactory.eINSTANCE.createCE();
ST title = DatatypesFactory.eINSTANCE.createST();
TS effectiveTime = DatatypesFactory.eINSTANCE.createTS();
…
//创建文档元素
```

在每个文档元素对象创建后,还要对一些元素进行嵌套来实现标准结构的电子病历文档。为了完成嵌套功能,为每个文档元素类都添加一个 set 函数,用来将子节点元素的属性信息添加到上一级节点中。

(2)创建 CDA 文档关键部分的程序代码。

```
//接收字符串数据
II id = DatatypesFactory.eINSTANCE.createII();
idstyledText.addModifyListener(new ModifyListener() {
public void modifyText(ModifyEvent arg0) {
id.setRoot(idstyledText.getText());}});
//将对象子节点添加到上一级节点中
doc.setId(id);
//各级子节点元素对象进行嵌套
RecordTarget recordTarget = CDAFactory.eINSTANCE.createRecordTarget();
doc.getRecordTargets().add(recordTarget);
PatientRole patientRole = CDAFactory.eINSTANCE.createPatientRole();
recordTarget.setPatientRole(patientRole);
II patientId = DatatypesFactory.eINSTANCE.createII();
patientRole.getIds().add(patientId);
```

```
Patient patient = CDAFactory.eINSTANCE.createPatient();
patientRole.setPatient(patient);
patientname = DatatypesFactory.eINSTANCE.createPN();
patient.getNames().add(patientname);
…
//保存文档
CDAUtil.save(doc, System.out);
```

文档头创建结果示例：

```xml
<?xml version="1.0" encoding="UTF-8"?>
<?xml-stylesheet type="text/xsl" href="CDA.xsl"?>
<ClinicalDocument xmlns="urn:hl7-org:v3" xmlns:lab="urn:hl7-
org:lab" xmlns:xsi="http://www.w3.org/2001/XMLSchema-instance"
xsi:schemaLocation="urn:hl7-org:v3 ../schemas/CDA.xsd">
<typeId root="2.16.840.1.113883.1.3" extension="POCD_HD000040"/>
<id extension="999123" root="1.3.6.4.1.4.1.2835.1"/>
<code code="11502-2" displayName="LABORATORY REPORT.TOTAL" codeSystem=
"2.16.840.1.113883.6.1" codeSystemName="LOINC"/>
<title>Compte rendu d'analyses médicales du laboratoire Hexalis
</title>
<effectiveTime value="20050303171504"/>
<confidentialityCode code="N" codeSystem="2.16.840.1.113883.5.25"/>
<setId extension="999021" root="1.3.6.4.1.4.1.2835.1"/>
<versionNumber value="1"/>
<recordTarget>
    <patientRole>
        <id extension="12345" root="2.16.840.1.113883.3.933"/>
            <addr>
                <streetAddressLine>16 rue Montbrillant</street
                AddressLine>
                <city>LYON1</city>
                <postalCode>69003</postalCode>
            </addr>
<patient>
    <name>
            <prefix>M.</prefix>
            <given>LOIC</given>
            <family>BRIGANDAT</family>
    </name>
```

```
<administrativeGenderCode code="M"
codeSystem="2.16.840.1.113883.5.1"/>
            <birthTime value="19600127"/>
        </patient>
    </patientRole>
</recordTarget>
```

2) 结构化文档体的创建

文档体中有临床报告,报告既可以是非结构化的文字也可以是结构化的标识。结构化文档体是由<StructuredBody>开始和结束的,可细分为一个个的文档节,即Section。文档节包括不同的属性,例如,文档节标识符 Section.id,仅表示文档节的含义;文档节代码 Section.code,规定了文档节的特殊种类(如患者主诉、过敏、不良反应、系统反馈等),从 LOINC 中选取代码;文档节标题 Section.title,表示 human readable 文档节的标签;文档节文本 Section.text 是上述的"叙述性模块",包括 human readable 文档节的内容。叙述性模块可以根据用户的需要进行格式编辑。<content>元素是用来包含一个文本的一节字符串的,所以被它包裹的内容是可以用来做外部引用的,<content>元素可以递归嵌套。<linkHtml>元素是一个定位元素,和超文本置标语言(Hyper Text Markup Language,HTML)中的锚点标签类似,但是不完全一样,它是用来表示引用的内部或者外部的关联文档的。<sub>和<sup>元素分别是用来表明上标和下标的。<br>元素是用来表示换行的。<footnote>是用来表明脚注的。<renderMultiMedia>是用来表示引用的外部多媒体信息的。<paragraph>元素和 HTML 中的 paragraph 相似,它包含一个可选择的必须出现在字符数据之前的标题。<list>元素和 HTML 中的 list 相似,它也包含一个标题元素和若干个项目元素。<table>元素和 HTML 中的 table 相似,是为了更清晰地表现一些特殊的数据。<caption>元素是一个段落、表单、表单项、表格或者表格单元的标签[125-129]。

创建 CDA 文档体关键部分的程序代码如下。

文档 Section 举例:

```
<section classCode="DOCSECT">
<templateId root="1.3.6.1.4.1.19376.1.3.3.2.1"/>
<code code="18725-2" codeSystem="2.16.840.1.113883.6.1"
codeSystemName="LOINC" displayName="Microbiology Studies"/>
 <title>Public Health Laboratory Report</title>
   <text><table>
            <thead ID="T1">
              <tr>
```

```
            <th>Species</th>
            <th>Comments</th>
            <th>Date</th>
          </tr>
        </thead>
        <tbody>
          <tr>
            <td>Salmonella enterica group E</td>
            <td></td>
            <td>2009-03-06</td>
          </tr>
        </tbody>
      </table>
  </text>
```

CDA 条目（Entry）录入是为进一步进行计算机处理而提供的结构化内容（如决策支持应用程序）。它是实现结构化文档的关键。它们对文档节中文本 Section. text 字段的一些叙述性内容进行了编码，编码采用的是 HL7 推荐的国际疾病分类 ICD-10、临床术语 SNOMED CT、LONIC 的编码系统，这样便把自由化的文本转化成结构化的文本，便于病历的分析和利用。CDA 文档条目中的属性关联如图 4.23 所示，在过去史 Section 中，Section.text 描述了一个患者曾患有哮喘，则在 Entry 中分别通过观察类中的 Observation.code 元素和 Observation.value 元素描述了"感染历史"和"哮喘"，并通过 Section.text 中<content>元素的 ID 属性和 Observation.value 元素中的<originalText>元素将叙述性内容和被编码实现的结构化内容关联起来。

```
<section>
        <code code="10153-2" codeSystem="2.16.840.1.113883.6.1"
          codeSystemName="LOINC"/>
        <title>Past Medical History</title>
        <text>
There is a history of <content ID="a1">Asthma</content>
        </text>
        <entry>
            <Observation>
                <code code="84100007"
                    codeSystem="2.16.840.1.113883.6.96"
                    codeSystemName="SNOMED CT"
                    displayName="history taking (procedure)"/>
                <value xsi:type="CD" code="195967001"
                    codeSystem="2.16.840.1.113883.6.96"
                    codeSystemName="SNOMED CT"
                    displayName="Asthma">
                        <originalText>
                        <reference value="#a1"/>
                        </originalText>
                </value>
            </Observation>
        </entry>
</section>
```

图 4.23　CDA 文档条目中的属性关联

两个条目之间的语义关系在 entryRelationship.typeCode 中定义，其中包括一个

HL7 定义的代码 CNE（Coded, No Extensions）值集。CDA 规范中允许临床陈述中的任何条目都可以通过使用列举出的关系类型来与其他行为建立关系，即使在很多情况下会产生一些无意义的关系。CDA 条目的关系类型如表 4.2 所示。

表 4.2　CDA 条目关系类型

| CDA 元素\<entryRelationship>类型 | | |
| --- | --- | --- |
| CDA 条目 | CDA 条目含义及中文解释 | 举例 |
| CAUS | (is etiology for) 病因学关系 | |
| COMP | (has component) 整体-部分关系 | |
| GEVL | (evaluates) 评估 | |
| MFST | (is manifestation of) 表现 | 荨麻疹是青霉素过敏的表现 |
| REFR | (refers to) 参考 | |
| RSON | (has reason) 接收服务的原因 | 胸痛 (平板运动测试) |
| SAS | (starts after start) 顺序发生的 | 胸痛之后，发汗 |
| SPRT | (has support) 印证 | |
| SUBJ | (has subject) 修饰 | "持续严重" 形容胸痛 |
| XCRPT | (is excerpt of) 摘录，引用 | |

　　下面一段 XML 文档是对使用条目关系类型的举例，是家族病史的观察集。第一个观察 observation 的值 observation.value 表示患者患有心肌梗死（Myocardial Infarction，MI）。observation.subject 编码为 "FTH"，表示得过心肌梗死的是患者的父亲。如果察看录入关系类型，则会发现有一组嵌套的死亡观察。参与者也传送到了这个嵌套的关系中，带有 "CAUS" 的录入关系类型代码 entryRelationship. typeCode 表示心肌梗死是导致其父亲死亡的原因。这样就完成了将自由化文本转化成结构化的文本。

```
<entry>
<observation classCode="OBS" moodCode="EVN">
<code code="84100007" codeSystem="2.16.840.1.113883.6.96"
codeSystemName="SNOMED CT" displayName="history taking (procedure)"/>
<effectiveTime value="1970"/>
<value xsi:type="CD" code="22298006" codeSystem="2.16.840.1.113883.
6.96" codeSystemName="SNOMED CT" displayName="MI"/>
<subject>
    <relatedSubject classCode="PRS">
    <code code="FTH"/>
    </relatedSubject>
</subject>
<entryRelationship typeCode="CAUS">
<observation classCode="OBS" moodCode="EVN">
```

```
<code code="84100007" codeSystem="2.16.840.1.113883.6.96"
codeSystemName="SNOMED CT" displayName="history taking (procedure)"/>
    <effectiveTime value="1970"/>
    <value xsi:type="CD"code="399347008"
    codeSystem="2.16.840.1.113883.6.96"codeSystemName="SNOMED CT"
    displayName= "death"/>
    </observation>
</entryRelationship>
</observation>
</entry>
```

3) IHE Patient Care Coordination

IHE 在医疗环境中为信息系统的集成定义了一个共同发展的技术框架，PCC(Patient Care Coordination)是其中的一个技术框架，其中包括 12 个集成模型。集成模型是确定某一个工作流和一个具体问题的解决方案。PCC 主要用于临床文档的交换。CDA Content Modules 是 PCC 技术框架中对 CDA 标准的进一步约束，从而更有利于文档的创建和交换。

## 4.3.4　结构化电子病历解析技术研究

CDA 标准采用的是 XML 语言，利用 DOM 解析技术解析出 CDA 文档，把病历信息从元素标签中提取出来并利用其特定结构，用树型控件显示[130-133]。其解析步骤如下所示。

(1) 定义一个 DOM 解析器 Parser。在这里我们使用 DOM Parser 类。

(2) 解析 XML 文档，得到一个 Document 类，用来存放解析文件。

(3) 遍历 DOM 树中的节点。

(4) 取得节点的属性值。

文档解析关键代码：

```
//遍历文档节点
NodeList nodeList = ((Node) parentElement).getChildNodes();
int nodesCount = nodeList.getLength();
List<Node> nodes = new ArrayList<Node>();
    for (int i = 0; i < nodesCount; i++) {
        Node currentNode = nodeList.item(i);
if (null != currentNode && Node.TEXT_NODE == currentNode.getNodeType()
&&"".equals(currentNode.getNodeValue().trim())) {
System.out.println(currentNode.getNodeName());
                    continue;
```

```
                }
                nodes.add(currentNode);
            }
    //获取节点属性信息
    Node node = (Node) element;
        if (null == node) {
            return super.getText(element);
                } else if (Node.TEXT_NODE == node.getNodeType()) {
                    return node.getTextContent().trim();
                } else {
    StringBuilder elementRepresentation = new StringBuilder("<");
        elementRepresentation.append(node.getNodeName());
        NamedNodeMap attributes = node.getAttributes();
        if (null == attributes) {
            elementRepresentation.append("/>");
        return elementRepresentation.toString();
    }
```

## 4.3.5　结构化电子病历验证技术研究

医生每天要写大量的病历，在填写病历过程中难免出错，为了提高医疗质量，减少医疗纠纷，需要对病历质量进行控制。

利用 XML Schema 和 MDHT 工具包中的 CDA Validator 类和 Validation Result 类来进行 CDA 文档的验证。首先读取要验证的文档，然后选择验证信息级别。用户可根据实际需要来选择打印全部信息、只打印错误和警告信息、只打印错误信息。然后选择需要验证的文档类别。本书根据需求设计了 CDA 文档和 CCD 文档的验证。其中 CCD（Continuity of Care Document）连续性护理文档是美国在 CDA 标准基础上应用在实际中提出的标准，它同 PCC 一样，在 CDA 的基础上增加了文档中的元素限制。

验证 CDA 文档关键部分的程序代码：

```
//读取 CDA 文档
ClinicalDocument doc = CDAFactory.eINSTANCE.createClinicalDocument();
//创建验证结果对象
ValidationResult result = new ValidationResult();
doc = CDAUtil.load(new FileInputStream(pathstr), result);
//选择验证文档类型
CDAPackage.eINSTANCE.eClass();
//验证文档
validate(doc);
```

### 4.3.6　结构化电子病历显示技术研究

　　最终用户(医生和患者等)关心的并不是电子病历的信息在 CDA 文档中以何种形式组织并存储,而是电子病历如何以自己习惯的格式显示。直接解析出来的 XML 文档是不利于人们阅读的,因此,用可扩展样式语言(eXtensible Stylesheet Language,XSL)对 CDA 文档的渲染来实现 CDA 文档的显示。根据病历特点,本书将患者基本信息和医生信息置于病历顶部,将主诉、家族史、既往史等患者疾病信息罗列,便于阅读。将医生自己定制的 XSL 文件以处理指令的方式加入现有的 XML 病历文档中并产生一个新的文档,这样不会破坏源文档的完整性及法律效力。XSL 显示结果如图 4.24 所示。

Good Health Clinic Consultation note

Consultant: Robert Dolin, MD

Date: April 7, 2000

Patient: Henry Levin, the 7th MRN: 12345 Sex: Male

Birthdate: September 24, 1932

**History of Present Illness**

Henry Levin, the 7th is a 67 year old male referred for further asthma management. Onset of asthma in his twenties teens. He was hospitalized twice last year, and already twice this year. He has not been able to be weaned off steroids for the past several months.

**Past Medical History**

- Asthma
- Hypertension (see HTN.cda for details)
- Osteoarthritis, right knee

**Medications**

- Theodur 200mg BID
- Albuterol inhaler 2puffs QID PRN
- Prednisone 20mg qd
- HCTZ 25mg qd

**Allergies and Adverse Reactions**

- Penicillin - Hives
- Aspirin - Wheezing
- Codeine - Itching and nausea

**Family History**

- Father had fatal MI in his early 50's.
- No cancer or diabetes.

**Social History**

- Smoking :: 1 PPD between the ages of 20 and 55, and then he quit.
- Alcohol :: Rare

图 4.24　XSL 显示结果

### 4.3.7　结构化电子病历构建系统实现

　　结构化电子病历构建系统主要包括四个功能模块:CDA 文档构建模块、CDA 文档解析模块、CDA 文档验证模块和 CDA 文档显示模块。

1）CDA 文档构建模块

CDA 文档构建模块主要完成 CDA 文档头、体、节和条目对象的构建，接收医疗过程中产生的信息并将其转化为标准类型，从而形成符合 CDA 标准的电子病历文档。CDA 文档解析模块主要用于装载不同格式的电子病历文档，并将 XML 格式的文档进行数据解析，把数据从文档中剥离出来，并利用树形控件显示。CDA 文档验证模块的主要功能是完成 CDA、CCD 文档的验证，并将错误类型、错误位置、错误级别打印出来。CDA 显示模块可以使用户根据习惯选择想要的文档显示格式来显示文档。

本系统采用 MDHT_CDATools_1.0.0 开源工具包辅助开发，采用 Java 作为编程语言，成功实现了基于 HL7 CDA 标准的电子病历构建、解析、验证与显示。由于还没有进行 CDA 标准的本地化工作，临床术语、疾病分类和文档元素标签等都是引用国际标准。系统运行界面如图 4.25 所示。系统整体采用 Java SE 开发，程序开发环境：操作系统为 Microsoft Windows 7，开发环境为 Eclipse Helios 版，工具包为 MDHT_CDATools_1.0.0，可视化界面为 Java SWT。

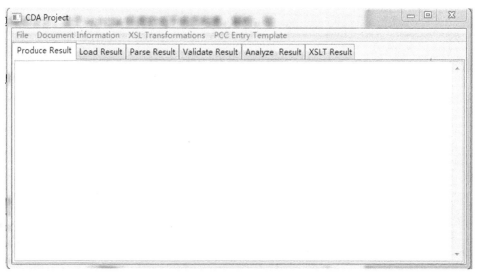

图 4.25　系统运行界面

构建基于 CDA 标准的电子病历文档可以分为以下五个步骤：构建 CDA Header、构建 CDA body、构建 CDA Section、构建 CDA Entry、构建元素信息。

单击菜单栏的 File 按钮弹出下拉菜单，选择 New 然后单击 CDA Header 就可以弹出创建 CDA Header 的对话框，在填写完文档信息、患者和医生的基本信息后，单击 Save 按钮就可以将 Header 保存到新建的文档中。构建 CDA Header 界面如图 4.26 所示，创建 CDA Header 结果如图 4.27 所示。

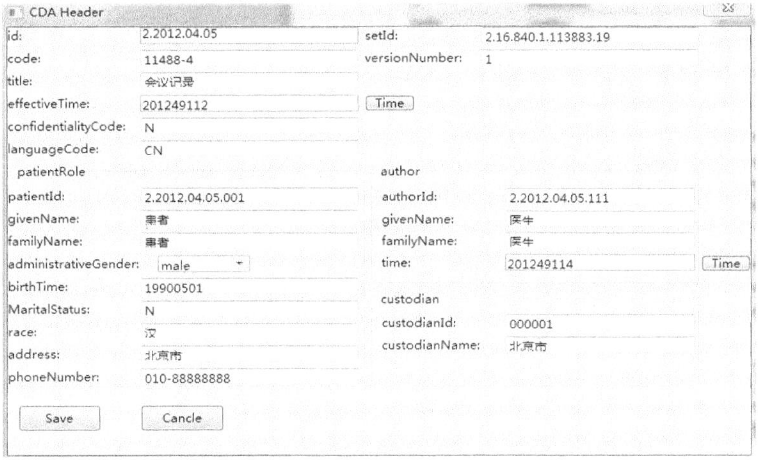

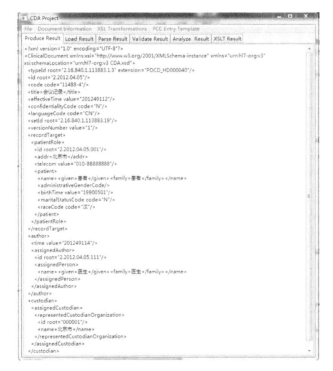

图 4.26　构建 CDA Header 界面

图 4.27　创建 CDA Header 结果

　　在构建完 CDA 文档头之后，就要建立文档体和文档节。因为结构化的文档体需要用文档节来承载病情信息，所以创建文档体的步骤就在创建文档节之前就已完毕。单击菜单栏的 File 按钮弹出下拉菜单，选择 New 选项然后单击 CDA Section 就

可以弹出创建 CDA Section 的对话框，在输入病情信息之后单击 OK 按钮就可以将
新建文档节保存到病历中。创建 CDA Section 界面如图 4.28 所示。

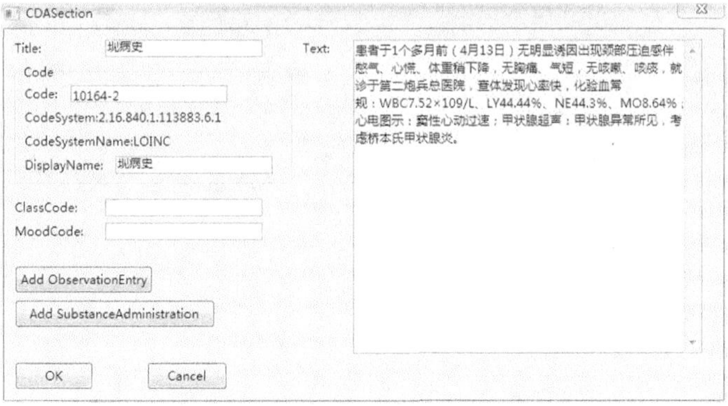

图 4.28　创建 CDA Section 界面

在图4.28所示的界面中，创建Section的文本内容时只要单击Add Observation Entry
按钮或 Add SubstanceAdministration 按钮就可以打开创建 ObservationEntry 和
SubstanceAdministration 的界面。创建 ObservationEntry 界面如图 4.29 所示，创建
SubstanceAdministration 界面如图 4.30 所示。ObservationEntry 可以用于表示大部分
结构化的文档节种类（如患者主诉、过敏、不良反应、家族史、社会史和现病史等）。
其中包括疾病名称、疾病临床表现、疾病发作时间、疾病类型及发作部位等信息。
SubstanceAdministration 多用于嵌套在用药 Section 中作为药品的结构化 Entry。其中
包括药品的药品名、服用方法、服用周期和服用剂量等信息。

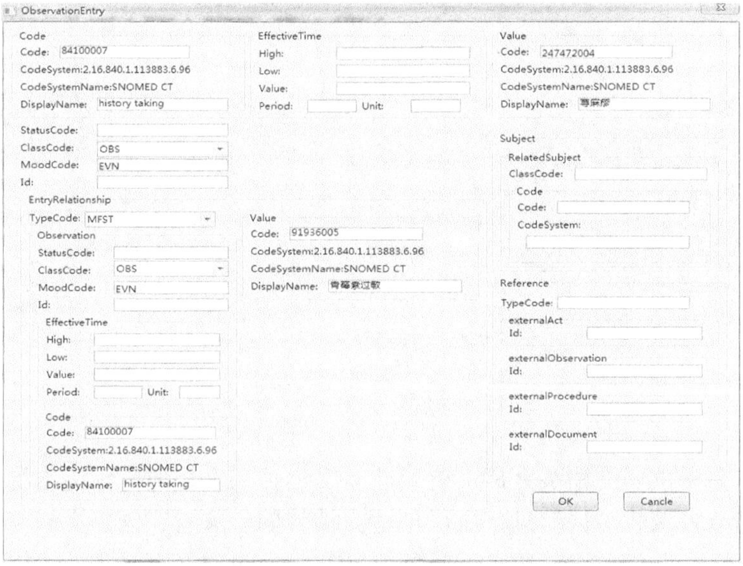

图 4.29　创建 ObservationEntry 界面

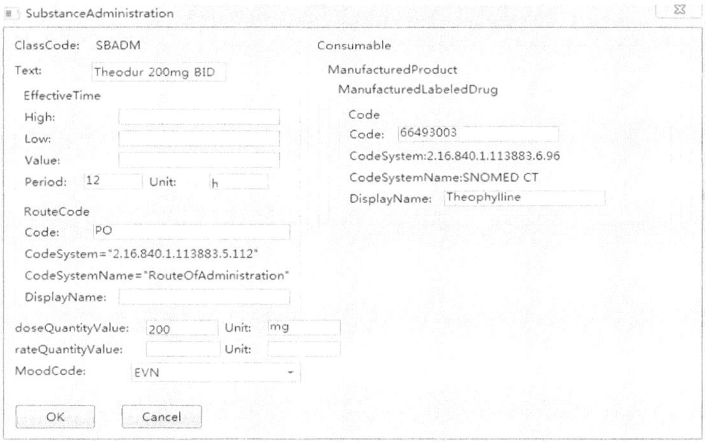

图 4.30　创建 SubstanceAdministration 界面

本书还实现了部分常用的 PCC 结构模板来辅助电子病历文档的创建，其中包括预前指示（Advance Directive）、过敏反应和不耐受（Allergy and Intolerance）、对过敏反应和耐受不良的忧虑（Allergy and Intolerance Concern）、注释（Comments）、忧虑（Concern）、外部引用（External References）、健康状态观察（Health Status Observation）、免疫接种（Immunizations）、内部引用（Internal Reference）、用药说明（Medication Fulfillment Instructions）和用药医嘱说明（Patient Medication Instruction）等模板。这样在创建的过程中有些文档元素就不必自己创建而通过结构模板可以更快地创建相应的电子病历文档，从而提高工作效率。

例如，Comment 条目结构模板如图 4.31 所示，一位患者的辅助检查结果，用于说明患者可能患有甲状腺功能亢进症时，使用 Comment 条目结构模板只输入 text 和 Reference.value 就可以完成 Comment 条目的创建，而不必再为条目添加需要的 classCode、moodCode、Code 和 statusCode 等数据。Comment 条目结构模板创建结果如图 4.32 所示。

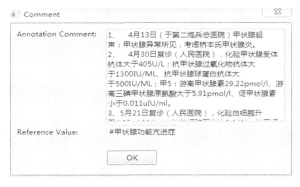

图 4.31　Comment 条目结构模板

```
- <component>
  - <structuredBody>
    - <component>
      - <section>
        - <entry>
          - <act classCode="ACT" moodCode="EVN">
              <templateId root="2.16.840.1.113883.10.20.1.40" />
              <templateId root="1.3.6.1.4.1.19376.1.5.3.1.4.2" />
              <code code="48767-8" codeSystem="2.16.840.1.113883.6.1" codeSystemName="LOINC"
                displayName="Annotation Comment" />
            - <text>
                <reference value="甲状腺功能亢进症" />
                1、 4月13日（于第二炮兵总医院）甲状腺超声：甲状腺异常所见，考虑桥本氏甲状腺炎。 2、 4月30日复诊
                （人民医院），化验甲状腺受体抗体大于405U/L；抗甲状腺过氧化物酶抗体大于1300IU/ML、抗甲状腺球蛋白
                抗体大于500IU/ML； M5：游离甲状腺素29.22pmol/l、游离三碘甲状腺原氨酸大于5.91pmol/l、促甲状腺
                素小于0.011uIU/ml。 3、5月21日复诊（人民医院），化验白细胞升至4.35×109/L、中性粒细胞百分比
                2.04%、淋巴细胞百分比78.24%、血红蛋白105g/l、血小板416×109/L1 。
              </text>
              <statusCode code="completed" />
            </act>
          </entry>
        </section>
      </component>
    </structuredBody>
  </component>
```

图 4.32　Comment 条目结构模板创建结果

2）CDA 文档解析模块

　　CDA 电子病历解析模块可以同时加载非结构化（自由叙述语言）的文本文档和结构化的 XML 文档。

　　单击菜单栏的 File 按钮弹出下拉菜单，选择 Open 选项后会弹出选择所要加载的文件对话框，选择一个文本文件后单击 OK 按钮就可以在显示框看到非结构化的病历文档。加载非结构化电子病历显示效果如图 4.33 所示。

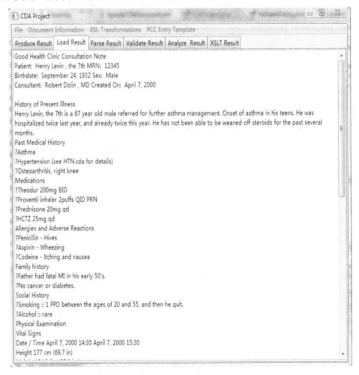

图 4.33　加载非结构化电子病历显示效果

单击菜单栏的 File 按钮弹出下拉菜单，选择 Parse 选项后会弹出选择所要解析的文件的对话框，选择后单击 OK 按钮就可以将解析结果以树型结构显示出来。加载 XML 电子病历并解析结果(图 4.34)，可以看到数据信息已经和文档标签分离，这样就可以高效地分析结构化的电子病历，对病历的归档和统计带来极大的便利。

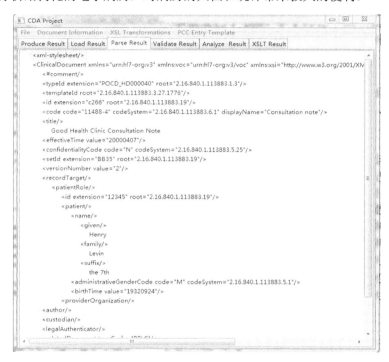

图 4.34　加载 XML 电子病历并解析结果

3)CDA 文档验证模块

单击菜单栏的 File 按钮弹出下拉菜单，选择 Validate 选项后会弹出验证文档的界面，CDA 电子病历验证界面如图 4.35 所示。

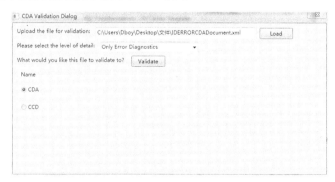

图 4.35　CDA 电子病历验证界面

首先读取要验证的文档，在选择验证信息级别和需要验证的文档类别之后，单击 OK 按钮就可以将验证结果显示出来，CDA 电子病历验证结果如图 4.36 所示。图中第一列是根据 XML Schema 文件创建的验证模型类型；第二列是错误类型，本例中只有错误而没有警告和通知信息；第三列显示的是错误的具体内容和位置。

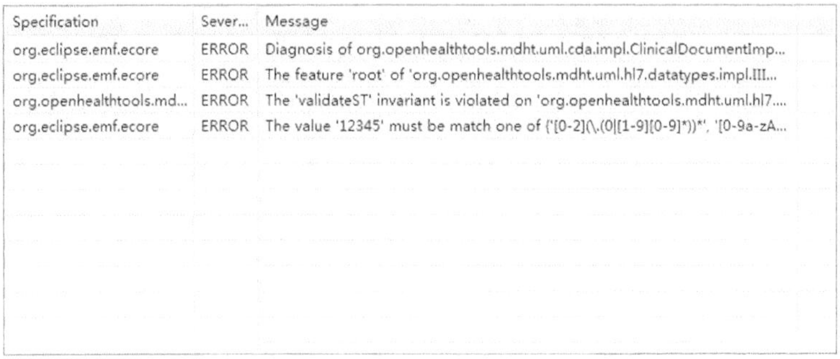
Specification
Sever...
Message
org.eclipse.emf.ecore
ERROR
Diagnosis of org.openhealthtools.mdht.uml.cda.impl.ClinicalDocumentImp...
org.eclipse.emf.ecore
ERROR
The feature 'root' of 'org.openhealthtools.mdht.uml.hl7.datatypes.impl.III...
org.openhealthtools.md...
ERROR
The 'validateST' invariant is violated on 'org.openhealthtools.mdht.uml.hl7....
org.eclipse.emf.ecore
ERROR
The value '12345' must be match one of {'[0-2](\.(0|[1-9][0-9]*))*', '[0-9a-zA...

图 4.36　CDA 电子病历验证结果

4) CDA 文档显示模块

单击菜单栏的 XSL Transformations 按钮弹出下拉菜单，选择 Load Document 选项后会弹出选择需要显示的病历的对话框，选择完病历之后，单击菜单栏的 XSL Transformations 按钮，弹出选择需要的 XSL 样式表单，单击 OK 按钮就可以将病历显示出来，XSL 显示电子病历效果如图 4.37 所示。

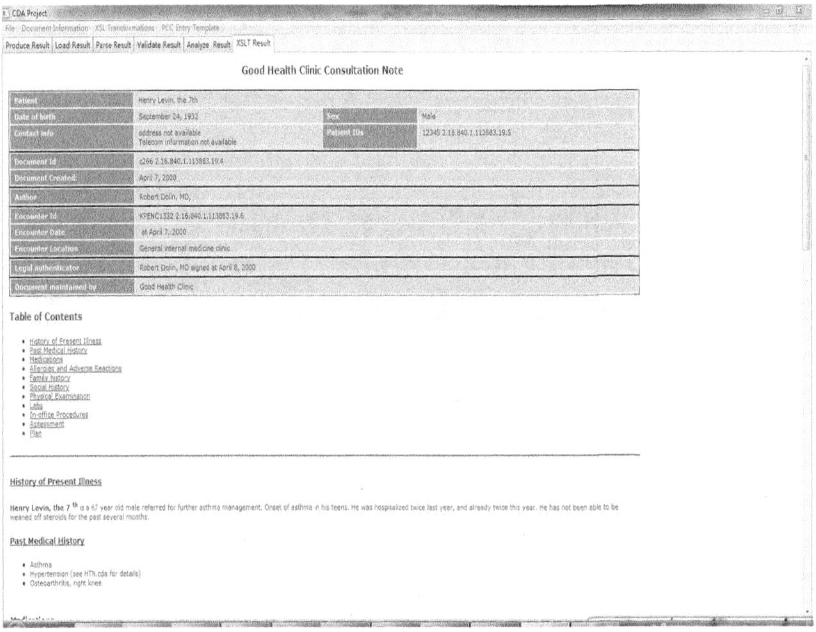
Good Health Clinic Consultation Note
Table of Contents
History of Present Illness
Past Medical History

图 4.37　XSL 显示电子病历效果图

# 4.4 医院信息系统实现

## 4.4.1 医疗数据库系统设计

数据库系统在医疗信息系统中占有重要的作用。医学影像数据库又称为影像服务器，涉及 PACS 中医学影像的归档管理，也关系到影像通信等工作流程。数据库技术使得医疗影像科室无胶化的目标得以实现，也方便了医院工作站及科室之间的信息交流。本章的数据库技术主要应用的是医学影像与病历信息相结合的归档与管理、检索与利用、备份与修复等技术。

1) 数据库技术

数据库技术是计算机信息存储、管理和再利用的核心，是现在信息科学的重要组成部分。数据库技术作为现代数字化信息管理系统的核心技术之一，是医疗等行业管理数据的重要方法。数据库技术主要是通过研究数据结构、数据库设计、数据管理及相关技术，实现信息的存储和组织管理、数据的获取和共享，是现代计算机应用领域的一门重要学科。面对计算机相关领域越来越庞大的数据，数据库技术的重要性越来越突出。其数据库技术研究和解决的问题主要有高效率地存储和管理相关数据、减少相关数据的存储冗余、数据利用和共享、灾备和修复及数据安全等。数据库技术所涉及的研究和管理领域主要包括以下几个方面。

(1) 通过统一组织和管理相关数据，在指定结构上建立和实现相关数据库及其功能。

(2) 设计出具有对数据库内相关数据进行添加、创建、更改、修复、删除、备份等多种功能的数据信息管理和数据信息挖掘的应用系统，使其得以重复利用。

(3) 利用相关模式对象，实现数据管理、分析和处理，并在此基础上通过分析相关数据的利用效率和频率，设计和实现相对应的临时和长久利用机制。

(4) 通过数据库管理和应用，实现数据库处理和数据分析，同时改善用户管理机制。

2) 数据库技术的发展

数据库技术于 20 世纪 60 年代产生，在计算机信息系统和计算机应用系统的发展过程中起到了巨大的推动作用。计算机应用技术的发展在一定程度上依赖于相关数据信息处理技术的发展，而数据库技术的发展决定性地推动了信息处理技术的发展。

数据库管理技术从人工管理到面向专业领域走过了半个多世纪的历程。大致分为人工管理、文件系统管理、数据库管理和面向专业领域的数据库管理四个阶段。以下对数据库管理技术的四个阶段做出了概述。

(1)人工管理阶段：早期的数据管理并没有利用计算机进行数据管理，而是依靠人工进行数据归档管理。数据保存介质也主要以纸质媒体为主，工作量大，操作不方便。

(2)文件系统管理阶段：文件系统管理是数据库管理的雏形。文件系统管理主要是将数据信息保存在磁盘上，大大提高了数据的利用效率，节省了大量的人工操作。但是随着计算机技术的发展，数据信息不断增加，文件系统的局限性和缺陷也逐渐显露。不同用户对于数据信息可能在同一信息文件上存在片面性的需求，导致数据信息重复存储，数据冗余等问题也接踵而至。数据联系弱是这一问题的根本原因，也是需要解决和突破的重要环节。

(3)数据库管理阶段：随着计算机信息技术的发展，传统的文件系统管理已经不能够满足数据信息的管理，专门的面向数据的管理软件应运而生。数据库结合了操作人员的需求，对文件管理系统取长补短，使得数据管理等操作便捷，相关数据控制相对独立。数据库采用较为复杂的数据模型表示数据结构，各结构可分为整体逻辑结构、用户逻辑结构和实用物理结构，各结构之间彼此独立。从数据库开始，数据库系统拥有了自己的用户接口，用户可以通过查询语言和终端程序命令对数据库当中的数据信息进行操作。包括甲骨文等现代重要的数据库软件公司对数据库的便捷操作不断探索，数据库的控制功能得到了很大的提升。面向专业领域的数据库发展成为新的命题，数据库的发展日新月异，逐渐被包括医疗在内的各大行业所认可。

(4)面向专业领域的数据库管理阶段：随着计算机信息技术的发展，数据库应用领域广泛，且需求也各不相同。从早期的统计数据库、空间数据库到医疗等行业专门的数据库技术的出现，数据库的研究和设计角度越来越多，个性化研究也越来越突出。面向专业领域的数据库在数据库设计原理的基础上结合了相关应用领域一些个性化要求，在数据模型、数据语言和数据查询等方面做了相关的改善和前所未有的系统支撑，其基本设计思路遵循传统数据库技术的设计理念，在此基础上对专业领域的数据对象建立特定数据模型。

3)医疗数据结构分析及系统构架

其结构模型如图4.38所示。各大医疗系统产生的数据通过电子医疗记录存储在相应的数据库管理系统中；医院管理者、医生以及患者对电子医疗记录系统进行访问。数据增长与并发访问越来越高，随之存储投资也越来越多。

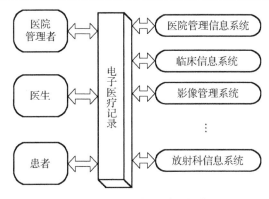

图 4.38　医疗信息系统架构

增长速度快和结构多样是医疗数据的最大特点。其中影像数据占用空间较大,增长速度也较快。除影像数据以文本保存,其他主要以结构化数据保存。Oracle 数据库支持医疗数据当中所有结构化和非结构化数据类型,是目前医疗系统中重要的数据归档软件。标准开放的存储格式、可靠的安全管理、透明的迁移能力以及支持磁带介质等功能使 Oracle 数据库在医疗系统中发挥着越来越不可取代的作用。

系统采用影像集中存储与分区管理结构相结合的方式,消除了各级工作站及科室管理工作站存在的数据冗余。充分整合和利用现有的信息资源,满足医院医生的工作需求,同时考虑系统的可行性和兼容性,将多个数据信息集中到电子医疗记录中,实现在一个客户端对影像信息和病历信息的查找和调阅。

## 4.4.2　数据库系统构架

### 1) 医学影像数据库的构建

医学影像数据库是在 DICOM 标准的基础上,将影像信息分为患者信息、检查信息、序列信息和影像信息四个层面,每一层所特定的基本信息通过映射实现,各层次之间可以存在一对一以及一对多的关系。其结构示意图如图 4.39 所示。

系统数据库的架构由系统功能的需求决定,通过参考分析,本章设计了患者信息表、检查信息表、序列信息表和影像信息表。以下是对各表属性的介绍。

患者信息表:主要描述患者基本信息。患者信息表主要包括患者 ID(Patient-ID)、患者姓名(P-Name)、患者性别(P-sex)、患者生日(P-date)、检查日期(Work-date)。以上信息保存在数据库系统当中,没有人力资源(Human Resource,HR)权限的用户不能随意更改其信息。患者信息在患者每次就诊的时候,只能调用,而不能随意修改。Patient-ID 作为唯一的标识符,在信息调用的时候作为唯一识别进行调用。其属性表如表 4.3 所示。

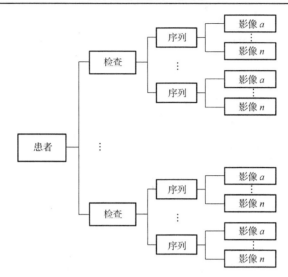

图 4.39　DICOM 影像信息层次结构示意图

表 4.3　患者基本信息表

| 名称 | 类型 | 是否可为空 | 说明 |
|---|---|---|---|
| Patient-ID | 整型 Int | — | 患者 ID |
| P-Name | 变长字符型 varchar（20） | — | 患者姓名 |
| P-sex | 变长字符型 varchar（4） | — | 患者性别 |
| P-date | 数据型 DATA | √ | 患者生日 |
| Work-date | 数据型 DATA | — | 检查日期 |

注：√表示可以为空；—表示没有提及

检查信息表：主要记录患者检查信息的相关信息。检查信息表主要信息包括检查 ID（Study-ID）、检查标识符（S-dept）、检查医生（S-doctor），其中信息进行检索调阅时，检查 ID 作为唯一的标识信息。其属性表如表 4.4 所示。

表 4.4　检查信息表

| 名称 | 类型 | 是否可为空 | 说明 |
|---|---|---|---|
| Study-ID | 整型 Int | — | 检查 ID |
| S-dept | 变长字符型 varchar（20） | — | 检查标识符 |
| S-doctor | 变长字符型 varchar（20） | — | 检查医生 |

序列信息表：主要记录患者检查部位的相关信息。序列信息表的主要功能是将记录在影像库中的影像信息根据检查部位进行分类。序列信息表主要包括序列

ID（Series-ID）、诊断部位代码（Part-ID）、影像科室（Department）和病情表现（Patient-P）。与之前两张信息表相同的是，我们将 Series-ID 作为该表的唯一标识进行识别检索。其属性功能表如表 4.5 所示。

表 4.5　序列信息表

| 名称 | 类型 | 是否可为空 | 说明 |
| --- | --- | --- | --- |
| Series-ID | 整型 Int | — | 序列 ID |
| Part-ID | 整型 Int | — | 诊断部位代码 |
| Department | 变长字符型<br>varchar（20） | — | 影像科室 |
| Patient-P | 变长字符型<br>varchar（50） | √ | 病情表现 |

影像信息表：主要记录医学影像相关信息。影像信息表主要信息包括检查影像 ID、影像窗宽、窗位、影像名称等。其中影像 ID 作为唯一标识进行识别检索。其属性功能表如表 4.6 所示。

表 4.6　影像信息表

| 名称 | 类型 | 是否可为空 | 说明 |
| --- | --- | --- | --- |
| Image-ID | 整型 Int | — | 影像 ID |
| WindowCenter | 变长字符型<br>varchar（50） | — | 窗位 |
| WindowWidth | 变长字符型<br>varchar（50） | — | 窗宽 |
| ImageName | 变长字符型<br>varchar（50） | √ | 影像名称 |

2）病历及健康档案库的建立

电子病历作为计算机应用技术在医疗领域内重要的研究热点，至今没有形成一个业界统一的、公认的定义。电子病历作为医院信息化进程中不可或缺的一部分，对于临床诊疗具有很大的参考价值。近些年关于电子病历与 PACS 等系统的集成研究仍是一个热点。结合电子病历应用特点和相关标准的基础，从实际内容和应用角度进行分析，将电子病历信息分为患者基本信息记录库、患者病程记录库和手术记录库三大功能板块，具体设计如下。

患者基本信息记录库是记录患者基本信息的数据载体。在患者基本信息记录库里主要记录的信息包括患者的姓名（Patient-ID）、性别（P-Name）、年龄（P-sex）、生日（P-date）、婚姻状况（Marriage）、住址（P-ADD）以及其他个人基本信息。另外，患者的诊疗科室和就诊疗情况等信息也在该数据库表中做了记录。其功能属性如表 4.7 所示。

表 4.7　患者基本信息记录表

| 名称 | 类型 | 是否可为空 | 说明 |
|---|---|---|---|
| Patient-ID | 整型 Int | × | 患者 ID |
| P-Name | 变长字符型<br>varchar（20） | × | 患者姓名 |
| P-sex | 变长字符型<br>varchar（4） | × | 患者性别 |
| P-date | 数据型 DATA | √ | 患者生日 |
| Marriage | 整型 Int | × | 婚否 |
| P-ADD | 变长字符型<br>varchar（30） | × | 患者住址 |
| P-depart | 变长字符型<br>varchar（20） | × | 诊疗科室 |
| P-work | 变长字符型<br>varchar（100） | √ | 就诊情况 |

注：×表示不可以为空

患者病程记录库的主要功能是对患者诊疗状况及以往病史进行记录。患者病程记录库包括就诊时间（C-date）、就诊方式（C-type）、就诊结果（In-CER）、主治医师（DoctorID）、处方信息（In-CER）等。具体功能属性如表 4.8 所示。

表 4.8　患者病程记录库表

| 名称 | 类型 | 说明 |
|---|---|---|
| Patient-ID | 整型 Int | 患者 ID |
| CER-ID | 整型 Int | 病历 ID |
| C-date | DATA | 就诊时间 |
| C-type | 变长字符型<br>varchar（15） | 就诊方式 |
| DoctorID | 整型 Int | 主治医师 |
| In-CER | 变长字符型<br>varchar（100） | 处方信息 |

考虑到手术在临床治疗过程中的重要作用，本章将手术记录作为病历信息的重要板块进行了分析和设计。手术记录库首先是对手术治疗过程中的时间和空间等信息进行记录；其次对手术过程中的人员、医药等状况进行记录。主要记录信息包括手术记录编号（OP-ID）、手术名称（PER-name）、手术时间（OP-date）、主刀医师（OdoctorID）、药品使用情况（In-OPER）、处方医师（DoctorID）等信息。其功能属性如表 4.9 所示。

表 4.9　手术记录库表

| 名称 | 类型 | 说明 |
|---|---|---|
| Patient-ID | 整型 Int | 患者 ID |
| OP-ID | 整型 Int | 手术记录编号 |
| PER-name | 变长字符型<br>varchar（20） | 手术名称 |

续表

| 名称 | 类型 | 说明 |
|------|------|------|
| OP-date | 数据型 DATA | 手术时间 |
| OdoctorID | 整型 Int | 主刀医师 |
| DoctorID | 整型 Int | 处方医师 |
| In-OPER | 变长字符型 varchar（100） | 药品使用情况 |

3）系统数据流程设计

数据库流程设计从宏观上决定了数据管理的实施，也是数据库系统的关键。数据库的设计决定了数据的归档存储方式、数据模型的结构层次；数据系统流程的设计确定了用户和数据信息交流通道，实现系统的工作流程。数据库的设计不仅要考虑各个数据类型的作用，而且要考虑各个数据模块的使用目的[134]。

结合系统实际应用，本章将数据模块分为影像管理模块、病历管理模块和用户管理模块。具体结构如图4.40所示，分别对影像管理模块和病历管理模块的数据库进行了分析设计。图中，影像信息存储包含Patient（患者）、Examination（检查）、Series（序列）、Image（影像）四个层次；权限信息存储包含USERS（用户）、ROLE（角色）、USER-ROLE（用户-角色映射）。

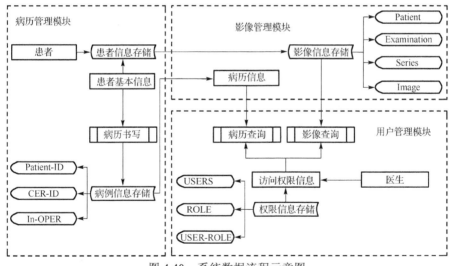

图 4.40　系统数据流程示意图

## 4.4.3　数据归档设计

在医疗工作站中数据归档设计对于医疗信息的长久规划具有重要意义，采用数据集中存储和分区管理相结合的模式。

1）集中存储设计

医院各大医疗系统对于数据库提供数据的要求各不相同。PACS 是医疗数字化系统构成的重要部分，主要对影像及其信息进行归档处理；电子病历基于数据库应用，数据具有结构化的特点，要求快速响应。

结合整个医疗程序的特点，直接将患者信息及病历信息递交给电子病历，整个数据流动变得结构化和流程化。数据存储以病历信息为纽带，以患者为中心，将患者信息设为主要索引。将医院中 PACS、门诊等系统进行集中归档、管理并进行二次利用。其结构模型如图 4.41 所示。

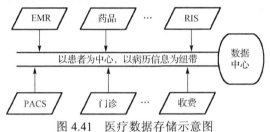

图 4.41　医疗数据存储示意图

根据科室部门对数据分类，以时间为主线对数据归档，建立医疗数据之间的有效联系，减少工作站中数据冗余，提高数据的利用效率。

2) 分区管理设计

分区技术的主要作用是将大型表分割为若干个小表，即若干个空间较小的管理区域，分割后的区称为索引分区，各区间可以进行独立管理[135]。分区对表及表空间基本没有性能上的影响，分区之后可以使用动态链接库的语句对其进行单独管理和操作。

良好的医院科室的日常医疗活动依赖于好的数据管理。病历记录等医疗数据关系到患者切身利益，甚至生命财产安全。《医院信息系统基本功能规范》规定医疗信息系统分为临床诊疗、综合统计管理等五大模块，根据功能侧重进一步划分为 23 个功能模块。为了在提高数据利用效率的同时，降低由系统障碍造成的数据访问障碍，采用基于时间和功能的组合范围列表的分区方式。

以数据库中电子病历(EMR)管理为例：首先以时间(STUDY_DATE)为主线，对电子病历进行范围分区；然后根据科室部门进行区分，在每个单独范围分区进行进一步的列表分区。分区示意图如图 4.42 所示。

| p_201401 | [01、02] [03、04][05、06]<br>[07、08] [09、10][11、12] |
|---|---|
| p_201402 | [01、02] [03、04][05、06]<br>[07、08] [09、10][11、12] |
| p_201403 | [01、02] [03、04][05、06]<br>[07、08] [09、10][11、12] |
| p_201404 | [01、02] [03、04][05、06]<br>[07、08] [09、10][11、12] |

图 4.42　医疗数据分区示意图

部分 SQL 语句如下:

```
partition by range(MER_STUDYDATE)
subpartition by list(EMR_PART_ID)
(partition p_201401 values less than (to_date('2014-4-1','YYYY-MM-DD'))
subpartition p_1_01 values('01','02')
tablespace space140101,
subpartition p_1_02 values('03','04') tablespace space140102
subpartition p_1_03 values('05','06') tablespace space140103
subpartition p_1_04 values('07','08') tablespace space140104
subpartition p_1_05 values('09','10') tablespace space140105
subpartition p_1_06 values('11','12')
tablespace space140106)
……
partition p_max values less than (MAXVALUE))
subpartition p_4_01 values('01','02') tablespace space140101
subpartition p_4_02 values('03','04') tablespace space140102
subpartition p_4_03 values('05','06') tablespace space140103
subpartition p_4_04 values('07','08') tablespace space140104
subpartition p_4_05 values('09','10') tablespace space140105
subpartition p_4_06 values('11','12'));
```

数据空间首先基于时间进行分区。分为 p_201401、p_201402、p_201403、p_201404 四个区间，其中 p_201404 的时间取 MAXVALUE。在各自分区内基于功能分为 1~12 个区间，各个分区区间内独立管理，互不影响。

基于时间和功能的分区不仅可以缓解系统压力，而且可以提高科室工作效率。正因为合理的数据分区，Oracle 处理大数据量时能够简单化、高效化。基于数据块的分区还可以方便数据检索和相关数据的单独备份。

## 4.4.4 备份修复功能实现

1) RMAN 备份

RMAN 是 Oracle 提供的备份和恢复工具。RMAN 可以在归档模式下执行相应备份，并不需要熟悉文件归档具体信息。RMAN 可以通过各种途径通向数据库，然后返回相应的数据空间。完整的备份能够保证在出现问题时，系统及时检测到相关问题所在位置，在尽可能短的时间内，解决问题。RMAN 备份恢复机制能精确恢复损坏的数据库。

2) 备份实现

Oracle 运用 RMAN 进行备份时可以分为完全备份(FULL BACKUP)和增量备份(INCREMENTAL BACKUP)两种类型。当 RMAN 采用完全备份方式时，数据库对要备份的数据文件采用"一网打尽"的方式，即将所有非空白数据块全部备份。这种备份方式耗时较长，数据系统压力较大。当 RMAN 采用增量备份方式时，数据库只会备份与其之前操作产生差异的数据块。这种备份方式工作量小，耗时较短。通过对比得出：增量备份可以大大缩小备份空间，节省服务存储硬件的空间。RMAN对处理日常事务所产生的日志文件执行完全备份。

医疗行业的特殊性决定了数据备份必须保证日常医疗活动正常进行。因此RMAN 数据备份在 ARCHIVELOG 模式下进行。在医疗数据库建立之初就以时间为范围对数据库的表空间进行分区，所以将备份保留周期设置为 120 天，具体代码如下：

```
CONFIGURE RETENTION POLICY TO RECOVERY WINDOW OF 120 DAYS;
```

为了节省备份时间，综合考虑系统 I/O 访问压力等原因，采用不同级别的增量备份。其结构示意图如图 4.43 所示。

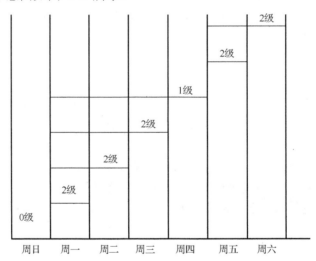

图 4.43　增量备份示意图

以周为单位，每周日进行 0 级增量备份；在周日基础上，对周一、周二、周三进行 2 级增量备份；周四则在周日基础上进行 1 级备份；周五、周六则在周四基础上进行 2 级备份，以此类推。代码如下：

```
allocate channel EMR01 type disk;                        //手动分配 EMR01
通道
backup incremental level 0 database;                     //每周日进行 0 级
```

积累增量备份

```
backup incremental level 2 cumulative database;        //每周一进行一
次 2 级积累增量备份
backup incremental level 2 cumulative database;        //每周二进行一次
2 级积累增量备份
backup incremental level 2 cumulative database;        //每周三进行一
次 2 级积累增量备份
backup incremental level 1 cumulative database;        //每周四进行一
次 1 级积累增量备份，基于周日的 0 级备份
backup incremental level 2 cumulative database;        //每周五进行一
次 2 级积累增量备份，基于周四备份之后的数据
backup incremental level 2 cumulative database;        //每周六进行一
次 2 级积累增量备份
release channel EMR01;                                  //释放通道
```

通过查询备份日志文件，以上备份空间基本上差别不大，对数据库表空间没有构成系统压力。将近期一周的数据备份到磁盘上，相比在外部存储硬件上访问要快几十倍。

## 4.4.5　医学影像显示总体构架

医学影像并不是一个孤立的信息载体，因此关于医学影像与电子病历共享成为目前医疗系统重要的研究热点之一[136]。为了实现医学影像与电子病历信息共享，信息文档的发布类型是其首要考虑的问题。解决这一问题，主要有两大方案可供参考：一种解决方案是发布所有的医学影像及其相关报告文档、相关患者资料；另一种解决方案是发布文档相互关联参考，形成参考文档，然后将影像文档与之相关联。由于第一种解决方案的后期维护成本巨大，采用第二种解决方案。

1）文档类型

文档类型对于医学影像与电子病历信息共享的生成具有重要作用，以下是对三种不同文档类型的分析介绍。

（1）选择 KOS（Key Object Selection）文件作为 DICOM 的关键对象。选择文件是对 DICOM 选择对象的典型选择类型。选择文件只对图像中的关键图像发布，而使用者要想得到想要的信息，需要进行解码，然后获得参照影像文件和其他 DICOM 对象。

（2）直接发布 DICOM 图像文档。DICOM 图像文档不仅包括图像信息，而且相应的注册信息中包含了重要的影像数据信息。影像本身在这种方式当中并不直接进行发布，只有当用户查询调阅时，才通过影像及相关信息的注册信息得到影像 ID。

(3)发布与影像信息直接相关的信息。发布可交换的影像信息相关文件、病历文件、DICOM 影像及其影像报告。影像报告作为信息交换的主要载体，当用户对其信息进行查询调阅时，将其以结构化病历的形式进行管理。

2) 医学影像共享

在医疗影像与电子病历实现共享的同时，选择 DICOM 格式为医学图像的重要格式[137,138]。这种信息共享的优点主要表现为以下三方面。

(1)影像归档管理的过程中，可以同时提供影像解析度，与图像及电子病历相关的环境参数也可以确定。

(2)查询调阅方便。影像数据源与电子病历通过患者层次的统一 ID 可以直接进行检索。影像与病历在一定环境中是同步统一的。

(3)DICOM 作为医学影像的重要影像格式已经被业界广泛认可。通过 DICOM 图像及其医学影像报告与电子病历关联，可以将其作为临床文档集的一个部分。临床文档的主要内容可以在关键影像信息或者病历信息作为主要参考部分发布时得到共享。

3) 影像与病历信息相互参考

用户在检阅查询影像文件时，可以对影像报告和相关患者信息进行查阅。这样病历信息与图像信息可以相互参考，方便用户工作。通过 UID 对 DICOM 图像进行标识，用户可以通过 UID 对影像进行查询。病历信息主要标识为病历 ID，与之相对应的是患者 ID 等重要信息。在数据库建立之初，就已经将患者 ID 等信息作为主键进行关联。在实现的系统中，只需要点击鼠标，查询相关信息。文本信息虽然不具备影像显示功能，但是通过影像 UID 能够查询包括影像报告的主要内容，通过患者层次的关联，实现影像文件与病历信息的相互参考。

4) 描述目录信息

描述目录信息是实现影像信息与病历信息的关键。描述发布文档的信息组成了描述数据，相关的数据信息通过结构化处理存储在数据库系统当中。当用户对文档进行检阅查询时，通过筛选可以得到满足客户需求的临床文档。不同于以往的信息模型，在描述目录信息的时候，将诊疗信息、患者身份信息、患者检查部位信息、临床诊断结论等信息作为影像文档的描述信息录入其中。影像获取查询的路径也不止一种：用户可以通过指定的病例、患者类别、特定的影像科室等进行查询。通过查询结果，可以对医疗文档进行二次描述，精确相关信息的响应，提高资源利用效率。描述信息可以结合医学编码术语，如 DICOM、HL7 等，将其设置为编码术语。人体部位代码、科室代码、患者性别代码等都可以通过以上方式描述，比较客观地显示其检索查询结果。

## 4.4.6　医学影像及相关信息的显示

医学图像的显示在 PACS 整个系统流程中是一个重要的功能。本书参照 DICOM 标准，使用 C++和 DCMTK 3.6.0 工具包，通过编译和调用医学图像，实现对医学图像的显示、编辑、归档和相关信息的存储；对影像编辑相关信息、患者信息进行调用编辑和显示。

1）影像显示流程

系统通过 CFileDialog 新建一个对话框窗口，通过该对话框打开一幅 DICOM 图像，利用 PreCreatewindow 创建图像显示窗口，CImageview 获取 DICOM 图像相关数据，显示并绘制 DICOM 图像。医学图像的显示不同于普通图像，整个医学图像的显示程序流程如图 4.44 所示。

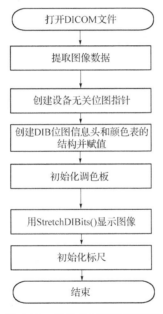

图 4.44　图像显示程序流程图

2）DICOM 图像的显示

DICOM 图像及其相关信息的显示主要通过调用 CDatabasemain 提取图像数据和其他相关信息，打开 DICOM 文件调用 CImageviewdlg。在图像对象的实例化过程中提取其相关的图像数据，对于数据集和相关传输语法尽量避免填入，这样可以使得 DICOM 文件操作时所占用的内存较小。部分代码如下：

```
CImageviewdlg(TRUE, NULL, NULL, O FN _A LLOWMU LT I SELECT,
```

```
DICOM 文件(*.dcm)|*.dcm||);
void CImageView: : LoadImage ( char* Imagepath, CIM* pIM)
{
pImage = new Image(Imagepath, 0, 0, 0);
ImageData= new CImageData( ) ;
ImageData>LoadImage (Imagepath);
}
```

在调用 LoadImage 函数加载 DICOM 文件之后，系统实现 DICOM 文件的显示需要调用DCMTK库中DicomImage()函数和creatWindowsDIB()函数。DicomImage()函数的作用是打开 DICOM 图像文件，而 creatWindowsDIB()函数的作用是确定图像的窗位、高度等参数，最终将 DICOM 图像显示在界面上。

3）相关信息的显示

对于医生而言，图像的显示为其工作提供一定的依据，在显示医学图像的同时显示尽量多与之相关的信息则会使医生的工作更加便捷。本章结合实际应用情况，将图像相关的患者信息和一定程度上的病历信息进行选择性显示，突出其实用性。

图像相关信息通过调用 DoDataExchange 传输函数，将与图像相关的患者 ID、患者姓名、性别、年龄、籍贯、地址、联系电话、检查状况、以往病史等情况显示出来。部分代码如下：

```
voidCDisplayDlg::DoDataExchange(CDataExchange* pDX)
{
CDialog::DoDataExchange(pDX);
DDX_Text(pDX, IDC_EDIT_PERSONNEID, m__personnelid);
DDX_Text(pDX, IDC_EDIT_NAME, m_name);
DDX_Text(pDX, IDC_EDIT_SEX, m_psex);
DDX_Text(pDX, IDC_EDIT_TYPENAME, m_pname);
…
DDX_Text(pDX, IDC_EDIT_ADDRESS, m_address);
}
```

## 4.4.7  集成平台

1）信息化集成分析

随着医疗信息化的推进，医疗系统发展迅速。具有代表性的有用于医疗影像归档与传输的 PACS，用于医院日常事务的医院信息系统(HIS)以及放射科信息系统(RIS)等子系统。由于各大系统之间相互独立，医疗数据只针对点对点连接，系统维护难度加大。对于医疗机构，医疗子系统不断增多，使得其复杂度加大。对于医疗工作人员，医师经常需要跨多个系统进行综合诊断，数据分析与挖掘实现的难度越来越大。对于患者而言，由于患者标识信息以不同格式分散在不同的业务系统中，不便于其相关信息的统一调用。在结合医学图像和电子病例结构特点的基础上，本节提出了基于数据耦合的集成平台设计思路。数据信息采用医学图像与电子病例相结合的归档方式。

2) 数据集成平台设计原则

数据集成平台设计的方法是将医学影像与电子病例结合归档，遵循以下几个设计原则。

(1) 集中注册管理。在电子病历和医学影像数据汇集到平台的过程中，必然要面对不同的应用数据代码不一致的问题。对患者注册信息和用户信息集中注册管理，确保数据一致性。

(2) 集中展现。基于数据库集中展现影像和病历信息，用户视觉维度更加广泛，是本节数据集成平台重要的设计原则。

(3) 集中归档原则。电子病历和医学影像在不同程度上体现了临床诊疗信息，对于数据归档有较高的要求。经过数据集成平台对病历和影像数据进行有效验证后，集中归档得以实现。

3) 医学图像与电子病历结合归档

现代数字化医疗数据中，医疗数据增长的很大原因来自医学影像数据。医学影像通过其显像特点，区分人体正常与异常表现。医学图像的存储管理以 DICOM 为重要依据，根据 DICOM 中关于医学图像及影像信息的层次模型，引入面向对象的数据模型，将数据分为两层。上层结构主要表现为影像相关信息。下层数据继承上层结构并根据信息分类，包括具体影像信息。其中部分代码可以重用，可以空余。

医学影像数据库存储量大，存储的医学影像中的相关信息对医生具有重要意义[139]。本书采用影像信息与病历信息相结合的归档方案。基本结构是将医学图像与病历相关信息、图像信息、图像数据以及其他数据关联整合归档。

医学图像通过唯一标识符与病历信息等一一对应。各信息表只针对同一患者 ID (Patient_ID) 进行管理，确保信息安全统一。根据以上信息建立病历信息表、图像信息表、图像序列表和检查序列表。病历信息表：主要用于存储患者的基本信息 (患者姓名、年龄、性别和 ID 等)；检查表 (Study)：主要用于存储患者在医院以往检查中得出的病历记录信息 (病历 ID、检查时间和检查事例 UID 等)，其中检查事例 UID 为唯一标识符；图像表 (Image)：主要用于存储具体医学图像的信息 (图像编号、图像类型、图像事例 UID 和图像的存放路径等)，其中图像事例 UID 为唯一标识符。对于图像数据的存储，把图像存储在文件系统中，这样便于图像的共享和访问，有利于后期数据查询速率和数据库的稳定。

## 4.4.8　医学影像与电子病历结合归档

1）PACS 和 EMR 的结构特点

PACS 是医疗信息系统中重要的医学影像管理系统，医学图像对于医生临床诊断具有实质性的参考意义。电子病历是临床信息系统的重要信息载体，记录了所有患者的基本信息和病历信息，对于医生的临床诊断同样具有参考价值。近些年人们关注 PACS 与 HIS 相融合的技术研究，其技术切合点就是 HIS 当中电子病历与影像信息的结合。结合电子病历的影像进行归档，方便了医疗工作。影像信息与病历信息在形成和归档上有着天然的不同。遵循 DICOM 协议的影像信息数据量比较大。病历信息主要以结构化数据为主，存储方便，但是检索查询的频率较高。从其实现功能的角度考虑这个问题，可以将整个系统看成一个联机的事务处理系统，为临床上医生做出准确判断提供参考，方便了医疗数据整理分析。

2）综合归档管理的好处

PACS 与电子病历信息高度共享。作为医疗影像重要载体的 PACS 并不是一个孤立的信息系统。在 PACS 归档存储过程中，数字化图像的存储并不是只作为一个孤立的信息进行管理，而是每一张影像都会和患者相对应。当然这种对应可以是一一对应，也可以是患者与多个影像进行对应。就 PACS 所需的患者信息而言，都已经在电子病历采集过程中存在。因此，结合电子病历的影像归档可以将患者信息和影像信息高度共享，避免了归档过程中的重复劳作。

在医院信息化建设的过程当中结合电子病历的归档，可以在医生和患者层次上得到便捷，使医生在尽量短的时间内诊断和治疗，患者在最短时间内得以就诊。在一定程度上，节省了人力、物力和财力，也在一定程度上满足了医生和患者的需求。

3）实现方法

结合电子病历的影像归档实质是要实现影像与电子病历的高度共享。本节基于数据库的共享方式，采用 Oracle 11g 数据库触发器（Trigger）对数据库内相关的医疗信息进行管理。

对于很多 Oracle 数据库的 DBA 来说，Oracle 数据库触发器提供了高效便捷的途径。本章通过 PL/SQL Developer 集成开发环境，对一系列与存储相关的程序块进行预定，并对这些程序块进行编译，在指定的数据库文件中存储。系统应用程序连接数据库，调用以上程序块，实现对相关数据的归档。鉴于事件过程当中 Oracle 11g

所设置的触发器触发事件和触发器执行时间的不同，根据不同需求采用不同的触发类型。

访问客户操作类型的不同导致触发器机制不同，本章设置的主要触发器机制有行级触发器、语句级触发器、INSTEAD OF 触发器和用户事件触发器。不同的触发器功能及应用各不相同。

（1）行级触发器。它仅对 DML 语句影响的每一行执行一次。

（2）语句级触发器。它与行级触发器的不同点在于该触发器是针对 DML 语句执行所影响到的每一句执行一次。这一操作只针对语句执行，对于操作所产生的语句影响则不考虑。

（3）INSTEAD OF 触发器。它建立在视图之上，可以完全替代数据操作过程当中的实际语句。

（4）用户事件触发器。实际应用当中，经常会用到一些操作属性函数，为了便捷该类操作，可以采用用户事件触发器使得一些输入自动生成。

以下是对本章所用部分触发器的举例。

对于存储过程中患者 ID、患者姓名等信息采用行级触发器。部分代码如下：

```
CREAT OR REPLACE TRIGGER EMR_ID
BEFORE INSERT OR UPDATE OR DELETE ON EMR
BIGIN INSERT INTO EMR(WHO,WHEN)
VALUES(PATIENTID,PATIENTNAME);
END EMR_ID;
```

以上触发器使用情况不同，但是功能属性基本一致。在数据录入、对数据进行修改或者删除的时候，触发器所表现出的控制能力比用户管理更准确、精细。触发器控制功能基本上实现了对数据的修改和限制、对相关字段的自动派生和日志文件记录等的自动生成。触发器对于复杂数据强大的控制能力，使基于数据库触发器的归档、信息交换成为可能。

采用基于 Oracle 数据库触发器的归档集成方案，可以使 PACS 和电子病历保持相对独立[140-142]。对于 PACS 和电子病历中涉及的患者信息录入、登记检查、患者检查报告等相关数据表的结构，不需要在程序当中做出修改，而是通过数据库触发器就可以实现两者数据的信息交换。当用户对电子病历中相关患者信息进行信息录入的时候，相关记录会触发 PACS 的病历检查查询功能，并记录在登记目录中；反之，当用户在 PACS 中录入或者修改患者基本信息的时候，数据库触发器触发电子病历，将相关更改信息触发到电子病历数据报告中。针对不同的用户和需求，采用不同的触发器类别，二者信息相互参考阅读，方便医生操作。对于不同的客户，可以适当修改触发器类别，即实现系统的集成，基于数据库触发器的集成效率得到了一定的提高。另外，以上数据信息中 PACS 和电子病历是基于一个数据库，对其信息进行归档整理。

4）患者基本信息交换

在基于数据库归档及集成平台的应用中，考虑到患者基本信息交换对于医院信息管理及其融合技术所具有的重要意义[143,144]，相对于影像信息，病历信息所覆盖的工作站领域更为广泛。

基于数据库的系统集成机制，要遵循目前信息化实用性强、耦合性突出的要求。利用触发器实现信息互通，保证了信息安全，也使得系统可靠性得到提升。本章将系统功能模块集中显示到一个软件界面内，工作流程可以统一。基于数据库的信息耦合度高，即使产生数据错误，也比较容易排查。当然，PACS 信息录入的方向性与电子病历侧重点有所不同[145,146]。例如，PACS 的相关患者健康信息档案的获取，对于电子病历具有一定的依赖性。

## 4.4.9　用户管理

对于系统级用户而言，数据的安全性能极其重要。医疗信息行业对于数据库的安全性的要求相对较高，基于 Oracle 数据库，采用角色管理权限的映射算法，实现用户管理机制。

1）访问控制

以下是对常用的三种访问控制机制做出的详细比较和分析。

（1）自主访问控制（Discretionary Access Control，DAC）。数据访问主体通过访问控制模块对数据库进行访问[147]，如图 4.45 所示。数据库访问主体根据实际需求，设置属于该主体自主的访问权限，同时可以将该主体的访问控制权限全权授权给其他需要改权限的访问主体。一句话说，就是在自主访问控制机制中，用户权限被直接授予，并能进行所拥有权限的操作。

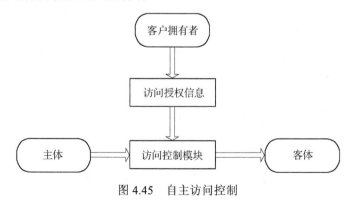

图 4.45　自主访问控制

从以上访问机制中可以看出，只要某一权限被授予某一主体，那么该主体可以自由对这一权限进行完全授予，被授予者也是如此。不断循环下去，访问控制权限在主体之间自由传递，最终导致数据资源的控制无法集中。因此，自主访问控制权限虽然简单，但是其宽松的访问控制权限给数据安全带来了隐患。

(2) 强制访问控制 (Mandatory Access Control，MAC)：该机制与前者的最大不同点在于前者的数据资源拥有者对数据资源的控制具有决定性的作用。强制访问控制的管理权限由安全管理员代替了客户拥有者，其访问控制机制如图 4.46所示。安全管理员制定数据库资源的控制策略，而主体与所有客体都根据相关规则制定相应的安全级别，即访问控制权限[148,149]。与自主访问控制相比，强制访问控制机制中主客体之间的关系十分明确，访问控制也是所有访问主体必须经过的途径，即使用户想要建立一个新的访问主体，也必须经过安全管理员分配其相关权限。

强制访问控制机制具有一定的局限性，也会带来一定的安全隐患。数据资源的安全管理员控制一旦出现问题，整个系统的访问机制将面临威胁。另外，操作的局限性也在一些特殊情况下显得烦琐[150,151]。例如，当需要修改用户信息时，需要修改大量的授权。如果再对大量的新增用户进行操作，则要逐个对不同用户进行授权，工作量更为巨大。

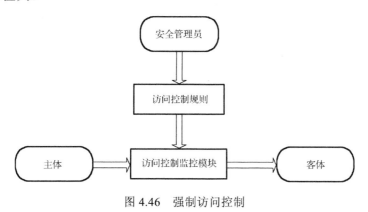

图 4.46　强制访问控制

(3) 基于角色的访问控制 (Role Based Access Control，RBAC)：该访问在控制权限的基础上加入了角色的概念，其访问控制机制如图 4.47 所示。基于角色的访问控制并没有将主体和客体直接关联，用户在没有授权的情况下不可以将访问权限授权给其他人。系统控制机制将权限分配给不同的角色，用户通过饰演不同的角色而拥有不同的访问控制权限，最后，主、客体之间通过角色权限实现传统的自主访问控制和强制访问控制[152,153]。

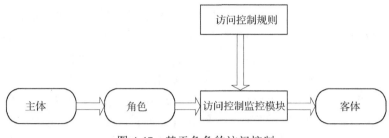

图 4.47　基于角色的访问控制

基于角色的访问控制机制将部分工作权限分配给角色，具有一定的灵活性，方便快捷，安全性比较好。

2) 基于角色用户权限管理机制

基于角色的权限控制是在数据访问控制过程当中，将部分功能特定划分给不同的用户，其结构示意图如图 4.48 所示。

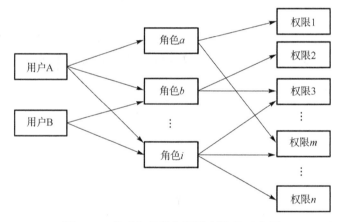

图 4.48　基于角色的权限控制结构示意图

用户、角色和权限是基于角色的用户管理机制的三个主要实体模型[154]。用户是数据资源操作过程中的客户对数据对象进行操作，相当于医院管理系统中的操作者[155-157]。角色对应医院实际工作中的具体职务，作用在用户和权限之间，对两者的工作起到链接的作用[158,159]。当然，一个角色可以看作一个权限的赋予，也可以是若干个相同或者不同身份用户的集合。用户的级别在此过程当中区分开来。与此相同的是，权限也可以赋予同一角色，一个角色可以是一个或者多个权限的授予者。

用户与角色、角色与权限之间可以存在一对一、一对多的对应关系[160-163]。本章医疗系统管理过程当中，可以将一个或者多个角色划分给某一用户，角色的定义相对应的是用户职能岗位，因此可以将不同的职能岗位分配给某一角色。

3）控制实现

基于角色的用户访问控制是本章系统当中最外层的安全管理措施，是数据安全保护的基本保障[164-168]。本章中，系统角色包括医生、护士、主任医师、管理员等，其中系统管理员的访问权限相当于数据库 SYS 用户登录认证。角色权限基本限定为 HR、OE、OC、PM、IE 和 SH 六个等级。结合医院工作站中每位医护人员的工作范围和职能的不同，设置不同的用户角色权限。

结合自主访问控制的特点，用户访问控制主要以三个表作为底层数据设计表：用户表（USERS）、角色权限表（ROLE）和用户角色表（USER-ROLE）。表中部分功能属性如表 4.10 所示。

表 4.10　访问控制表的参数设置表

| 名称 | 类型 | 是否为空 | 所属表格 | 说明 |
|---|---|---|---|---|
| USERID | Int | × | USERS | 用户 ID |
| Name | varchar（20） | × | USERS | 用户名 |
| Dept | varchar（20） | × | USERS | 所属部门 |
| ZW | varchar（20） | √ | USERS | 用户职务 |
| ZC | varchar（20） | √ | USERS | 用户职称 |
| PASSWORD | Int | × | USERS | 用户密码 |
| ROLEID | Int | × | ROLE | 角色 ID |
| R-NAME | varchar（20） | × | ROLE | 角色名 |
| R-QX | Int | × | ROLE | 角色拥有权限 |
| U-ID | Int | × | USER-ROLE | 用户 ID |
| R-ID | Int | × | USER-ROLE | 用户拥有角色 |

4）算法原理

本章对组织功能权限的信息采用位映射法，一个功能权限对应 1bit，这样使功能权限的信息清晰展现[169-173]。在功能映射权限表示方法中，本章分别用 1 表示拥有该权限，0 表示该权限未被授予。不同的权限位经过排列组合成为一个二进制代码，该代码代表一个系统角色权限。当注册和管理权限时，代表用户角色的权限值形成，并通过映射关系使得相对应的功能被赋予该用户。其权限分配示意图如图 4.49 所示。

系统角色权限通过 $R\_QX(i)$ 表示，其中 $i$ 表示角色 $i$ 的角色权限。角色权限中某一功能权限用 $R\_QX(i)_n$ 表示，其中 $n$ 表示第 $i$ 角色中第 $n$ 个功能权限。遵照系统功能权限的表示方法，在系统功能权限表示方法中，$R\_QX(i)_n=1$ 表示系统第 $i$ 个角色的第 $n$ 个功能权限被授予用户；$R\_QX(i)_n=0$ 表示系统角色 $i$ 的第 $n$ 个权限没有被授予用户。用户 $n$ 可以拥有多个系统角色权限，若将 $k$ 种角色赋予用户，那么该用户的功能权限算法可以表示为

$$F(i) = \sum_{i=1}^{k} R\_QX(i)_n \tag{4.1}$$

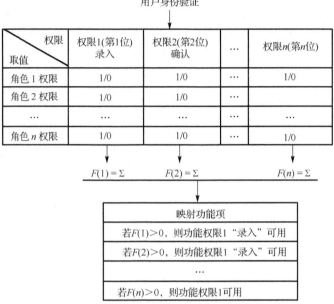

| 权限<br>取值 | 权限1(第1位)<br>录入 | 权限2(第2位)<br>确认 | ... | 权限n(第n位) |
|---|---|---|---|---|
| 角色 1 权限 | 1/0 | 1/0 | ... | 1/0 |
| 角色 2 权限 | 1/0 | 1/0 | ... | |
| ... | ... | ... | ... | ... |
| 角色 n 权限 | 1/0 | 1/0 | ... | 1/0 |

| 映射功能项 |
|---|
| 若$F(1)>0$，则功能权限1"录入"可用 |
| 若$F(2)>0$，则功能权限1"录入"可用 |
| ... |
| 若$F(n)>0$，则功能权限1可用 |

图 4.49　权限分配示意图

## 4.4.10　系统实现实例

### 1. 系统主界面

系统的登录界面如图 4.50 所示，系统界面占用整个计算机显示器。在设计方面，为了提高系统安全性，屏蔽了 Alt+Tab、Alt+Esc 等快捷功能操作。

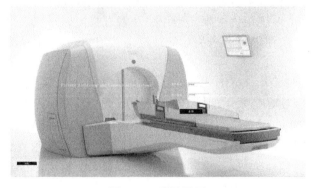

图 4.50　登录界面

系统的主界面如图 4.51 所示。系统主界面包括菜单、工具栏、状态栏。菜单栏中包括管理(A)、检查(E)、设置(S)、维护(M)、工作站(P)和帮助(H)等功能模块。

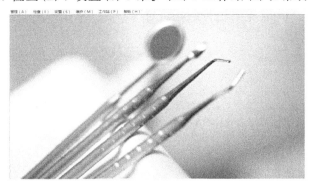

图 4.51　系统主界面

2. 数据归档和查询界面

患者基本信息在归档时，只能选择唯一的数据输入；影像归档可以根据需求，选择一个或者多个影像文件进行归档管理。本模块中可以实现对数据操作的一般功能。

1)患者基本信息归档

患者基本信息归档界面如图 4.52 所示。患者基本信息归档主要是针对患者的检查号、姓名等基本信息进行归档。

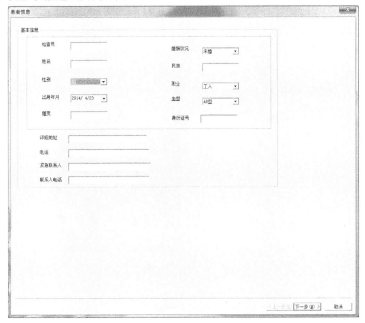

图 4.52　患者基本信息归档界面

2) 病历信息归档

病历信息归档界面如图 4.53 所示。病历信息归档主要是针对病历诊断信息、检查信息、检查结论和备注信息进行归档。对诊断时间和报告医师做了记录，保证了病历登记的实时有效。

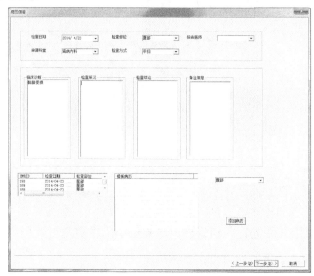

图 4.53　病历信息归档界面

3) 影像信息归档

影像信息归档主要在相应的患者信息基础上，对其影像信息进行归档记录。影像归档界面如图 4.54 所示。影像信息归档主要包括检查日期、窗位、窗宽等信息的录入。影像信息归档的完成标志着结合电子病例的影像归档完成。

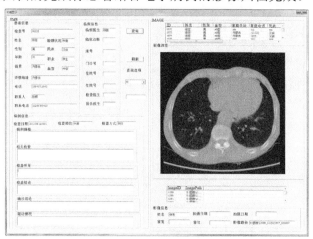

图 4.54　影像归档及综合查询界面

4) 综合查询界面

综合查询界面如图 4.54 所示。界面主要分为电子病历(EMR)和 IMAGE 两大模块。对相关人员、时间和患者信息做了详细综合的记录。

3. 用户管理界面

系统用户管理界面(图 4.55)显示信息包括用户基本信息、人员类别及所在部门。在权限设置中下半部分为患者信息,包括基本资料、病历编辑、影像浏览等五个方面。

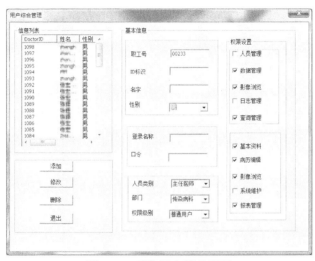

图 4.55　系统用户管理界面

# 参 考 文 献

[1]　蒲卫, 李军, 张涛. 医院信息系统与 PACS 的融合[J]. 医疗设备信息, 2001, 16(6): 1-3, 6.

[2]　金新政. 医院信息系统建设的十大问题[J]. 中国医院管理, 2003, 23(2): 25-26.

[3]　马锡坤, 于京杰, 杨国斌. 存储虚拟化技术在医院信息系统平台中的作用[J]. 中国医疗设备, 2011, 26(10): 39-40.

[4]　刘微, 关兵, 唐婵懿, 等. 医院成本数据采集的优化与改进[J]. 中国医院, 2011, 15(2): 50-51.

[5]　李文源, 许统亮, 刘莉, 等. 信息技术在医院健康数据采集中的应用[J]. 南方医科大学学报, 2010, 30(6): 1347-1348.

[6]　朱敏, 代伟, 闫雅凤. 医院信息管理数据采集质量控制对策[J]. 中国病案, 2010, 11(6): 43-44.

[7]　杜方冬, 孙振球, 饶克勤. 我国医院信息化发展水平的评价[J]. 中国卫生统计, 2010, 27(1): 35-39.

[8] 向月应, 李鹏社, 朱世和, 等. 医院信息系统在整体医疗中的应用研究[J].中国医院管理, 2007, 27(6): 50-51.

[9] 王立波, 王季, 田甜, 等. 浅谈我国医院信息化的现状和发展趋势[J]. 吉林医学, 2013, 34(1): 195-198.

[10] Liu B Q, Li X M, Liu Z G, et al.Design and implementation of information exchange between HIS and PACS based on HL7 standard[C]//Proceedings of the 5th International Conference on Information Technology and Application in Biomedicine. New York, 2008: 552-555.

[11] 王票利. 构建 HL7 中间件——实现医疗信息系统的集成[D]. 福州: 福州大学, 2005.

[12] Data exchange standards-Health level seven version 2.5-An application protocol for electronic data exchange in healthcare environments: ISO/HL7 27931:2009[S]. Geneva: ISO Press, 2009.

[13] 胡永辉. 基于 HL7 的医疗信息系统研究[D]. 西安: 西安电子科技大学, 2006.

[14] HL7 中国委员会[EB/OL]. http://www.hl7.org.cn/[2005-12-03].

[15] HC3i 数字医疗论坛[EB/OL].https://bbs.hc3i.cn/[2009-02-06].

[16] HL7 Taiwan[EB/OL].http://www.hl7.org.tw/[2006-02-06].

[17] 江捍平. 美国卫生信息工作标准 HL7——跨医疗卫生体系信息交换理论入门[M]. 北京：科学出版社, 2005: 215-217.

[18] National electronic disease surveillance system[EB/OL]. https://wwwn.cdc.gov/nndss/nedss.html[2007-01-16].

[19] The national information infrastructure: Agenda for action[EB/OL].http://www.ibiblio.org/nii/[2006-10-03].

[20] National healthcare services[EB/OL]. https://www.nationalhealthcare.com.au/[2007-02-11].

[21] HL7 UK[EB/OL].https://www.hl7.org.uk/[2005-12-05].

[22] Health informatics-Digital imaging and communication in medicine (DICOM) including workflow and data management: ISO 12052:2006[S]. Geneva: ISO Press, 2006.

[23] 吕晓琪, 刘建勋, 赵建峰. 基于 Windows 平台的 DICOM 医学影像显示技术研究[J]. 中国生物医学工程学报, 2006, 25(4): 417-420.

[24] 刘建勋. 基于 Windows 的 DICOM 标准的研究与实现[D]. 包头: 内蒙古科技大学, 2004.

[25] 吕晓琪, 邓争光, 杨立东. 基于DCMTK实现DICOM医学影像文件与常见格式的转换[J]. 实用放射学杂志, 2010, 26(2): 268-271.

[26] 刘溢淳. DICOM 网络通信协议分析及图像存储功能的实现[D]. 包头: 内蒙古科技大学, 2009.

[27] Health informatics-IHE global standards adoption-part 2: Integration and content profiles: ISO/DTR 28380-2[S]. Geneva: ISO Press, 2014.

[28] 吕晓琪, 黄睿芳. 基于 IHE 的放射科影像系统架构研究[J]. 内蒙古科技大学学报, 2008, 27(2): 57-62.

[29] Noumeir R. Integrating the healthcare enterprise process[J]. International Journal of Healthcare Technology and Management, 2008, 9(2): 167-180.

[30] 黄睿芳. 基于 IHE 的放射科影像系统架构研究[D]. 包头: 内蒙古科技大学, 2008.

[31] 齐国隆. HL7 文档网际传输、处理方法的探讨及实现[D]. 广州: 暨南大学, 2003.

[32] SNOMED CT[EB/OL].http://www.ihtsdo.org/[2008-03-26].

[33] 张庆, 高上凯. HL7 网关的设计和实现[J]. 生物医学工程学杂志, 2003, 20(1): 113-115.

[34] Cheng P H, Yang C H, Chen H S, et al. Application of HL7 in a collaborative healthcare information system[C]//Proceedings of the 26th Annual International Conference of the IEEE Engineering in Medicine and Biology Society. New York, 2004: 3354-3357.

[35] 兰圣伟, 李立宏. HL7 V3 开发体系和我国医疗信息标准化建设[J]. 中国医院管理, 2006, 26(4): 40-42.

[36] Health informatics-HL7 version 3-Reference information model-release 1: ISO/HL7 21731: 2006[S]. Geneva: ISO Press, 2006.

[37] 金霞. 医疗信息交换中 HL7 消息的构建/解析和传输关键技术研究[D]. 大连: 大连理工大学, 2003.

[38] 陆波, 李伟鹏, 陈小燕. 基于 HL7 engine 的医疗信息网络整合方案[J]. 医疗卫生装备, 2005, 26(2): 34-35.

[39] 马雪英. 采用 HL7 设计管理信息系统中的通信模块[J]. 计算机应用, 2003, 23(1): 76-78.

[40] 何丽娟. 基于 HL7 标准的医学数据交换的原理[J]. 医学信息, 2007, 20(9): 1526-1529.

[41] HAPI[EB/OL]. https://hapifhir.github.io/hapi-hl7v2/[2007-09-17].

[42] NHAPI[EB/OL].http://nhapi.sourceforge.net/home.php[2007-09-23].

[43] Schadow G. ProtoGen/HL7-An implementation of HL7 in C++[EB/OL]. https://amisha.pragmaticdata. com/~gunther/[2007-08-15].

[44] Open healthcare framework[EB/OL].https://www.eclipse.org/proposals/eclipse-ohf/[2007-11-09].

[45] Oemig F, Stotz L.New access database lets you take control of HL7 standards. [EB/OL].http://www.oemig.de/HL7/hl7news.htm[2006-12-12].

[46] Mehmood Y, Javed M Y, Afzal M, et al. Efficient metadata loading algorithm for generation and parsing of health level 7 version 3 messages[C]//Proceedings of the 2009 International Conference on Emerging Technologies. New York, 2009: 315-320.

[47] Lopez D M, Blobel B G. A development framework for semantically interoperable health information systems[J]. International Journal of Medical Informatics, 2009, 78(2): 83-103.

[48] Bánfai B, Ulrich B, Török Z, et al. Implementing an HL7 version 3 modeling tool from an ecore model[J]. Studies in Health Technology and Informatics, 2009, 150: 157-161.

[49] 尚彤, 覃璞, 张其鹏. HL7 消息开发框架(MDF)简介[C]//2004 中国卫生信息技术交流大会. 北京, 2004: 20-24.

[50] 朱穗辉. HL7 V3 协议的探讨及其网关的实现[D]. 成都: 电子科技大学, 2005.

[51] 丁云, 舒婷, 俞汝龙. 基于 HL7 V3 模型建立应用系统自身数据模型的探讨[J]. 中国数字医学, 2008, 3 (7): 46-48.

[52] Beeler G W. Introduction to HL7 RIM[EB/OL]. https://www.hl7.org/documentcenter/public/calendarofevents/himss/2009/presentations/Reference%20Information%20Model_Tue.pdf[2009-01-21].

[53] 钱志明, 徐海澎. 基于 HL7 V3 建立临床数据中心[J]. 中国数字医学, 2008, 3 (5): 67-69.

[54] Data exchange standards-HL7 clinical document architecture, release 2: ISO/HL7 27932: 2009[S]. Geneva: ISO Press, 2009.

[55] 徐雅斌, 才秀芬. 基于 HL7 CDA 电子病历信息交换架构与安全机制[J]. 辽宁工程技术大学学报(自然科学版), 2008, 27 (2): 245-247.

[56] 孙震, 梁秀娟. 浅论基于 HL7 CDA 标准和 XML 技术在电子病历系统中的应用[J]. 当代医学, 2007, 6: 133-135.

[57] Marcel M L, Uckert F, Burkle T, et al.Cross-institutional data exchange using the clinical document architecture (CDA)[J]. International Journal of Medical Informatics, 2005, 74 (2): 245-256.

[58] 周玉婉. 电子病历系统设计及病历交换[D]. 重庆: 重庆大学, 2005.

[59] 梁秀娟, 孙震. 基于 HL7 CDA 标准和 XML 技术在电子病历系统中的应用[J]. 中国数字医学, 2008, 3 (3): 21-24.

[60] Yun J H, Kim K. Processing HL7-CDA entry for semantic interoperability[C]//Proceedings of the 2nd International Conference on Convergent Information Technology. New York, 2007: 1939-1944.

[61] Mazzarisi A, Marcheschi P, Dalmiani S, et al. System for electrophysiology integration with other departments using clinical document architecture technologies and HL7 v3[C]//Computers in Cardiology 2004. New York, 2004: 625-628.

[62] Zhu S H, Rao N N.Design and implementation of HL7 v3 gateway[J]. Journal of Electronic Science and Technology of China, 2005, 3 (2): 108-112.

[63] Janjua N K, Hussain M, Afzal M, et al.Digital health care ecosystem: SOA compliant HL7 based health care information interchange[C]//Proceedings of the 3rd IEEE International Conference on Digital Ecosystems and Technologies. New York, 2009: 329-334.

[64] HL7 GForge[EB/OL]. http://gforge.hl7.org/[2009-02-20].

[65] HL7 Connector[EB/OL]. https://www.arcesb.com/apps/ports/hl7/?ref=rssbus[2009-2-24].

[66] Bryan T. HL7 2.x processing with HAPI [EB/OL]. https://hapifhir.github.io/hapi-hl7v2/[2009-04-11].

[67] Wendy H, Technical W. HAPI conformance classes system user manual [EB/OL].

https://www.doc88.com/p-200225629011.html[2003-03-16].

[68] Ping X O, Ko L F, Shang R J, et al.Dynamic messages creation method for HL7 based healthcare information system[C]//Proceedings of the 9th International Conference on e-Health Networking, Application and Services. New York, 2007: 150-155.

[69] 梁铭会, 俞汝龙. 医疗健康信息传输与交换标准 v2.4 [M]. 北京: 北京大学医学出版社, 2007: 29-31.

[70] 丁跃潮, 张涛. XML 实用教程[M]. 北京: 北京大学出版社, 2006: 6-9.

[71] Snelick R, Rontey P, Gebase L, et al. Towards interoperable healthcare information systems: The HL7 conformance profile approach [EB/OL]. http://www.itl.nist.gov/div897/ctg/messagemaker/papers/IESA2007.rsnelick.pdf[2010-03-12].

[72] 李俊华. 基于 Web Services 的医疗临床信息传输系统的研究[D]. 上海: 同济大学, 2005.

[73] 谷宇. HL7 消息解析及传输技术的研究与实现[D]. 包头: 内蒙古科技大学, 2010.

[74] 何琳. 区域医疗信息共享平台构建理论与实践的研究[D]. 天津: 天津医科大学, 2010.

[75] 吴汝明, 辛小霞, 邹赛德. 区域医疗信息共享平台研究与实现[J]. 医学信息学杂志, 2011, 32（1）: 19-23.

[76] 丁敏, 宋余庆, 王春红. 基于 HL7 v3 消息的医学图像信息交换的研究[J]. 计算机工程与设计, 2009, 30（17）: 2986-3988.

[77] 夏新. 基于医学影像的医院信息集成与共享研究[D]. 上海: 上海交通大学, 2009.

[78] 夏卫. 基于 HL7 CDA 的电子病历信息交换研究[D]. 合肥: 合肥工业大学, 2006.

[79] 丁雪枫. PACS 系统与 HIS 系统的协同问题[D]. 长春: 长春理工大学, 2005.

[80] 沈锋. 上海公共卫生信息管理的问题及对策研究[D]. 上海: 华东师范大学, 2007.

[81] 张慧. 论我国突发公共卫生事件信息沟通机制的建设和完善[D]. 厦门: 厦门大学, 2009.

[82] 张琨. HL7 在英国[J]. 当代医学, 2003, 9（7）: 16-17.

[83] 健康信息学 HL7 V3 参考信息模型: GB/T 30107-2013[S]. 北京: 中国标准出版社, 2007.

[84] 郭平. HL7 在台湾[J] . 当代医学, 2003, 9（7）: 15.

[85] 武丽甜. 基于 HL7 CDA 与 IHE XDS 的电子病历共享的研究[D]. 杭州: 杭州电子科技大学, 2012.

[86] 贾玮. 基于 HL7 标准的医疗信息交换关键技术研究[D]. 广州: 南方医科大学, 2009.

[87] 罗志达. 基于 Biztalk 的异构医疗系统接口引擎设计[D]. 广州: 南方医科大学, 2011.

[88] 王海舜, 王宏宇. HL7 网关的设计和实现[J]. 中国医疗器械杂志, 2008, 32（2）: 111-113.

[89] 胡延平, 后国超, 刘建伟. HL7 Version3 消息若干关键技术探讨[J]. 计算机工程与设计, 2004, 25（9）: 1517-1519.

[90] Oemig F, Blobel B. An ontology architecture for HL7 V3: Pitfalls and outcomes[C]//World Congress on Medical Physics and Biomedical Engineering: General Subjects. Berlin: Springer, 2009:408-410.

[91] 葛滨. 基于 CDA 的电子病历交换研究[D]. 广州: 华南师范大学, 2009.

[92] Beeler G W, Huff S, Rishel W. HL7 V3 message development framework [EB/OL]. http://www.hl7.org/library/ [2009-11-14].

[93] 陆波, 李伟鹏, 曹阳. 医疗信息交换标准 HL7 的消息机制剖析[J]. 中国医学物理学杂志, 2005, 22（1）: 414-416.

[94] Abdul-malik S. HL7 version 3 advanced tutorial[EB/OL]. http://www.hl7.org/library/[2010-11-19].

[95] Alam M, Hussain M, Afzal M, et al. Design and implementation of HL7 V3 standard-based service aware system[C]//Proceedings of the 10th International Symposium on Autonomous Decentralized Systems. New York, 2011:420-425.

[96] 刘进. 基于 CDA 标准的远程医疗全数据交换平台研究[D]. 杭州: 浙江大学, 2008.

[97] 陆璐. 基于 HL7 标准的医疗信息系统网关的设计[D]. 西安: 陕西科技大学, 2007.

[98] 孙迎, 陈家琪, 叶英. HL7 标准在医疗仪器通讯中的应用[J]. 上海理工大学学报, 2006, 28（2）: 193-196.

[99] 陈波. XML 文档数据查询技术研究[D]. 济南: 山东大学, 2005.

[100] 郭有限. 原生 XML 数据仓库模型研究与应用[D]. 厦门: 厦门大学, 2009.

[101] 卢鹏. 基于 JMS 的消息中间件的轻量级设计与整合[D]. 成都: 西南交通大学, 2010.

[102] 黄箭. 基于 HL7 的电子病历模型构建与实现[D]. 哈尔滨: 哈尔滨工业大学, 2009.

[103] 李月秋, 王玉, 周晨. 医院信息系统与电子病历[J]. 医学信息学杂志, 2007, 28（3）: 236-237.

[104] 王世伟, 周怡. 医学信息系统教程[M]. 北京: 中国铁道出版社, 2009: 132-134.

[105] 潘丹丹. 基于 XML 的电子病历系统的研究与实现[D]. 北京: 北京交通大学, 2007.

[106] 余本功. 基于 HL7 标准的电子病历（EPR）研究[D]. 合肥: 合肥工业大学, 2005.

[107] 商振和, 李梅, 单会强. 浅述现代化设备在病案信息管理中的应用[J]. 办公自动化（综合版）, 2007, 6: 8-9.

[108] 罗冲. 基于 HL7 医疗信息管理系统的设计[D]. 武汉: 华中科技大学, 2008.

[109] 王欣, 纪辉. 日本电子病历档案研究[J]. 兰台世界, 2011, 15: 11-12.

[110] 李晓燕, 姚登福, 唐颖. 实施电子病历, 大力促进医院信息化建设[J]. 医疗设备, 2008, 21（1）: 23-24.

[111] 宋喜莲. 基于 XML 的电子病历系统的设计与实现[D]. 沈阳: 东北大学, 2005.

[112] 陈平, 刘丹红, 徐勇勇. 国外卫生信息标准化现状及发展趋势[J]. 中国医院统计, 2002, 9（2）: 67-70.

[113] 贾伟涛. 基于 HL7V3 消息交换原理的研究与应用[D]. 包头: 内蒙古科技大学, 2012.

[114] Eggebraaten T J, Tenner J W, Dubbels T C. A health-care data model based on the HL7 reference information model[J]. IBM Systems Journal, 2007, 46（1）: 5-18.

[115] Agrawal R, Grandison T, Johnson C, et al. Enabling the 21st century health care information technology revolution[J]. Communications of ACM, 2007, 50（2）: 35-42.

[116] Gold J D, Ball M J. The health banking imperative: A conceptual model[J]. IBM System Journal,

2007,46（1）：43-56.

[117] 周庆利，江川. HL7 与医院信息化[J]. 现代医院, 2004, 4（8）：95-96.

[118] 于宁. 基于 HL7 标准的电子病历构建及相关技术研究[D]. 包头：内蒙古科技大学, 2012.

[119] 王明红. 提高 ICD-10 编码准确性的探讨[J]. 卫生经济研究, 2011, 16（8）：38-39.

[120] Dolin R H, Alschuler L, Boyer S, et al. HL7 clinical document architecture, release2.0[J].Journal of the American Medical Informatics Association, 2006, 13（1）：30-39.

[121] Chung Y L, Chia H H, Lu C H. Applying a presentation content manifest for signing clinical documents[J]. Journal of Digital Imaging, 2010,2（23）：152-160.

[122] 唐保昌. 基于 Web Service 的医疗全数据交换接口研究[D]. 杭州：浙江大学, 2008.

[123] 王晔，雷长海，李凯. 基于 HL7 CDA 的 InfoPath 电子病历系统设计[J]. 中国医疗设备, 2009,24（8）：66-69.

[124] 李娜，余本功. 基于 HL7 CDA, R2.0 的电子病历首页的设计与实现[J]. 中国医疗器械杂志, 2007, 31（4）：263-266.

[125] 储建华. 基于数据交换技术的电子公文交换系统的设计与实现[D]. 南京：南京大学, 2008.

[126] Jacobs S. XML 基础教程[M]. 许劲松，杨波，周斌，译. 北京：人民邮电出版社, 2007: 6-13.

[127] 胡顺扬. 基于 XML 异构数据库访问中间件技术研究与实现[D]. 杭州：浙江师范大学, 2009.

[128] 曾国林. 异构数据库访问与集成模型的应用研究[D]. 广州：广东工业大学, 2011.

[129] 张志刚. 一个网络教学管理系统中的设计和实现[D]. 武汉：华中科技大学, 2006.

[130] 汪平. 基于 XML 的 Web 数据挖掘研究[D]. 南京：南京理工大学, 2009.

[131] 邵蓉. XML 数据管理技术的研究[D]. 南京：南京理工大学, 2005.

[132] 朱汉超. 基于网页结构的 Web 数据抽取方法研究[D]. 武汉：武汉科技大学, 2009.

[133] 陈嗣祺. 基于 XML 技术的电子病历应用体系的研究[D]. 杭州：浙江大学, 2004.

[134] 王冠宇. PACS 系统中医学图像处理工作站的相关技术研究[D]. 西安：西安电子科技大学, 2012.

[135] Ross P, Sepper R, Pohjonen H. Cross-border teleradiology: Experience from two international teleradiology projects[J]. European Journal of Radiology, 2010, 73（1）：20-25.

[136] 苏南. 结构化电子病历系统的设计与实现[D]. 北京：北京邮电大学, 2012.

[137] Fieschi M, Dufour J C, Staccini P, et al. Medical decision support systems: Old dilemmas and new paradigms? [J]. Methods of Information in Medicine, 2003, 42（3）：190-198.

[138] 蒋提. PACS 存储系统设计与实现[D]. 济南：山东大学, 2012.

[139] 光奇. 电子病历系统的设计与实现[D]. 兰州：兰州大学, 2012.

[140] 郑家亮. 医疗信息化发展研究与应用集成平台设计及实现[D]. 昆明：云南大学, 2010.

[141] Badawy O E, Kamel M. Shape-based image retrieval applied to trademark images[J]. International Journal of Image and Graphics, 2002 , 2（3）:375-393.

[142] Manjunath B S, Ohm J R, Vasudevan V V, et al. Color and texture descriptors[J]. IEEE Transactions on Circuits and Systems for Video Technology, 2001, 11(6): 703-715.

[143] 程茅薇. 数字化医院的研究与实践[D]. 成都: 电子科技大学, 2012.

[144] 吴志福. 基于 DICOM 标准的医疗影像管理系统的研究[D]. 成都: 电子科技大学, 2012.

[145] 张宏. 结合电子病历的 PACS 系统集成及归档技术研究[D]. 包头: 内蒙古科技大学, 2014.

[146] 刘自德, 冯成德, 黄秀娟. PACS 系统的发展现状和趋势[J]. 中国西部科技, 2005, 3(22): 25-27.

[147] Parisot C. The DICOM standard-A break through for digital information exchange in cardiology[J]. International Journal of Cardiac Image, 1995, 11(3): 171-177.

[148] 罗敏. PACS 的研究与应用[D]. 重庆: 重庆大学, 2005.

[149] 尤伟. PACS 系统架构与数字化医院建设[J]. 信息安全与技术, 2012, 3(7): 86-88.

[150] 陆佳扬, 张基永, 吴丽丽. 国内 PACS 发展的状况与趋势[J]. 医疗装备, 2013, 26(8): 24-25.

[151] 樊庆福. 国内外 PACS 现状及发展趋势[J]. 上海生物医学工程, 2004, 25(3): 44-46.

[152] 龙志波. DICOM 标准下医学影像数据库的建立与研究[D]. 长春: 吉林大学, 2009.

[153] Traina A, Rosa N A, Traina C. Integrating images to patient electronic medical records through content-based retrieval techniques[C]//Proceedings of 16th IEEE Symposium on Computer-Based Medical Systems. New York, 2003: 163-168.

[154] 陈戏墨. PACS 中的 DICOM 标准分析及应用[J]. 医学信息, 2004, 17(4): 190-193.

[155] 雷力. 基于 DICOM-RT 放疗信息系统通讯模型的研究[D]. 广州: 南方医科大学, 2012.

[156] 董义兵, 晁爱农. DICOM 标准应用深层次探讨[J]. 中国医学装备, 2006, 3(11): 31-35.

[157] Abiteboul S, Agrawal R, Bernstein P, et al. The Lowell database research self-assessment meeting [J]. Communications of the ACM, 2005, 48(5): 111-118.

[158] 张庆, 高上凯. HL7 标准及其在我国的应用前景[J]. 中国医疗器械信息, 2001, 17(4): 27-31.

[159] 王凤玲. 基于 DICOM3.0 和 HL7 标准的医院系统间工作流集成研究[D]. 长春: 长春理工大学, 2008.

[160] Flicker M, Sawhney H, Niblack W, et al. Query by image and video content: The QBIC system [J]. IEEE Computer, 1995, 9(28): 23-31.

[161] 洪弘, 李玲娟. 医疗数据挖掘的特点、过程及方法[J]. 价值工程, 2011, 30(32): 166-167.

[162] 赵霞, 李小华. 医疗数据二次应用探析[J]. 医疗卫生装备, 2010, 31(5): 101-103.

[163] Morioka C A, El-Saden S, Duckwiler G, et al. Workflow management of HIS/RIS textual documents with PACS image studies for neuroradiology[C]//American Medical Informatics Association Annual Symposium. Washington, 2003: 475-479.

[164] 杨霜英, 于京杰, 周丽君. 电子病历归档系统的研究与设计[J]. 中国医学装备, 2013, 10(6): 38-40.

[165] 张凯. 基于语义的医学图像数据库系统[D]. 天津: 天津大学, 2003.

[166]Pianykh O S. DICOM Security[C]//Digital Imaging and Communications in Medicine（DICOM）. Berlin, 2012: 243-265.

[167]王卫东, 屈洋. C/S 体系结构下医院病历数据库管理系统的建立[J]. 计算机技术与发展, 2009, 19(9): 204-206.

[168] 祁航. "以患者为中心" 的医院信息系统的设计与实现[D]. 成都: 电子科技大学, 2011.

[169] 黄旭. DICOM 医学图像数据的读取[J]. 计算机时代, 2008, 18(11): 46-47.

[170] 王晓丹. 当前医疗信息化存在的问题及对策研究[J]. 医学信息学杂志, 2011, 32(1): 44-47.

[171] 张彩倩. 基于医疗数据集与服务流程研究[D]. 杭州: 浙江大学, 2012.

[172] 郭军. 基于角色的访问控制分级授权管理的研究[D]. 西安: 西安电子科技大学, 2012.

[173] Ferraiolo D F, Sandhu R, Gavrila S, et al. Proposed NIST standard for role-based access control[J]. ACM Transactions on Information and System Security, 2001, 4(3): 224-274.

# 第5章 医学影像传输和存储系统

## 5.1 DICOM 消息的组成结构

DICOM 标准是要解决在不同的地点、不同设备制造商、不同国家等复杂的网络环境下的医学图像存储和传输问题[1,2]。要在这样复杂的情况下实现准确无歧义的信息交换，必然存在许多技术问题，基本问题有语法和语义两大类[3,4]。

所谓语义的问题就是指交换信息的具体含义。通常人们都是用自己的语言(称自然语言)进行交流，但世界上使用的自然语言种类繁多，还存在二义性问题，表达的意思存在多种含义，使得计算机处理困难，这在医疗技术方面更是要解决的问题。因此DICOM 中专门定义了自己的"语法"和"词汇"。DICOM 的"词汇"是用一对整数表示，称为标签(Tag)，用数据字典给出详细的定义和解释。另外用 UID 给出唯一标识。

语法则是指信息组成的规则。在 DICOM 标准协议中，根据通信层次的不同，其数据组织形式也各有差别，如消息、协议数据单元等。只有通信双方按约定的语法组织数据，才可能准确获得对方传输的信息。

在 DICOM 的网络接口中，信息是通过 DICOM 消息通信的。一个消息是由命令集与后面有条件的数据集复合而成的。命令集用来指明要完成的在数据集上的操作和通告。每个命令元素由一个标记符、值长度和值域复合而成。数据集是由若干个数据元素组成的，按照数据元素标签中的组号以及元素号数值增加的方式依次排列[5-7]。DICOM 消息总体结构如图 5.1 所示。

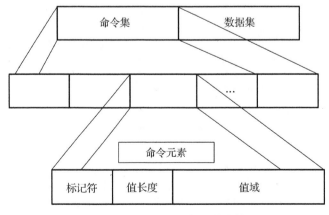

图 5.1 DICOM 消息总体结构

## 5.1.1　命令集

在命令集中，命令元素应当以命令元素标签的升序排序。命令元素标签唯一标识了命令元素，所以命令元素标签在命令集中至多只能出现一次。命令集编码应当遵循低字节序(LittleEndian)的规则，详见下述传输语法中的说明。一个命令集元素由三个部分组成：命令元素标签、值长度、值域。

命令元素标签：16 位无符号整型的有序排列，由组号和元素号组成。

值长度：32 位无符号整型，不包括命令元素标签域的长度或值长度域的长度。

值域：命令元素的值，长度为偶字节。

各个域中存储值的命令类型由命令元素的值表示法(Value Representation，VR)来指定。命令元素的 VR 应该和命令字典中所指定的相符合。

值的多样性(Value Multiplicity，VM)说明了值域中可以存储多少个带有 VR 的值。如果 VM>1，那么在值域中，值有几重应该是没有限制的。

## 5.1.2　数据集

数据集是由若干个数据元素组成的，也是按照数据元素标签中的组号以及元素标号数值增加的方式进行排序。一个数据元素在数据集内至多只能出现一次。但是在嵌套的数据集中可以再次出现。

数据集的作用有两个：作为信息对象定义 IOD 中的信息对象模块 IOM，作为信息交换中消息携带的数据内容。

显式(Explicit)和隐式(Implicit)VR 在数据集与精确嵌套数据集中并不同时存在，一个数据集是否使用显式或隐式 VR 以及其他特性，取决于传输语法的协商[8]。

数据元素是通过标签(Tag)唯一标识的。一个数据元素包含标签、值表示法、值长度和数据元素值。其中数据元素的 VR 是否存在取决于协商的传输语法，如图 5.2 所示。对隐式 VR 的传输语法，数据元素没有也没必要有值表示法域[8-10]。

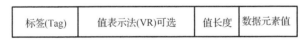

图 5.2　数据元素结构

数据元素有标准数据元素和私有数据元素两种类型。标准数据元素具有偶数值组号，私有数据元素具有奇数值组号。自 DICOM 3.0 以后，数据组号并不传递任何语义上的含义。数据元素中值域的字节长度必须为偶数，不足的部分填充空格或零。

1)标签(Tag)

DICOM 医学图像中的每个属性都对应一个标签。标签是用来唯一标识元素或信息的。它是占有 4 字节的无符号整数对，按顺序排列，包括组号和元素号。前两个字节是数据元素的组号，后两个字节是元素号，即(组号，元素号)。在十六进制下格式是(gggg, eeee)。其中组号表明这个数据元素属于哪个数据组，如 DICOM 命令的组号是 0000；而元素号则用于区分同一组中的不同数据元素。

组号和元素号组成的标识符唯一表示一个特定的数据元素。每个组的第一个数据元素可选择使用(gggg, 0000)来计算本组的总长度，从而在数据编码和分析的过程中确定整个组的位置，提高解析效率[11-13]。若组号为偶数，则为标准数据元素，具体含义可以在 DICOM 的数据字典中查到。DICOM 的数据字典定义了许多数据元素标签，涵盖了大多数的应用需要。若组号为奇数，则为私有数据元素，由用户在使用过程中自己定义。例如，在 DICOM 中(0007, 0000)表示组长，(0008, 0020)表示研究日期，(0018, 1088)表示心率。

2) 值表示法(VR)

DICOM 标准中，对每个属性都定义了 VR。VR 规定了数据元素的数据类型和格式，具体描述了属性值如何进行编码。

VR 是一个 2 字节的字符串，表示该属性的值的类型，包括日期型、长整型、字符串型等，在 DICOM 协议的数据字典中，每个标签对应的 VR 是固定的，但编码时，数据元素中有可能会不包含该字段。VR 根据不同的传输语法可省略，即如果传输语法过程中使用了隐式的传输语法，VR 将被省略；而对于显式传输语法则该数据元素中必须有 VR，用以显式说明数据的类型。值表示法有隐式和显式两种形式。隐式就是采用预先规定的表示方法，通过标签从数据字典中查到 DICOM 对这个属性表示方法的规定，从而正确解释属性值的内容。显式是用两个字符明确表示值的表示方法，如 AE 表示应用实体，AS 表示年龄字符串，DT 表示日期和时间，FD 表示双精度浮点数等。

值表示法的知识是信息交换双方所共享的。对某个属性(以标签标识)的解码和编码过程必须仔细选择正确的值表示法。共享这个信息有两种可能的方法：

(1)共享包含所有可能属性的数据字典；

(2)把数值表示法作为数据元素的一部分。

后一种方法增加了信息交换的开销，但比用共享数据字典更灵活，尤其在多制造商环境，数据字典的同步更新是很困难的。

当数据元素按照显式 VR 编码时，可以分为两种情况：一种是当 VR 为 OB、OW、OF、UT、SQ 或 UN 时，数据元素的结构按照 4 字节的标签、2 字节的 VR、4 字节的值长度和由数据长度决定的数据元素值组成；另一种是当 VR 为 OB、OW、OF、UT、SQ 或 UN 以外的值时，数据元素的结构按照 4 字节的标签、2 字节的 VR、2 字节的值长度和由数据长度决定的数据元素值组成。

当数据元素按照隐式 VR 编码时，数据元素中不出现 VR，由 4 字节的标签、4 字节的值长度和由数据长度决定的数据元素值组成。

3）值长度

根据 VR 的种类，以及 VR 是显式还是隐式，值长度为占 2 字节或 4 字节的无符号整数。它指定数据元素值的长度。DICOM 规定数据长度必须是偶数，不足时要用空格或零补齐。

值长度为 2 字节或 4 字节的无符号整数，表明了数据元素值的准确长度，通常为偶数，但如果该值为 FFFFFFFFH，则表示后面的数据元素值的长度是未定义的，未定义长度一般用于 VR 类型为项目序列（Sequence of Item，SI）类型的数据元素。而该属性的具体数值则存放在数据元素值单元中。

4）数据元素值

数据元素值必须包含偶数个字节，存放真正的数据。数据可以有多个值，但总长度必须是偶数，否则要用空格或零补齐。

## 5.1.3　唯一标识符（UID）

为了在网络环境下唯一地标识各种信息，DICOM 采用了 UID 方式。这个标识可被用在世界上不同地点的多制造商环境中。为保证每个标识的全球唯一性，使用了下面的字符串（称为唯一标识符（UID））产生机制：UID=<org root>.<suffix>。

<org root>部分代表组织编号，如制造商、研究单位等，是由权威部门支持的，它保证没有其他人或机构再使用这个根标识。这个数值由标准化组织分配给公司或医院，但也必须保证在它们自己内部网络中也是唯一的。通过使用一个唯一的系统标识，每个系统在世界范围内有唯一的根。

<suffix>为后缀，此部分由系统在产生实例时动态产生，是在此组织范围内的唯一标号。

UID 的编码规则如下所示[14-17]。

（1）每个组成（Component）分量是一个数，必须包含一个或一个以上的阿拉伯数字，且第一个数字不能为 0，除非该组成分量只由一个阿拉伯数字组成。

（2）数字编码使用的是 DICOM 默认字符库基本 G0 区字符集（Basic G0 Set）中的 0～9 字符。

（3）各个组成分量之间用点号"."分隔。

（4）如果整个字符串的长度为奇数字节，必须在最后一个组成分量的末尾填充一个 NULL 字符，使 UID 对齐在偶数字节边界。

(5)整个字符串的长度不能超过 64 个字符，包括各个组成分量的数字、分量间的分隔符以及填充字符。

举例：UID=<org root>.<suffix>="1.2.840.*****.3.152.235.2.12.187636473"。

其中：<org root>=1.2.840.*****；<suffix>=3.152.235.2.12.187636473。

在这个例子中，根中各组成分量含义分别如下。

1：确定 ISO。

2：确定 ANSI 成员体。

840：特殊成员体的国家代码(美国为 ANSI)。

*****：确定特殊组织(由 ANSI 提供的)。

在这个例子中，后缀中下标的前两个部件与驱动的标识有关。

3：厂商或用户定义的驱动类型。

152：厂商或用户定义的一串数字。

下标的剩余四个部件与图形的标识有关。

235：学习数字。

2：串行数字。

12：图形数字。

187636473：得到图形的编码数据和时间标志。

在这个例子中，已选择这些部件以保证唯一性。其他组织可以选择完全不同的部件序列来唯一标识它的图形。例如，如果时间标志有足够的精度来保证没有两个图形可以有相同的数据和时间标志，那么删除学习数字、串行数字和图形数字可能是完全有效的。

实例的 UID 标识是唯一标识。若制作了复件或未加修改地再生成，它必须使用相同的 UID。否则相同信息的两部分将存在不同的标识，这会导致混乱。

在 DICOM 中 UID 也用于标识有关的属性，如下所示。

"1.2.840.10008.1.1"，是验证服务类。

"1.2.840.10008.1.2"，是 DICOM 默认的隐式 LittleEndian 传输语法。

"1.2.840.10008.5.1.4.1.1.2"，是 CT 图像存储。

## 5.1.4　传输语法

在 DICOM 中，传输语法用来指示信息的编码模式，包括要传送的图像信息是否为压缩的。若为压缩，则给出采用何种压缩格式，以及数据流的网络字节传输顺序。

在 SOP 实例数据集被交换之前，将数据集编码为字节流的编码方式是固定的，或者是网络交换中协商的，或者在介质上是与数据存储在一起的。编码方式由传输语法指明。

传输语法定义了以下三个方面的内容。

(1) 如何指定数值表示法。

(2) 网络字节顺序(高价先存或低价先存)。

高价先存或低价先存,即多字节数在存储或传输时的字节顺序,是低位字节先存储或发送(LittleEndian),还是高位字节先存储或发送(BigEndian)。

LittleEndian:低位地址低位字节顺序,也就是说对于多字节表示的像素,低位字节存放在低位,高位字节存放在高位。

BigEndian:低位地址高位字节顺序,也就是说对于多字节表示的像素,低位字节存放在高位,高位字节存放在低位。

例如,对于一个 32 位无符号整数 12345678H,在 LittleEndian 方式下的字节顺序为 78, 56, 34, 12。而在 BigEndian 方式下的字节顺序则为 12, 34, 56, 78。

为了保证数据的正确性,在网络协议中要指定网络字节顺序,如 TCP/IP 协议使用 16 位或 32 位整数的高价先存格式。

在 DICOM 协议中,对高价先存和低价先存都支持。在通信协商阶段,双方应该协商确定所支持的网络字节顺序。默认的 DICOM 传输语法使用低价先存的编码方式,例如,十六进制数据 68AF4B2CH 将被编码成 2C4BAF68H。特别地,组号为 0000H 的所有命令集数据元素必须使用低价先存和隐式 VR 的格式进行传输。

(3) 封装情况下的压缩格式。

封装情况下,数据的压缩格式是采用 JPEG 还是 RLE(Run Length Encoding)的压缩算法,是有损方式还是无损方式等。

DICOM 的传输语法支持两种数据压缩方式,即 JPEG 压缩和 RLE 压缩。对于 JPEG 压缩,可以分为无损压缩和有损压缩方式,JPEG 压缩目前规定了三种格式,即 JPEG、JPEG-LS、JPEG2000;而对于 RLE 则只支持无损压缩。具体的压缩算法由 JPEG 和 RLE 规范确定。

传输语法的处理是服务提供方的一部分,但双方初始都要设置正确的双方都可接受的传输语法。

传输语法是由一个 UID 标识的。DICOM 3.0 默认的传输语法是隐式 VRLittleEndian 传输语法[18,19],并采用无损方式的 JPEG 压缩算法。

## 5.1.5　上层协议数据单元

DICOM 上层协议为 DIMSE 提供透明的网络数据传输服务,即以上层协议规定的 PDU 传送接收 DIMSE 的命令流与数据流。上层协议中制定了上层服务以及 PDU。

一个 PDU 应该由 PDU 头和 PDU 数据组成。PDU 头共有 6 字节:第 1 个字节用来标识 PDU 类型;第 2 个字节为保留字节,为协议将来发展用,一般置为零;第

3～第6字节表示PDU数据的长度,这4字节的长度应是按网络字节序来排序。PDU数据的格式由不同的PDU类型决定。下面对于上述7种PDU分类介绍。

1) A-ASSOCIATE-RQ协议数据单元

A-ASSOCIATE-RQ(AC)PDU中包含协议版本、被调用实体名称、调用实体名称、应用环境条目、表达环境条目、抽象语法子条目、传输语法子条目以及用户信息条目等需要双方协商的重要信息,它的结构如图5.3所示[20,21]。

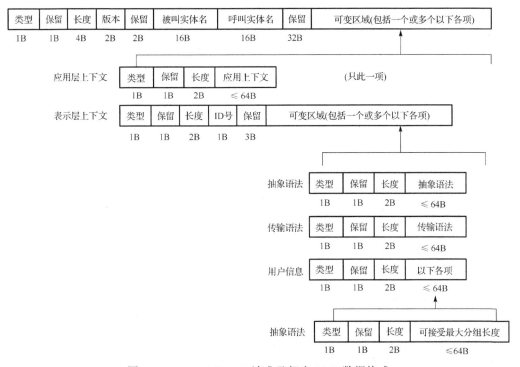

图 5.3　A-ASSOCIATE 请求及相应 PDU 数据格式

(1)A-ASSOCIATE-RQ PDU的PDU类型标识为01H(H表示十六进制,即0X16,以后相同);A-ASSOCIATE-AC PDU的PDU类型标识为02H。

(2)协议版本:用来标识当前所使用的DICOM协议版本。

(3)被调用实体名称:标识与本地应用程序进行通信的应用程序,它的主要作用是,当有多个远端应用程序与本地同时进行通信时,区分有相同端口号的不同应用程序。

(4)调用实体名称:标识本地应用程序。

(5)应用环境条目:在 A-ASSOCIATE-RQ 和 A-ASSOCIATE-AC 中,此条目类型均标识为10H。应用环境表示DICOM协议特有的使用环境,它的值在DICOM中规定为1.2.840.10008.3.1.1.1。

(6)表示环境条目:在 A-ASSOCIATE-RQ 中此条目类型标识为 20H;在

A-ASSOCIATE-AC 中为 21H。一个字节的表示环境 ID，用于标识一个特定的表达环境。它的值为 1~255 的奇数，在同一个 A-ASSOCIATE-RQ（AC）PDU 中，如果有多个表示环境条目，那么它们的表示环境 ID 应该不同，即在一个 A-ASSOCIATE-RQ（AC）PDU 中最多可有(255–1)/2+1=128 个表示环境条目。一个字节的结果，只用在 A-ASSCIATE-AC PDU 中，通信程序客户端可通过检验此参数的值来判断连接协商成功与否，在 A-ASSOCIATE-RQ PDU 中这个值设为零。这个条目包含若干抽象语法子条目和传输语法子条目。

其中，抽象语法子条目在 A-ASSOCIATE-RQ 中标识为 30H，这个条目不出现在 A-ASSOCIATE-AC 中。抽象语法表示整个应用程序要使用的服务对象对 SOP，例如，患者根据查询/检索模块 SOP 类的 UID 值为 1.2.840.10008.5.1.4.1.2.1.1[6]。

传输语法子条目在 A-ASSOCIATE-RQ 和 A-ASSOCIATE-AC 中标识为 40H。通信程序双方协商好传输语法之后，也就规定了双方以后的 PDU 中 DIMSE 的封装格式。最常用的传输语法有 Explicit Little Endian、Implicit Little Endian 和 Explicit Big。

(7)用户信息条目：在 A-ASSOCIATE-RQ 和 A-ASSOCIATE-AC 中，此条目类型均标识为 50H。这个条目一般包含最大长度子条目，还可包含实行体类 UID 子条目以及实行体版本子条目。其中，最大长度子条目包含在 A-ASSOCIATE-RQ 和 A-ASSOCIATE-AC 中，其类型均标识为 51H。

2）P-DATA-TF PDU

P-DATA-TF PDU 用于数据传输，它主要封装图像数据以及与图像数据有关的参数，其结构如图 5.4 所示。

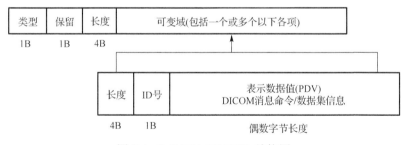

图 5.4　P-DATA-TF PDU 结构图

P-DATA-TF PDU 的 PDU 类型标识为 04H，它的数据域包含一个或多个表示数据值（Presentation Data Value，PDV）的条目。相同消息的每个片段应该使用相同的表示环境 ID。DICOM 消息以 PDV 的用户数据形式，封装到 P-DATA 的请求原语中。一个 PDV 用户数据参数应该包含且仅包含一个片段（命令或数据之一）。PDV 编码格式如图 5.5 所示。

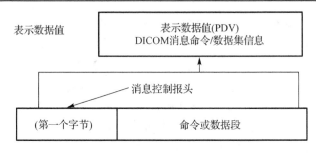

图 5.5　PDV 编码格式

图 5.5 中的消息控制报头位于每个 DICOM 消息片段的前部，对所有的 DICOM 抽象语法，它是强制出现的。消息控制报头由一个字节组成，其中位 0 说明片段是命令类型还是数据类型；位 1 说明片段是或不是 DICOM 消息命令/数据集信息的最后一个片段。

如果位 0 被设置为 1，后面的片段就应包含消息命令信息。

如果位 0 被设置为 0，后面的片段就应包含消息数据集信息。

如果位 1 被设置为 1，后面的片段就应该包含消息数据集或消息命令的最后一个片段。

如果位 1 被设置为 0，后面的片段不包含消息数据集或消息命令的最后一个片段。

位 2～7 总是被发送端设置为 0，接收端不对此进行检查。

3）A-RELEASE-RQ（RP）PDU/A-ASSOCIATE-RJ PDU/A-ABORT PDU

只要通信双方的一方发现所要传输的数据已经全部传送完成，它就向对方发送 A-RELEASE-RQ PDU，请求断开连接。对方接收到此 PDU 之后，就知道数据传送已经完成，然后发送 A-RELEASE-RP PDU，断开它们之间的连接。

当接收到 A-ASSOCIATE-RQ 连接请求，但对请求的传输或抽象语法等不支持时，会发送 A-ASSOCIATE-RJ PDU，拒绝连接。

但程序出现异常需要强制中断通信时，通信双方都可发送 A-ABORT PDU 中断连接。A-RELEASE-RQ（RP）PDU/A-ASSOCIATE-RJ PDU/A-ABORT PDU 的结构如图 5.6 所示。

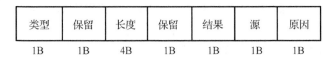

图 5.6　A-RELEASE-RQ（RP）PDU/A-ASSOCIATE-RJ PDU/A-ABORT PDU 结构

A-RELEASE-RQ PDU 的 PDU 类型标识为 05H，A-RELEASE-RP PDU 的 PDU

类型标识为 06H。PDU 长度为 10 字节，第 2 个和第 7～第 10 个字节都置为零，PDU 的长度域应占 4 字节。

A-ASSOCIATE-RJ PDU 的 PDU 类型标识为 03H，其中第 8 个字节的结果域包含一个整数，1 表示永久性拒绝，2 表示暂时性拒绝；第 9 个字节的来源域包含一个整数指明拒绝来源，1 表示 DICOM UL 服务用户，2 表示 DICOM UL 服务提供者关联控制服务元(Association Control Service Element，ACSE)相关功能，3 表示 DICOM UL 服务提供者(说明相关功能)；第 10 个字节的原因/检测域也包含一个整数用来说明拒绝原因。

A-ABORT PDU 的 PDU 类型标识为 07H，其中第 8 个字节保留置 0；第 9 个字节包含一个整数，0 表示 DICOM UL 服务用户，1 表示保留，2 表示 DICOM UL 服务提供者；第 10 个字节的原因/检测域也包含一个整数用来说明中断原因[22-24]。

## 5.2　DICOM 医学影像传输协议

在整个 DICOM 应用协议框架中，上层协议提供了所有与网络通信有关的功能，它为 DICOM 应用层消息服务元素提供透明的数据传输服务，上层协议封装了所有的网络通信细节[25,26]。如图 5.7 的 DICOM 网络通信模型图所示，DICOM 上层协议处于 DICOM 应用实体的底层，它主要使用协议数据单元来实现 DICOM 应用实体之间的连接协商及协商成功后的数据传输；DICOM 上层协议之上的 DIMSE 协议机，使用 C-STORE、C-MOVE 等操作来完成具体的服务；而最上层则是 DICOM 应用实体的实现层。

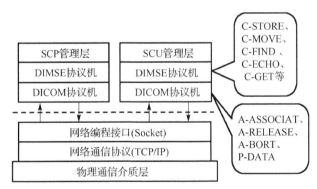

图 5.7　DICOM 网络通信模型图

### 5.2.1　DICOM 上层协议

上层协议是应用层调用网络服务功能的接口，从 OSI 分层模型看，DICOM

上层协议包括对话层、表示层、应用层的关联控制服务元素(ACSE)部分。上层协议的作用主要是：提供应用层的公共服务元素 ACSE，具体包括在对等应用实体间建立关联，正常释放关联，异常中止关联等功能；为 DIMSE 提供网络数据传输支持，也就是以上层协议规定的协议数据包格式传送或接收 DIMSE 的命令流与数据流[27,28]。在实际应用中，广泛使用的网络模型是基于 TCP/IP 的 4 层结构模型。上层协议直接调用 TCP 提供的网络传输功能构建本层服务，供应用层调用[29,30]。

## 5.2.2　上层协议的实现

ULP 借助于 PDU 来实现，而 PDU 依靠套接字来完成实际的网络数据传输，这只是静态的描述。在一定的上下文环境中，上层协议实现还包括对 PDU 的解释以及在解释基础上与 PDU 之间的交互，所有的服务功能通过解释与交互体现出来。上层协议负责把PDU中的连续字节流处理成为有意义的协议控制信息，并分离出 DIMSE 流。实际上只有 P-DATA-TF PDU 中才包含上层协议不能解释的 DIMSE 流，因此需要向 DIMSE 层传递，显然 A-RELEASE 与 A-ABORT 的实现要比 A-ASSOCIATE 简单，因为它们本层的控制信息很少，且不需要向邻接上层递交数据。一旦请求 DICOM 服务的客户端完成 TCP 连接，它立即发送 A-ASSOCIATE-RQ PDU，该 PDU 是一个有序的数据流块，按照上层协议规定存放着各种协商数据，服务器端从该 PDU 数据流中取出相关内容获得语义解释，就可决定是否接受本次关联请求以及本次关联中的服务内容，表示上下文表征应用层协议中定义的抽象语法和能满足抽象语法的传输语法之间的联系，每个抽象语法和能对它进行编码的传输语法组合起来就构成一个表示上下文，用户信息包括最大 PDU 长度、实现类 UID、实现版本名称等[31,32]。

图 5.8(图中灰色部分表示关联请求 PDU 处理的核心关键环节)中给出了遵从 DICOM 标准的通信方式，其中第一步和第二步合称为连接协商，确定交换哪些数据以及数据如何编码交换。交换内容包括应用层上下文，其中定义了应用服务元素组、相关操作以及其他相关操作应用实体的必要信息；表示层上下文定义连接中的数据表示方式；应用连接信息列出了与 DIMSE 协议相关的一些信息，包括服务类提供者和服务类使用者(SCP/SCU)角色选择、应用层协议数据单元最大长度等。第三步建立关联，进行数据传输，应用实体间进行信息的传递。DICOM 命令和 DICOM 文件被封装成协议数据单元，并通过协议数据单元服务传送数据。第四步撤销关联，中止应用实体间的通信，可以是连接方发出的正常释放方式或连接某一方发出的突发中止方式。

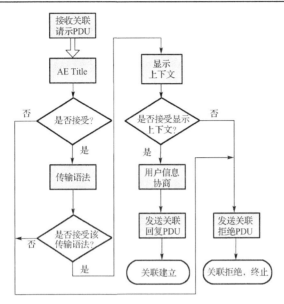

图 5.8　关联请求 PDU 的处理

　　DICOM 标准涵盖了数字图像信息构成和通信两个领域，内容众多，庞大，目前还没有任何医学医疗系统支持所有的 DICOM 服务，每一种设备都是针对自己最需要的部分来提供服务支持[33,34]。

## 5.2.3　DICOM 消息

　　一个 SOP 类被定义为一组特定的服务与一个相关的信息对象(IOD)的结合，一个 SOP 类的具体实现是通过 DICOM 消息的交互完成的。

　　在 DICOM 标准中，DICOM 消息由命令集和数据集组成。无论在命令集还是数据集中，标签都唯一地标识一个命令或者数据元素，元素必须按标签的升序依次排列，且每个元素一般最多只能出现一次(嵌套除外)，元素标签由一对组号和元素号组成，两者均为 16 位无符号整数；值长度域是以字节数表明值域的长度，其值必须为偶数；值域包含有关操作命令的属性值(针对命令元素而言)或者现实世界信息对象实例的属性的具体值(针对数据元素而言)，其长度是可变的，但是不能超过值长度域所规定的长度[35-37]。

　　DIMSE 是 DICOM 中重要的概念，DIMSE 由各种信息组成，包括由 IOD 提供的信息、数据，DICOM 服务类提供的命令元素及由数据字典提供的应用实体专用的唯一标志(UID)[38-40]。

　　与其他通信协议一样，DICOM 也使用了对等的观点对协议进行解释和说明。对等的观点是指通信双方的操作是在同一个层次上进行[41,42]的。两个应用实体之间的用于信息交换的连接称为关联。对一个关联，许多通信内容都是作为上下文(Context)

被确定的，其中的内容可以发生变化，这种变化实际上体现了信息的交换。在 DICOM 标准中定义了这个上下文(称应用上下文)，双方必须根据这个上下文的定义协调动作。

在 DICOM 中采用 UID 来标识一个应用上下文，并在关联初始化中传递到对方，通过比较应用上下文的 UID，对方就可以决定是否能够处理这个关联的请求[43,44]。如果该 UID 合法，就建立关联，否则拒绝它。在关联中，哪一种类的信息交换能够发生是由 SOP 类和这些 SOP 类的服务类来定义的，关联的启动方将提供建议的 SOP 的类型、每个 SOP 类的 SCU/SCP 角色和信息的表示方式等信息，然后关联的建立就取决于另一方的能力，它可以接受或拒绝每一个单独的 SOP 类。

经过这个协商过程，双方都知道对方的能力和限制，实际的信息交换就能够根据服务类和为这些类定义的 SOP 类角色进行。当关联不再需要时，关联被终止[45,46]。在关联的初始化过程中，关联的每一个 SOP 类，必须在两个进程之间达成协议，涉及两个进程之间使用的传输语法。启动方给出所有的特定 SOP 类能够处理的传输语法，另一方选择其中一个传输语法。经过协商，双方 SOP 类都接受的表现上下文就被确定了。一个表现上下文通过双方都同意的数据标识，称表现上下文 ID。在一个关联的上下文中可能存在许多表现上下文，表现上下文 ID 标识了发生信息交换的 SOP 类。

双方的协商信息都是封装在 PDU 中经过 TCP/IP 及物理层传送到对方的[47-49]。

## 5.3　基本工作列表管理服务类

基本工作列表管理服务(Basic Worklist Management Service)类是一个定义在应用层级的服务类，它的作用就是存取工作列表(Worklist)。基本工作列表管理服务类并不提供类似于 SQL 那样的综合性通用数据库存取机制，相反，其注重于使用一组通用键属性查询作为匹配键或返回值的基本查询。

根据信息模型定义的不同，工作列表 SOP 类主要分为两种。

### 1. 医疗设备工作列表 SOP 类

医疗设备工作列表 SOP 类(Modality Worklist SOP Class)支持从信息系统中获取信息，具体的操作包括：①患者核实(Verify Patient)，从信息系统获得患者描述性信息；②从信息系统获取预约检查步骤(Scheduled Procedure Step, SPS)；③准备执行 SPS；④将 DICOM 图像和从医院信息科中获得的相关信息整合；⑤从医院信息科获得各种属性。

工作列表项以 SPS 实体作为数据输入，包括的模块(Module)有：①患者关系模块 (Patient Relationship Module)；②患者识别模块(Patient Identification Module)；③患者描述模块(Patient Demographic Module)；④患者医疗模块(Patient Medical Module)；⑤访问关系模块(Visit Relationship Module)；⑥访问识别模块(Visit Identification Module)；⑦访问状态模块(Visit Status Module)；⑧访问管理模块(Visit Admission Module)；⑨预约检查步骤模块(Scheduled Procedure Step Module)；⑩请求步骤模块(Requested Procedure

Module)；⑪图像服务请求模块(Imaging Service Request Module)。

　　2. 通用工作列表 SOP 类

　　通用工作列表 SOP 类(General Purpose Worklist SOP Class)用于更多任务的 SPS，即通用意义上的执行步骤以及相关实体。包括：①图像处理(Image Processing)；②质量控制(Quality Control)；③计算机辅助诊断(Computer Aided Diagnosis)；④计算机辅助检查(Computer Aided Detection)；⑤各种解释(Interpretation)；⑥誊写(Transcription)；⑦报告认证(Report Verification)；⑧打印(Print)。

　　一个列表包括 SPS 实体，在一个确定的时段，此实体已被安排了特定的预约工作站 AE title、医疗设备类型、医师、患者等。另外的一些属性可通过适当的服务提供者使用 N-GET 服务来实现[50-52]。

　　在工作列表的消息流中，常用下面的五种不同状态来表示工作情况。

　　(1)Scheduled：表示 SPS 已经产生并且准备执行。

　　(2)In Progress：表示 SPS 已经产生并且正在执行，在该状态下，其他操作被锁定。

　　(3)Suspended：表示 SPS 暂停。

　　(4)Discontinued：表示 SPS 的操作被 SCU 取消。

　　(5)Completed：表示 SCU 发起的 SPS 完成。

　　在消息定义中，以 General Purpose Scheduled Procedure Step Status(0040,4001)来表示工作情况[53-55]。

　　基本工作列表管理服务类是由基本工作列表 SCP/SCU 共同完成基本工作列表的[56-58]。SCP 和 SCU 在执行服务之前，必须先进行连接协商，来确定双方所传输数据的类型和编码方式。连接协商成功后，双方便建立了一个"关联"，接着双方才能完成基本工作列表数据的传输。SCP 和 SCU 之间的连接协商是通过使用 DICOM 标准定义的 PDU 来完成的，它们分别是：A-ASSOCIATE-RQ PDU、A-ASSOCIATE-AC PDU、A-ASSOCIATE-RJ PDU、A-RELEASE-RQ PDU、A-RELEASE-RP PDU 和 A-ABORT PDU[59-61]。只有在连接协商成功后，即 SCP 和 SCU 对将要进行传输的数据内容及编码方式达成共识后，双方才通过 P-DATA PDU 来传输数据[62-64]。

　　具体的基本工作列表服务网络传输过程如下。

　　1)建立传输层连接

　　此时建立 TCP 连接，可通过相关的套接字命令来建立。

　　2)建立应用层的连接

　　应用层的连接是建立在 TCP 协议上的，SCU 把它所支持的抽象语法和传输语法，以及表示层上下文 UID 放入表示层上下文中。然后在网络上利用 A-ASSOCIATE-RQ PDU 将表示层上下文发送到 SCP。SCP 保留一个它所支持的传输语法，并通过

A-ASSOCIATE-RP PDU 回送到 SCU。此时应用层的连接便建立起来了。如果 SCP 不能接受 SCU 提出的任何一个传输语法，它就会发送 A-ASSOCIATE-RJ PDU 给 SCU，此时连接失败。

3）准备数据发送

DICOM 标准规定一个工作列表就是一个结构，每个工作列表包含几个工作列表项，每个项又包含多个属性（Attributes）。其中，每个项和一个执行任务相关。基本工作列表服务主要是 SCU 通过使用 C-FIND 命令来实现从 SCP 中查询属于自己的工作列表。首先，SCU 需要匹配关键属性（Matching Key Attributes），然后 SCU 通过包含 Matching Key 的 C-FIND Request 信息请求 SCP 执行关键值的匹配和返回[65-67]。SCP 对每个请求产生一个 C-FIND Response，每个响应包括一个工作列表项。在执行 C-FIND 命令的时候，SCU 可以通过 C-CANCEL-FIND request 信息取消 C-FIND 命令。SCP 也可中断，返回一个 Canceled 状态[68-70]。

在应用层建立连接后，SCP 和 SCU 便可执行如上所述的基本工作列表数据传输了。此时与基本工作列表服务相关的数据和对应的命令被组装成 P-DATA-TF PDU，每个 P-DATA-TF PDU 可以包含一个或多个 PDV。随着 P-DATA-TF PDU 在网络上的传送，诸如查询工作任务及相关信息的服务便可完成了[71-75]。

4）断开应用层的连接

此时 SCU 发送 A-RELEASE-RQ PDU 要求断开应用层的连接，SCP 收到后，发送 A-RELEASE-RP PDU 给 SCU。当 SCU 接收到 A-RELEASE-RP PDU 后，应用层的连接便可断开。

5）传输层连接断开

通过对应的套接字命令来断开传输层连接。图 5.9 就是 SCP 和 SCU 连接协商和数据传输示意图。

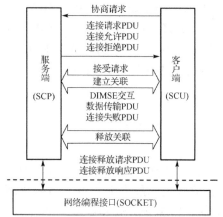

图 5.9　SCP 和 SCU 连接协商和数据传输示意图

# 5.4　DICOM 存储服务类的设计与实现

1) 实现的功能

(1) DICOM C-STORE 客户端程序能按三种最基本的传输语法将 DICOM 图像发送到由 IP 地址指定的远端设备上。

(2) DICOM C-STORE 服务端能以任何传输语法接收客户端发来的图像数据，并保存在指定的文件里。

2) 设计思想

(1) 底层通信协议：DICOM 网络通信协议在 TCP/IP 协议之上，所以底层通信协议必须也只能是 TCP/IP 协议。

(2) 套接字的选用：由于 DICOM 图像的数据量一般都比较大(有的超声图像一幅就有几十兆字节)，而且医学诊断对图像的特殊要求使得数据传送必须有高准确性，所以我们采用的是面向连接的流式非阻塞套接字。另外，选用非阻塞套接字是因为它可以克服阻塞套接字存在的永久阻塞和效率低等缺点。

(3) 编程方式：客户端采用单线程，服务端采用多线程编程方式(服务端采用多线程编程方式是因为考虑到在同一时段内有多个服务请求的情况存在)。

(4) 服务类：标准所规定的 DICOM C-STORE 服务类。

3) 存储原理

存储服务类 C-STORE 定义了两个对等的 DICOM 应用实体在应用层通信的服务，即 DIMSE 用户调用 C-STORE 服务，请求另一个 DIMSE 用户对复合 SOP 实例进行存储[76-78]。两个对等的 DICOM 应用实体执行存储服务的一个 SOP 类，其中一方作为 SCU 方，另一方作为 SCP 方。作为存储 SOP 类的 SCU 方的一个 DICOM 的应用实体，发起对远端 DICOM 应用实体的通信请求，并准备发送待存储的复合 SOP 实例，这一请求采用 C-STORE 请求原语(C-STORE-RQ)来实现。作为存储 SOP 类的 SCP 方的远端 DICOM 的应用实体，将发起 C-STORE 响应原语(C-STORE-RSP)。收到 C-ECHO 确认原语后，SCU 方可以判断出验证已经完成。

C-STORE 是一个用于图像传输的操作类。DICOM 应用实体使用该操作类可以向另一个 DICOM 应用实体发送图像。通过使用 C-STORE 的 DIMSE-C 服务，存储操作类的 SOP 类得以实现[79-81]。

实现存储服务类的某个 SOP 类的两个对等 DICOM 应用实体，一个担当操作类用户 SCU 的角色，一个担当 SCP 的角色。SCU 的作用是发起一个带有满足相应 IOD

要求的 SOP 类实例的 C-STORE DIMSE 服务，以及识别 C-STORE 的状态并进行相应的操作[82-84]。SCP 的作用是执行存储服务，并发送执行结果的状态。

4)存储服务类的参数

存储服务类 C-STORE 的请求原语和响应原语的参数组织如表 5.1 和表 5.2 所示。

表 5.1　C-STORE-RQ 请求原语参数组织

| 参数名 | Tag | VR | VM |
|---|---|---|---|
| 组长度 | (0000, 0000) | UL | 1 |
| 操作的 SOP 类 UID | (0000, 0002) | UL | 1 |
| 命令域 | (0000, 0100) | US | 1 |
| 消息 ID | (0000, 0110) | US | 1 |
| 优先级 | (0000, 0700) | US | 1 |
| 数据集 | (0000, 0800) | US | 1 |
| 操作的 SOP 类实例 UID | (0000, 1000) | UI | 1 |
| 启动转移的应用实体名 | (0000, 1030) | AE | 1 |
| 启动转移的消息 ID | (0000, 1031) | US | 1 |
| 状态 | — | — | — |

注：UL 表示无符号长型；US 表示无符号短型；UI 表示唯一标识符；AE 表示应用实体

表 5.2　C-STORE-RSP 响应原语参数组织

| 参数名 | Tag | VR | VM |
|---|---|---|---|
| 组长度 | (0000, 0000) | UL | 1 |
| 操作的 SOP 类 UID | (0000, 0002) | UI | 1 |
| 命令域 | (0000, 1000) | US | 1 |
| 响应消息 ID | (0000, 0120) | US | 1 |
| 数据集 | (0000, 0800) | US | 1 |
| 状态 | (0000, 0900) | US | 1 |

表 5.1 和表 5.2 中各参数名的意义如下。

(1)消息 ID：该参数用来标识操作，可以利用它来区别该操作和在程序中 DIMSE 服务提供方可能的其他操作或通告。ID 为(0000, 0110)的消息不能两次赋予相同的值来标识操作或通告。

(2)响应消息 ID：该参数指定了响应/确认操作对应的请求/指示操作的消息 ID(0000, 0110)的值。

(3)操作的 SOP 类 UID：对于请求/指示，该参数指定了存储的 SOP 类。它可以包含在响应/确认操作中。但当响应/确认原语中包含该参数时，参数值应该和请求/指示原语中对应的参数值相等。

(4)操作的 SOP 实例 UID：对于请求/指示，该参数指定了存储的 SOP 实例。它可以包含在响应/确认操作中。但当响应/确认原语中包含该参数时，参数值应该和请求/指示原语中对应的参数值相等。

(5)优先级：该参数将 C-STORE 操作分为低、中、高三等优先级。

(6)启动转移的应用实体名：该参数指定了发起包含 C-STORE 子操作的 C-MOVE 操作的 DICOM 应用实体的名称。

(7)启动转移的消息 ID：该参数指定了包含 C-STORE 子操作的 C-MOVE 请求/指示原语的消息 ID(0000, 0110)的值。

(8)数据集：C-STORE 原语相关的数据集包含所要存储的复合 SOP 实例的属性。

(9)状态：该参数含有操作错误和成功的通知。它应该被包含在执行操作的 DIMSE 服务用户发送的响应/确认原语中。

5)服务实现过程

存储服务 C-STORE 的具体实现过程如下。

首先，客户机(SCU)向服务器(SCP)发出关联请求 A-ASSOCIATE-RQ，将自己所支持的 SOP 类、传输句法、抽象语法以及所能胜任的角色等信息传送给服务器；服务器应答并发送关联响应 A-ASSOCIATE-AC，返回自己所支持的 SOP 类、传输句法以及所能胜任的角色等和请求相应的信息，此响应若和请求适合，则关联建立，否则关联失败[85,86]。

然后，客户机(SCU)向服务器(SCP)发出 C-STORE 服务请求以及传送要保存的图像数据；服务器接收 C-STORE 请求和部分图像数据，并向客户机发出一个接收到数据的确认信息；客户机向服务器发出封装图像剩余的数据包；服务器向客户机发出一个接收到数据的确认信号，并执行被请求的 C-STORE 服务，存储这一数据包。在接到服务器的确认信号确认数据包已正确到达服务器后，客户机发送下一个数据包。重复上述两步直至整幅图像的全部数据传送完毕[87,88]。服务器发送 C-STORE 服务响应，通知此次操作是否成功。如果还有其他图像则继续重复 C-STORE 服务传送剩余图像。

最后，客户机发出解除关联请求命令 A-RELEASE-RQ，服务器发出解除关联响应命令 A-RELEASE-RP，断开关联。若以上过程中有任何一方出现问题或是协商过程不匹配，都可以使用 A-ABORT 命令来中止关联。

## 5.5 DICOM 查询/检索服务类

查询/检索(Query/Retrieve)服务类是 DICOM 标准中一个重要的服务类，它的功能是用一些常用关键属性作为查询值，对基本的 SOP 服务对象对——DICOM 信息传递的基本功能单位 Instances 进行查询，并允许一个 DICOM 应用实体从一个远程 DICOM 应用实体获取 SOP Instances 或者请求远程 DICOM 应用实体将 SOP Instances 传输到另一个 DICOM 应用实体[89-91]。

1. Query/Retrieve 服务信息模型

DICOM 标准中定义了三种 DICOM 标准 Query/Retrieve 服务信息模型：Patient Root Query/Retrieve 信息模型（表 5.3）、Study Root Query/Retrieve 信息模型和 Patient/Study Only Query/Retrieve 信息模型。每种信息模型中的实体都按照分层的形式进行组织，即对于每种信息模型中的实体，DICOM 标准将其分为几个级别（Level）来进行操作，各个级别的实体的关系由实体-联系模型（Entity-Relation Model）来表示，DICOM 标准规定了每个级别中的实体所具有的唯一关键字、必须关键字和可选关键字。在实现 Query/Retrieve 服务时，Request Identifier 中的 Query/Retrieve Level 属性（Tag：0008，0052）指明了所请求的 Query/Retrieve 服务信息模型的级别。

表 5.3　Patient Root Query/Retrieve 服务信息模型的患者等级属性表

| 描述 | 标签 | 类型 |
| --- | --- | --- |
| 患者姓名 | (0010,0010) | Required |
| 患者 ID | (0010,0020) | Unique |
| 引用的患者序列 | (0008,1120) | Optional |
| 引用的 SOP 类 UID | (0008,1150) | Optional |
| 引用的 SOP 实例类 UID | (0008,1155) | Optional |
| 患者出生日期 | (0010,0030) | Optional |
| 患者出生时间 | (0010,0032) | Optional |
| 患者性别 | (0010,0040) | Optional |
| 其他患者 ID | (0010,1000) | Optional |
| 其他患者姓名 | (0010,1001) | Optional |
| 民族 | (0010,2160) | Optional |
| 患者备注 | (0010,4000) | Optional |
| 患者相关检索号码 | (0020,1200) | Optional |
| 患者相关序列号码 | (0020,1202) | Optional |
| 患者相关图像号码 | (0020,1204) | Optional |

注：Required 表示必选；Optional 表示可选；Unique 表示唯一

Patient Root Query/Retrieve 信息模型分为四个级别：Patient Level、Study Level、Series Level 和 Composite Object Instance Level。其实体-联系模型如图 5.10（a）所示。

Study Root Query/Retrieve 信息模型分为三个级别：Study Level、Series Level 和 Composite Object Instance Level。实体-联系模型如图 5.10（b）所示。

Patient/Study Only Query/Retrieve 信息模型分为两个级别：Patient Level 和 Study Level。实体-联系模型如图 5.10(c) 所示。

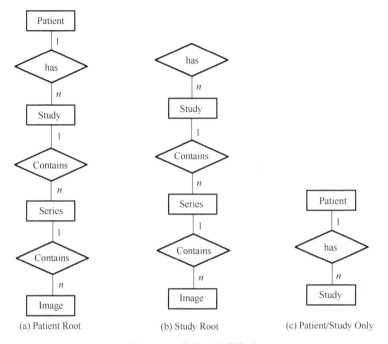

图 5.10　实体-联系模型

## 2. DIMSE

DIMSE 为 DICOM 应用实体提供服务，其服务主要指加在 IOD 上的操作（Operation）或通告（Notification）。DIMSE 分为两类：复合信息服务单元类（DIMSE-C）和常规信息服务单元类（DIMSE-N）。

前缀为 C 的 DIMSE 服务作用于复合信息对象定义，如 C-STORE。前缀为 N 的 DIMSE 服务作用于常规信息对象定义，如 N-GET。

表 5.4 列出了 DICOM 3.0 标准中的所有 DIMSE 服务。

表 5.4　DIMSE 服务

| 名称 | 组别 | 作用 | 类型 |
| --- | --- | --- | --- |
| C-STORE | DIMSE-C | 存储图像 | operation |
| C-GET | DIMSE-C | 为属性值检索匹配的 SOP | operation |
| C-MOVE | DIMSE-C | 检索患者图像信息 | operation |
| C-FIND | DIMSE-C | 查询患者图像信息 | operation |
| C-ECHO | DIMSE-C | 获取对等端回应 | operation |

续表

| 名称 | 组别 | 作用 | 类型 |
|---|---|---|---|
| N-EVENT-REPORT | DIMSE-N | 报告当前状态 | notification |
| N-GET | DIMSE-N | 检索属性值 | operation |
| N-SET | DIMSE-N | 设置各种参数 | operation |
| N-ACTION | DIMSE-N | 触发服务过程 | operation |
| N-CREATE | DIMSE-N | 生成 SOP 实例 | operation |
| N-DELETE | DIMSE-N | 删除 SOP 实例 | operation |

注：notification 为通知类型；operation 为操作类型

Query/Retrieve 服务类采用 DIMSE-C 服务中的 C-FIND、C-MOVE 和 C-GET 服务。

1）图像查询 C-FIND

查询客户端要求图像的相关属性信息。C-FIND SCU 负责发送基于图像相关信息的查询到支持 C-FIND SCP 的设备（如图像归档中心、图像产生设备等），提出查询请求，提交查询标识符；SCP 在相应的层次（即患者、检查、序列、图像层）做查询；SCP 返回查询的结果，把查询结果发送至请求端。在这个过程中，根据需要，SCU 可以结束查询[92,93]。

2）图像传递 C-MOVE

将符合客户端要求的图像和查询结果传送到客户端指定的应用实体。C-MOVE SCU 负责把要传输图像的信息以及获取这些符合条件图像的目的端的信息发送到支持 C-MOVE SCP 的设备上，提出带有关键字属性的请求；SCP 初始化一个存储服务 C-STORE，激发其他应用实体（AE）进行图像及相关信息的传送，并处于等待状态；当图像传送完毕后，SCP 返回执行情况清单给 SCU，并把查询结果发送到请求信息的目的端。

3）图像获取 C-GET

这个过程与 C-MOVE 很相似，不过它的 C-STORE 是在本次连接中执行的，即不触发其他应用实体（AE），而由 SCU 完成查询，并将图像传递给 SCU，返回执行状态。

3. DICOM 查询与获取的设计

1）概要设计

DICOM 标准的通信采用 C/S 模型，分别定义为 SCP 担当服务器、SCU 担当客户端[76]。服务器采用 DCMQRSCP 实现，客户端分别为查询客户端 FINDSCU 和获取客户端 MOVESCU，在获取图像时，需调用存储客户端 STORESCU。

在底层通信协议上，DICOM 主要采用 TCP/IP 协议，并在 TCP/IP 协议的基础上定义了 DICOM 上层协议层(DICOM Upper Layer,DUL),DUL 对 TCP/IP 协议栈使用相同 DICOM 接口,在底层 DUL 具有与 TCP 相同的接口,DICOM 应用实体之间的联系映射为一个 TCP 连接,表现地址映射到一个 TCP 端口号,与 IP 或主机名相结合(IP 和 TCP 端口的组合成为套接地址,在网络中这个组合是唯一的)。

DICOM 标准内容多,如果完全自己编写代码来实现这些功能,将是一个浩大的工程。DCMTK 工具包是由德国 OFFIS 公司开发的,提供了实现 DICOM 协议的一个平台,可以在它的基础上完成自己的主要工作,而不必把太多的精力放在实现 DICOM 协议的细节问题上[94-96]。故以 VC 2005 为开发平台,基于 DCMTK 工具包编写符合 DICOM 标准的相关应用程序来实现医学图像查询/获取功能。

2)界面设计

服务器界面如图 5.11 所示,最上方填写连接端口号,默认为 104。常规设置中可选择调试模式和详细模式两种,选择调试模式会在对话框中显示调试信息,选择详细模式会将所有运行过程显示其上。

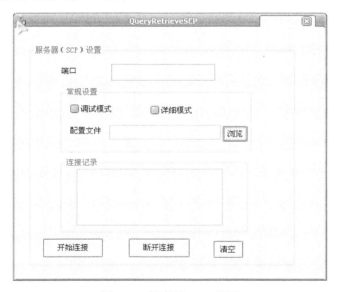

图 5.11　服务器 SCP 界面

客户端界面如图 5.12 所示,左上端是提供服务的服务器(SCP)属性设置(被叫 AE、IP 地址以及端口号)。DICOM 标准定义图像分为患者(Patient)、检查(Study)、序列(Series)、图像(Image)四个层次,分别对应相关类型的信息生成阶段和不同来源。每一层都具有一组特定的属性,不同查询内容需对应不同层次。在这里设计查询等级分别为患者、检查、序列和图像四种,在查询患者信息时选择患者层,如患者姓名和患者 ID;查询检查信息时选择检查层,如检查日期;查询检查类型选择序

列层，查询图像信息选择图像层次。右上端是查询属性（下面将对其进行详细解
释）的查询设置、查询文件的选择，如果未对查询属性进行选择，则会按照查询
文件的内容进行查询[97,98]。最下端为查询结果的显示。查询结束后可根据查询
的内容选择需要获取的图像，如果对查询结果没有进行选择，则获取查询到的
全部图像。

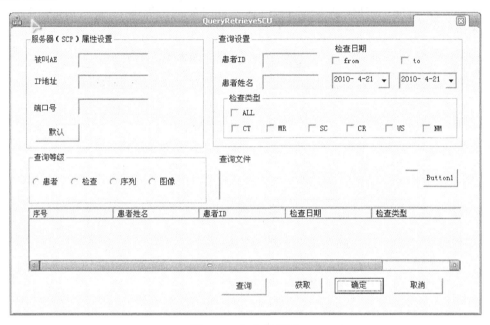

图 5.12　客户端界面

4. 查询属性与匹配方式

属性应该在实体-关系模型的每个层次得到定义[99,100]。在 C-FIND、C-MOVE
或者 C-GET 命令里的 identifier 应当包含被查询实体的值。对于任意查询，实体的
集合应当由 identifier 中的关键属性集合来决定。

Query/Retrieve 服务信息模型的属性分为唯一、必选、可选三种类别[101]。

1）唯一属性

在实体-关系模型中，有一个属性必须定义为唯一属性。唯一属性的某个值可以
唯一确定该层次的某单一实体。也就是说两个同一层次的实体不能具有一样的唯一
属性值。C-FIND、C-MOVE、C-GET SCP 应该支持所有唯一属性的存在和匹配。
所有由 C-FIND、C-MOVE、C-GET SCP 管理的实体应当具有某一非零长度的唯
一属性值。C-FIND 请求可能包含唯一属性，C-MOVE 和 C-GET 请求必须包含
唯一属性。

2) 必选属性

在实体-关系模型的每个层次中，有一组属性被定义为必选属性。必选属性意味着 C-FIND SCP 应该支持基于必选属性的匹配查找。可能会有多个实体，它们的必选属性具有相同值。也就是说，必选属性的某个值并不能完全确定某层次的单一实体。C-FIND SCP 应当支持所有必选属性的存在和匹配。如果 C-FIND SCP 管理的实体包含值为空的必选属性，那么该值被视为未知，所有对空值属性的匹配应视为正确的匹配。C-FIND 请求可能包含必选属性，C-MOVE 和 C-GET 请求不能包含必选属性。

3) 可选属性

在实体-关系模型的每个层次中，有一组属性被定义为可选属性。C-FIND 请求中的可选属性具有 3 种不同的行为，这取决于 C-FIND SCP 对于可选属性的存在和匹配的支持[102]。如果 C-FIND SCP：

(1) 不支持可选属性的存在，那么这些属性将不会出现在 C-FIND 响应里。

(2) 支持可选属性的存在但不支持可选属性的匹配，那么可选属性的处理方式就和空值的必选属性一样，即可选属性的查询值会被忽略，但 SCP 会为这个属性返回一个值。

(3) 支持可选属性的存在和匹配，那么可选属性的处理方式就和必选属性一样。

查询属性与匹配方式有如下说明。

(1) C-FIND SCU 不能假设值不为空的可选属性会像必选属性那样被处理。C-FIND SCP 的一致性声明 (Conformance Statement) 应当列举出被支持的可选属性。

(2) 可选属性与必选属性不同，C-FIND SCP 不一定支持它们的存在和匹配，但必选属性是一定支持的[103]。

C-FIND 请求可能包含可选属性，C-MOVE 和 C-GET 请求不能包含可选属性。

5. 属性匹配

以下匹配方式可以应用于 Query/Retrieve 服务类的关键属性：单一值匹配、UID 列表匹配、全局匹配、通配符匹配、范围匹配、Sequence 匹配。

匹配所需的特殊字符 (如 "*" "?" "-" 和 "\") 不属于关键属性值的 VR 指定的字符集。

属性匹配有以下说明。

(1) 例如，"-" 对于 DA (表示日期)、DT (表示日期时间) 和 TM (表示时间) 这样的 VR 不是有效字符，但可以用于范围匹配。

(2) 当非默认字符集被采用时，要根据 PS 3.5 中的规定匹配 (PS 3.5 表示 DICOM 3.0 标准中的 Part 5)。

关键属性的总长度可能超过 PS 3.5 中 VR 指定的长度。当应用于特殊的匹配类型时，VM 可能超过 PS 3.6 制定的 VM。Specific Character Set（0008, 0005）属性可能存在于标识符中但从不会被匹配。相反，它指定其他属性在请求和响应的标识符中如何被编码。这会影响其他属性的匹配过程。如果 Specific Character Set（0008, 0005）属性不存在，则默认的字符集被采用。Specific Character Set（0008, 0005）不能为空值。如果转义序列用于值在不同字符集之间的切换，则 Specific Character Set（0008, 0005）可以有多个值。如果 SCP 不支持请求中的 Specific Character Set（0008, 0005）的值，那么匹配的方式就必须在 Conformance Statement 中指定[104]。

特别需要说明的是，如果 SCU 发送的请求标识符带有 SCP 不支持的单字节字符集，那么 SCP 就有可能把不识别的字符当作通配符，并且只在默认字符集中匹配及响应。

1）单一值匹配

如果请求中的关键属性值非空，且：

（1）不属于 date、time、datetime 类型，不包含通配符；

（2）属于 date、time、datetime 类型，含有单一日期或时间且没有"-"符号。

则采用单一值匹配。除了 PN 属性，只有实体的值刚好等于这个关键属性值才能视为匹配。该匹配对大小写敏感。

对于 PN 属性（如 Patient Name（0010, 0010）），应用程序在匹配过程中可以考虑是否要求大小写敏感及位置等[105,106]。这取决于实现者，但必须在 Conformance Statement 中指定。

单一值匹配说明如下。

（1）date、time、datetime 的匹配取决于它们的含义而不是字符串。例如：

DT "19980128103000.0000" 匹配 "19980128103000"；

TM "2230" 匹配 "223000"；

TM "223000" 匹配 ACR/NEMA 2.0 form "22：30：00"；

DA "19980128" 匹配 ACR/NEMA 2.0 form "1998.01.28"。

（2）如果关注其他应用程序如何对日期、时间进行单一值匹配，则可以考虑采用范围匹配，因为范围匹配始终是基于含义匹配的。

（3）把"-"字符排除于单一值匹配意味着 DT 类型的数据应用单一值匹配时不能含有 Coordinated Universal Time（UTC）的负偏移值。

（4）如果应用程序是位于负偏移的本地时区，则它不能采用本地时间的单一值匹配。它可以将属性值转换为 UTC 并采用显式的后缀"+0000"。

（5）PN 属性的匹配可以是口音不敏感的，这可在 Conformance Statement 中指定。口音不敏感匹配是可以成功匹配的，例如，一个查询字符小写字母 a（06/01 default ISO-IR 6）匹配 GRAVE ACCENT 小写字母 a（14/00 in ISO-IR 100），TILDE 小写字母 a（14/03 in ISO-IR 100），BREVE 小写字母 a（14/03 in ISO-IR 101），ACUTE ACCENT 大写字母 a（12/01 in ISO-IR 100）（匹配同时是大小写不敏感的），但不匹配 14/00 in ISO-IR 101、ACUTE ACCENT 小写字母 r。对于特殊的位组合匹配要看具体支持的字符集（注意 14/00 意义的区别），这要在 Conformance Statement 中定义。

2）UID 列表匹配

UID 列表采用"\"作为分割符，每个 UID 可以产生一个匹配。

（1）全局匹配。

如果关键属性的值为空，则所有具有这个属性的实体都匹配。在 C-FIND 请求中具有全局匹配格式的属性提供了查询指定属性的机制。

（2）通配符匹配。

如果属性不属于特定属性（date、time、signed long、signed short、unsigned short、unsigned long、floating point single、floating point double、other byte string、other word string、unknown、attribute tag、decimal string、integer string、age string 和 UID），并且值包含"*""?"，那么"*"匹配任意字符序列（包括空值），"?"匹配任意单个字符。通配符匹配大小写敏感，需要在一致性声明中定义。

通配符匹配说明如下。

（1）通配符匹配的值为"*"，等价于全局匹配。

（2）不支持 DICOM 标准的多字节字符处理器，可能不支持通配符匹配方法。

（3）范围匹配。

如果属性是 date，那么：① "<date1>-<date2>"匹配所有在这个范围内的日期；② "-<date1>"匹配所有在<date1>前的日期；③ "<date1>-"匹配所有在<date1>之后的日期。

如果属性是 time，那么：① "<time1>-<time2>"匹配所有在这个范围内的时间；② "-<time1>"匹配所有在<time1>前的时间；③ "<time1>-"匹配所有在<time1>后的时间。

如果属性是 datetime，那么：① "<datetime1>-<datetime2>"匹配所有在这个范围内的日期时间；② "-<datetime1>"匹配所有在<datetime1>前的日期时间；③ "<datetime1>-"匹配所有在<datetime1>后的日期时间；④如果 UCT 的偏移出现在值中，则在匹配中应当也要考虑。

范围匹配对于不是日期和时间的属性没有定义。

3）Sequence 匹配

如果 C-FIND 请求的关键属性用于匹配 Sequence（SQ），则关键属性应当是只有一个 Item 的 Sequence。这个 Item 包含零或多个关键属性。每个关键属性又可以应用单一值匹配、UID 列表匹配、全局匹配、通配符匹配、范围匹配和 Sequence 匹配(递归 Sequence 匹配)。

如果至少有一个 Item 中的属性匹配(C-FIND 请求),则视为一条成功的匹配。C-FIND 响应只会包含请求指定的 Sequence 属性。

如果 C-FIND 请求的关键属性不包含 Item 中的属性(Item 标签为空),则所有具有这个属性的实体都匹配。这就提供了请求指定属性的全局匹配(所有 Sequence 的 Item)。

如果匹配的属性具有多个值,其中一个值匹配,则所有的值都会返回。

6.C-FIND 功能模块设计

查询服务是指在服务端(SCP)中查找匹配内容,并得到一些相关信息[107]。具体服务过程如下。

1)C-FIND 客户端(SCU)

客户端 SCU 产生一个查询要求,这个查询要符合关系查询的要求。在每一层查询关系中,C-FIND 请求消息中的数据集合必须包含对应层的唯一关键字。

首先客户端要求服务端执行一个关键字的匹配查询,其中所有的关键字均在请求命令的数据集合中给出,这些关键字与服务端拥有的信息进行一层层匹配,直到查询要求的底层。

然后客户端分析返回的状态,如果是进行状态,则要继续在相应的查询级发送信息实体的匹配特性;如果是成功、失败、拒绝状态,则要传递进行状态的结束。

客户端还要对 C-FIND 请求响应的失败或者拒绝状态进行分析,以便传递给客户端不能处理请求的命令。

在 C-FIND 命令处理过程中,客户端可以在任何时候用 C-FIND-CANCEL 命令取消 C-FIND 服务。

2)C-FIND 服务端(SCP)

服务端被要求实现客户端请求的关键字匹配,这些关键字在客户端的命令集合中提供,并与服务端已有的信息对象进行匹配,直至客户端请求的最低一级。

服务端在用关系查询后,对于每一个得到的匹配结果都回应一个 C-FIND 响应状态;每一个这样的响应都带有一个数据集合,其中包含所匹配的特性,所有这样的响应都返回进行状态。

当所有匹配结果发送完毕,服务端通过 C-FIND 响应命令返回成功状态,表明对于每一个查询结果,服务端都返回了响应。

如果服务端不能处理查询请求,它将产生失败或者拒绝状态,如果它在执行查询过程以前,收到 C-FIND-CANCEL 命令,则停止剩余的查询,并返回取消状态[108]。

C-FIND 服务为查询服务端中是否有匹配信息。C-MOVE 服务为在服务端查询到匹配信息后进一步获取。

### 7. C-MOVE 获取功能模块

获取功能是指根据要获取的目标，在 SCP 中查找与目标匹配的内容，获取一系列图像。具体服务过程如下。

#### 1) C-MOVE 客户端

在查询/获取底层以上的各层，客户端必须对每一层提供单独的唯一关键字[109]。对于检索级别来说，要提供至少一个或者多个 UID。它还要提供移动目的地，这个目的地是某一 DICOM 应用实体名称，而这个应用实体可以作为存储服务类的服务端。

在处理子操作的时候，客户端要对 C-MOVE 返回的状态进行分析。这些状态应该指出成功、失败、剩余和被警告的子操作的数目以及最终成功与失败的子操作。同 C-FIND 服务一样，客户端可以发出 C-FIND-CANCEL 请求，取消 C-MOVE 服务。

#### 2) C-MOVE 服务端

基于 C-MOVE 请求命令中的数据集合提供的唯一关键字，服务端要能在传输层识别实体集。对于响应的存储实例，服务端触发子操作。在 C-MOVE 操作过程中，每一个子操作要对应不同的第三方连接实体，此时 C-MOVE 服务端就变成该子操作的客户端。

对于一个子操作，服务端将提供一个新的连接。对于一个给定的 SOP 实例，如果服务端与客户端不能协商成功，则子操作失败。

对于所有的 SOP 实例，服务端都要产生一个新的连接来处理子操作，而这些 SOP 实例是与 C-MOVE 请求命令中数据集合提供的属性——Patient ID(0010, 0020)，Study Instance UID(0020, 000D)，Series Instance UID(0020, 000E)或者 SOP Instance UID(0008, 0018)相关的。

在处理子操作的同时，服务端可以产生带有进行状态返回的 C-MOVE 响应命令[110]。这些响应将指示成功、失败、警告、剩余的子操作，当剩余子操作的数目减到零的时候，服务端将产生一个带有成功、失败、拒绝或者警告状态的最终的 C-MOVE 响应命令。

在 C-MOVE 处理过程中，服务端接到 C-FIND-CANCEL 命令时，要中断所有子操作的服务。

在获取服务中，C-MOVE 服务需调用 C-STORE 存储服务。C-STORE 服务是指 SCU 请求 SCP 存储复合 SOP 实例，即进行图像发送。

## 5.6　IHE 集成模型

IHE 集成模型为医疗机构和医学信息系统提供商之间的沟通和交互提供了一套

通用的技术规范，使医疗机构和医学信息系统提供商都能基于特定的集成模型描述其需求和产品特征。在医院引进新系统设备、升级原有设备系统或者进行新需求规划设计时，合理地选择和应用相关的 IHE 集成模型，将有利于评估和确认各种设备及系统与医院信息化建设需求的符合程度。

IHE 发布的第一个集成模型，即 SWF 集成模型，完整地对这一关键工作流及其处理给予了细节的定义，提供了一个在信息化环境下医学影像学检查任务的实施模型，为信息化环境中医学影像检查工作流的优化执行建立一个可参考的规范和导引[111]。

### 5.6.1　IHE SWF 集成模型的基本内容

IHE SWF 集成模型主要定义了患者进入影像科后，实施检查安排、检查执行以及检查结果处理和操作的工作流，要准确地理解这个工作流，基本的要点包括认识构成该工作流及其执行过程的主要角色和事务定义，以及工作流运行过程中的触发因素和输入/输出操作。

1）SWF 定义的主要角色

SWF 定义的主要角色可以分为三个单元，如表 5.5 所示，分别构成影像学科信息化工作流程中的检查安排、检查执行和检查结果处理。

表 5.5　SWF 的三个单元

| SWF 单元 | 检查安排(RIS) | 检查执行<br>(影像检查设备) | 检查结果处理<br>(PACS 和影像工作站) |
|---|---|---|---|
| 作用 | 角色<br>医嘱执行、操作步骤管理器和系统调度 | 角色<br>采集设备 | 角色<br>影像管理/影像归档和影像显示 |

SWF 集成模型中还定义了一组属于 HIS 管理域的角色，如 ADT Patient Registration 和 Order Placer，其负责完成引用自 HIS 工作流的患者 ID 信息注册处理和检查申请医嘱产生过程的操作。图 5.13 为 SWF 集成模型。

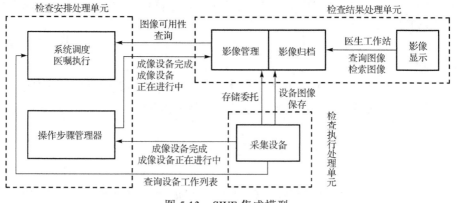

图 5.13　SWF 集成模型

2）影像检查安排单元

从图 5.13 可知，在 SWF 定义的影像检查工作流中，影像检查安排单元是流程的入口，其包含了作为 RIS 的检查申请处理和检查安排处理相关的信息系统执行单元，对应的 IHE 角色定义为 DSS（系统调度）和 Order Filler（医嘱执行），而另一个角色，即 PPS Manager，除可以集成于 RIS 框架中，还可以是独立的信息系统单元。

在 IHE SWF 集成模型的定义中，由上述 3 个角色组成的影像检查安排单元，其核心的任务工作流是完成来自 HIS 管理域的检查申请内容的处理、完成检查安排和分诊过程并作为输入操作为后续所需要建立的设备检查工作表提供必需的数据信息支持。除此之外，还需要参与 2 个与流程集成相关的工作流处理，一个是与代表影像检查设备的 Acquisition Modality 间信息传递和交互的工作流，另一个是与代表 PACS 管理系统的 Image Manager 间交互的工作流[112]。

3）影像检查执行单元

影像检查执行单元由唯一的角色构成，即 Acquisition Modality，对应于实际工作流中的影像检查设备的信息系统。影像检查执行单元的任务是实施和完成影像检查操作过程，并在这个过程中，将 RIS 传递来的患者 ID 信息和检查安排信息与采集的患者影像检查数据合并而产生医学影像对象，因此，这一过程是 SWF 的影像检查工作流的中心环节，其除了需要与 RIS 管理单元间工作流相衔接，与其后端的 PACS 管理系统单元（Image Manager / Image Archive）间的数据和相关控制信息的传递是其主要的任务处理过程。下面对 Acquisition Modality 与 Image Manager / Image Archive 间的工作流执行过程予以简要说明。

IHE 定义的 Acquisition Modality 与 Image Manager / Image Archive 间的工作流也包含两个基本的处理过程：一个是影像检查过程产生的结果对象（如医学影像）的归档存储和存储委托过程；另一个是检查状态信息的传递过程。

4）影像检查结果处理单元

这里的影像检查结果指影像检查过程产生的影像对象，影像检查结果处理过程包括影像对象的管理控制、影像结果的应用操作和影像结果相关的状态信息的提交与传递过程。影像结果处理单元包含 IHE 的 Image Manager、Image Archive 和 Image Display 等 3 个事务，分别对应于 PACS 的服务器管理系统和影像工作站系统，前者为这一处理单元的核心环节。除了执行与 PACS 影像工作站间的影像对象应用操作处理过程，IHE SWF 还定义了 Image Manager 与 RIS 管理单元间建立影像对象状态信息传递操作的集成过程。

## 5.6.2　IHE CPI 集成模型

1）IHE CPI 集成模型基本定义及应用特点

IHE CPI 集成模型定义了一套事务，用于确保灰阶影像及其显示状态信息（诸如注释、显示区域、影像旋转、放大与缩小等)在不同的输出环境(如工作站屏幕、胶片打印机等)获得一致性的表达和呈现。此外,CPI 还定义和引用了一个标准对比度曲线和灰阶标准显示函数(Grayscale Standard Display Function,GSDF),不同类型的影像显示设备和影像硬拷贝输出设备可以基于此建立准直,由此,CPI 提供了对影像的硬拷贝和软拷贝输出一致性以及两者混合操作的环境中影像信息表达和呈现一致性的支持。

2) IHE CPI 集成模型工作流及其基本内容

IHE CPI 集成模型主要定义医学影像的一致性处理和呈现相关的过程,其涉及的信息系统主要为 PACS 及其相关系统。因此,CPI 定义的工作流主要由与影像软拷贝、硬拷贝操作相关的信息系统单元构成,其定义的关键事务主要为保证医学影像信息一致性呈现状态的事务处理能力。

IHE CPI 集成模型所定义的角色主要包括与影像产生、管理和输出有关的信息系统角色,如 Acquisition Modality、Evidence Creator、Image Archive、Image Display、Print Composer 和 Print Server,由这些角色分别构成了影像的存储流程(Acquisition Modality/Evidence Creator 与 Image Archive 之间)、影像的应用流程(Image Archive 与 Image Display 之间)以及影像的打印输出流程(Print Composer 与 Print Server 之间)。上述角色中需要略加说明的是:Evidence Creator 代表了除 Acquisition Modality 之外的其他能够产生证据对象的信息系统功能模块,如影像后处理工作站的处理模块;Print Composer 这个角色通常为影像工作站或影像采集设备信息系统中内嵌的一个功能模块,而 Print Server 则为产生影像硬拷贝物理输出的打印设备等。此外,其他角色均已在 SWF 等多个集成模型中定义,在此不再赘述。

### 5.6.3　IHE SINR 集成模型

在 IHE RWF 集成模型定义的工作流中,产生并输出的结果对象为 DICOM 标准定义的 SR 对象,而作为 RWF 工作流的接续,IHE 定义的 SINR 集成模型工作流则着重实现对 SR 对象的提交、归档管理以及在影像科内部或医院整体信息化环境中的发布等。此外,在医学影像学信息化应用实践中还可能涉及基于特殊的技术应用而产生的 SR 对象形式,如应用数码录音、声音识别等技术方法产生的特殊诊断报告结果等,在 IHE 的 SINR 工作流中,将各种不同类型的 SR 对象定义为各自分立的角色,更有利于诊断报告信息对象的产生、管理、存档和浏览过程的处理及操作,同时便于信息系统提供商在其实际的系统产品中能够根据需求选择执行一个或多个角色和功能[113,114]。

1. IHE SINR 集成模型的基本内容

DICOM 标准定义了多种基础 SR IOD 类型和特殊 SR IOD 类型,但 IHE 的 SINR 集成模型定义并不包含所有类型的 DICOM SR IOD 应用,其主要基于 Basic Text SR 和

Enhanced SR 这两类 SR IOD 定义内容的诊断报告对象提交、传递、存储和发布等工作流处理，命名为"Simple Image and Numeric Reports"，声明其目的是满足多数常规影像诊断报告工作流中的基本需求。在 SINR 集成模型定义的 SR 影像诊断报告的基本内容和格式包括：一个诊断报告标题栏；一个或多个内容节段。其中内容节段包括节段标题、内容描述文本、引用的关联影像，以及相关的测量数值和表示格式等。当然，SR 报告对象中的某些成分也被定义为可适当编码以便应用于计算机索引或查询目的。

### 2. SINR 集成模型工作流的作用域

IHE 定义的 SINR 集成模型工作流，如图 5.14 所示，横跨医学影像学科内部信息化环境和医院整体信息化环境，即其工作流节点可能分布于 RIS 管理域和 HIS 管理域。

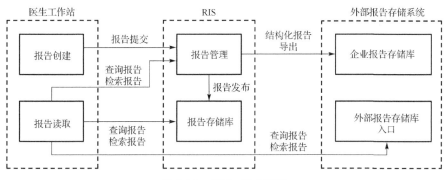

图 5.14　SINR 集成模型

### 3. SINR 定义的角色

1）属于 RIS 管理域的角色

该角色可以分为两组，一组是与 SR 报告对象的管理和归档存储相关的角色，另一组则为 SR 报告对象的产生和使用相关的角色。

SR 管理/存档相关角色：Report Manager 和 Report Repository。Report Manager 是 SR 对象的归档和应用操作的管理中心，负责 SR 在流程中输入/输出、存档/发布等行为的控制和处理，是 SINR 工作流的核心角色，其功能通常由 RIS 服务器实现；Report Repository 为影像学科信息化环境内部的一个信息系统角色，其提供对 DICOM SR 对象的归档存储能力。Report Repository 可以集成于 RIS 或者 PACS 内，在某些特定的用户环境中也可以被集成于 HIS 内。由于 Report Manager 同时是 IHE RWF 集成模型的核心角色，该角色即成为 RWF 和 SINR 工作流的交叉和接续的关键节点。

SR 产生/使用相关角色：定义了一组的角色，即 Report Creator/Report Reader。它们是产生和使用 SR 报告对象的角色，在 SINR 工作流中，其执行的行为包括向 Report Manager 提交已完成或更新的 SR 对象，或通过查询/检索（Query/Retrieve）操作从 Report Manager、Report Repository 或其他 SR 提供源（如 External Report Repository Access）主动获得希望进行处理和操作的 SR 对象。Report Creator/Report Reader 这组角色的功能位置可以为 RIS 工作站，也可以集成在 PACS 工作站中，主要基于对信息系统中需要操作和处理 SR 报告的角色位置的规划与设计而定。Report Creator/Report Reader 这组角色同样也存在于 RWF 等其他 IHE 集成模型定义中，从而成为 SINR 与其他 IHE 集成模型定义的工作流关联的节点。

2）属于 HIS 管理域的角色

在 IHE 定义的 SINR 工作流中，Enterprise Report Repository 和 External Report Repository Access 这两个角色通常的功能位置在 HIS 管理域内，其负责执行产生于 RIS 的 SR 报告对象和产生于医院其他医学信息系统的 SR 报告对象在影像学科信息化环境与医院整体信息化环境间的发布及交换。

Enterprise Report Repository：这个角色是指可能存在于医院信息化环境中的全局性医学报告文档管理体系，如 EPR 或电子病历内的 SR 报告归档管理系统。Enterprise Report Repository 将负责接收影像科或其他产生医学报告的医学检验和临床科室传递来的 SR 报告，并执行存档处理。因此，可以将 Enterprise Report Repository 理解为医院信息化环境中的一个全局性医学报告库，在 IHE 的 SINR 集成模型工作流中，作为一个接收并归档存储来自影像学科诊断报告 SR 对象的角色。

External Report Repository Access：医院环境中，除了医学影像学科产生诊断报告对象，其他还有检验科、心电图科室等，以及一些临床科室也会产生不同种类的医学报告，这类报告及其结果描述，对于影像学科的诊断报告和结论产生过程是有价值的参考信息，因此，也需要通过 HIS 与 RIS 的集成传递到影像学科的信息系统中。由于 HIS 对医学报告的编码标准通常采用的是 HL7 标准，所以这类产生于 HIS 的医学报告并非 DICOM SR 对象，而是 HL7 编码或其他类型编码的文本类型报告，在传送至影像学科信息系统时需要通过特定的接口系统将 HL7 编码的医学报告转换为 DICOM SR 报告对象，从而无障碍地纳入 RIS 或 PACS 的管理和处理流程。这个接口体系和转换功能由 External Report Repository Access 承担及完成。

# 5.7　结构化报告

## 5.7.1　结构化报告的背景

DICOM SR 是为编码和交换信息设计的一种文档体系结构，即应用 DICOM IOD 和服务，存储和传递结构化报告。其中，DICOM IOD 定义在放射学实践过程中，描述真实世界对象（如患者、图像、报告）对应的信息对象数据结构；DICOM 服务则涉及数据的存储、查询、获取和传输。一个 SR 文档由内容项目节点序列组成，其中内容项目是关联的树枝形状。每个内容项目都由成对的名字/值表现，名字由一个代码提交为"概念名"，以便于索引和查找[115]。因此，任何概念名都由以三个为一组的编码条目体现，其特征如下：

(1)编码值，一种计算机易读的和易查找的标识符，用以详细说明术语；

(2)代码编排者，是一种译码组织标识符，用以详细说明定义术语的字典；

(3)代码含义，包含人们易读的术语的描述文本。

如"乳腺"的概念名为(T-04000, SNM3，"Breast")，其中 T-04000 为编码值，SNM3 为医学术语编码全集第三版，"Breast"为描述编码的文本说明。因此，查找这一概念名的任何请求，将毫无歧义地指向"乳腺"，而不管是否有标点、间隔、特征设置或选择何种语言。

## 5.7.2　SR 模块的报告结构设计

根据《医疗护理操作》常规对影像诊断报告的要求，及影像科工作流程、报告阅读习惯，定制结构化报告的表达模式[115]。将结构化诊断报告内容设计为以下六个录入区。

1)患者信息区

该区包括患者病案号、姓名、性别、出生年月日、婚否、出生地、民族、身份证号、工作单位及职别、户口地址、联系人及地址、电话号码、邮政编码、检查项目、检查部位、检查方法、检查日期、检查费用、申请科别及申请医师等。

2)检查信息区

该区包括主诉、现病史、临床诊断、检验数据、重点治疗及转归情况、药物过敏史等。

3)影像征象区

通过使用分类概念标识的编码或术语，对影像征象对象进行编码或描述。研究应用《SNOMDE 国际版》(版本 3)编码方案对影像征象内容进行预定义，形成具有精确定义代码的影像征象模板库。

4)诊断意见和建议区

录入影像诊断结论及进一步检查建议，通过结构化报告模块编码体系对影像诊断结论编码定义。研究应用由 ACR 编制的应用于影像学分类的病理编码：ARC 编码(ARC index)作为模块默认的诊断意见编码系统，每份报告定义一至数个 ARC 编码，每个编码为"****.******"，前四位为解剖编码，后六位为疾病编码。模块同时可选择应用国际疾病分类(CID-10)编码系统作为诊断结论的编码体系。对于进一步检查建议，通过使用分类概念标识的编码或术语，研究应用《SNOMDE 国际版》(版本 3)编码方案对建议内容对象进行编码或描述，形成建议模板库。

5) 图像区

研究通过对 DICOM 复合对象的引用，在诊断报告中直接插入 DICOM 图像或者波形，而且可以指定插入某一个感兴趣区。结构化诊断报告对图像的引用与 DICOM 标准完全兼容。以上模块产生于各个不同环节或不同系统，其中既有数据库方式存储，也有文件方式存储。研究将以上模块按照类别及发生的时间顺序有机地组织为一个整体，按照 DICOM 标准定义的内容类型(容器、纯文本、代码、数值、人名、日期时间、UID、图像、波形、其他复合对象、空间坐标、时间坐标等)和关系类型(包含、属性、推论、选择、观察环境、采集环境、观念修饰等)建立报告的描述结构，或者说结构化报告的数据模型[116]，在存储和传送时使用 DICOM 标准中的递归嵌套的项目序列数据集，将树型结构表示为串行的数据流。图 5.15 为结构化报告的内容组织结构图。

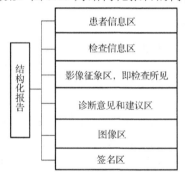

图 5.15　结构化报告的内容组织结构图

6) 签名区

自定义建立全院医师编码数据库，当输入姓名时可显示相应的编码。

## 5.7.3　结构化报告的 XML 形式

1) XML 的简介

XML 是跨平台的，依赖于内容的技术，是当前处理结构化文档信息的有力工具。XML 是一种简单的数据存储语言，使用一系列简单的标记描述数据。虽然 XML 比二进制数据占用更多的空间，但 XML 极其简单，易于掌握和使用[117]。

2) 结构化报告的 XML 表示

为了让符合 DICOM 标准的系统和非 DICOM 标准的设备或者系统进行交互，得把符合 DICOM 标准的文件转换成非 DICOM 标准的文件，这样两种系统或设备之间才能进行有效的交互。

目前，电子病历的研究大多是基于 XML 技术实现的，本书将生成的结构化报告 DCIOM SR 格式的文件转化为 XML 表示格式，是为了将放射科的检查诊断信息更便利地融入电子病历系统和 Web 应用。

## 5.8　医生工作站

随着我国医院的信息化发展不断加快，以患者信息为中心的面向临床的信息系统模式也将成为未来的发展趋势。在临床管理信息系统中，立足于医生的日常工作、服务于医生临床活动的医生工作站是最基本，也是最重要的一个组成部分。基于 IHE 放射科影像系统的医生工作站的应用实践，结合与临床医生的沟通交流，然后根据 IHE 各个工作流程的工作方式，把 IHE 的角色进行组合，实现角色与角色之间信息交互(事务)的功能，构造成一个方便医生工作的医生工作站。

由于现在的医学影像设备的图像存储和传输正在逐渐向 DICOM 标准靠拢，在我们进行医学图像处理的过程中，经常需要自己编写和 DICOM 格式的图像相关的各种程序模块，以完成自处理功能[118,119]。德国 OFFIS 公司开发的 DCMTK，为我们提供了实现 DICOM 协议的一个平台，使得我们可以在它的基础上轻松地完成自己的主要工作，而不必把太多的精力放在实现 DICOM 协议的细节问题上[120,121]。

DCMTK 提供了在各种操作系统下可能使用的版本，如 Linux、SUN、Windows 等，用户可根据自己的开发平台进行编译。它包括检查、构建和转换 DICOM 文件；操作处理离线存储介质；通过网络连接发送、接收 DICOM 文件；实现 DICOM 文件存储服务器和工作列表服务器等诸多功能[122-124]。该开发包被世界各地的医院和公司用来进行产品测试和软件开发，支持多种开发平台，主要功能模块如表 5.6 所示。

表 5.6　DCMTK 功能模块介绍

| 序号 | 模块名称 | 功能描述 |
| --- | --- | --- |
| 1 | Config | 工具包配置单元 |
| 2 | Dcmdata | 数据编码和解码 |
| 3 | Dcmimgle | 图像处理类库及应用程序 |
| 4 | Dcmimage | 支持彩色图像处理 |
| 5 | Dcmjpeg | 解压和压缩类库及应用程序 |
| 6 | Dcmnet | 网络通信类库和应用程序 |
| 7 | Dcmpstat | 显示状态类库和应用程序 |
| 8 | Dcmsign | 数字签名类库和应用程序 |
| 9 | Dcmsr | 结构化报告类库和应用程序 |
| 10 | Dcmtls | 网络通信安全扩展 |
| 11 | Dcmwlm | 设备工作列表服务器 |
| 12 | Dcmqrdb | 影像数据服务器 |
| 13 | Ofstd | 通用支持类库 |

基于 IHE 的放射科影像系统的医生工作站,根据 IHE 各个集成模块的工作特点、医生工作站在放射科影像系统的作用和位置部署。医生工作站是一个有医学影像获取、显示、储存、传输、管理和相关的医疗操作的系统。

## 5.8.1　数据库的设计

ODBC 是由微软公司提出的一个用于访问数据库的统一界面标准,随着 C/S 体系结构在各行业领域的广泛应用,多种数据库之间的互联访问成为一个突出的问题,而 ODBC 成为目前一个强有力的解决方案,使用 ODBC 可访问来自多种数据库管理系统的数据,开发人员通过 ODBC 开发的程序可以在不同的数据库之间自由移植[125]。

SQL Server 2000 和 Access 都支持 ODBC 技术,这样就简化了放射科系统开发的复杂度。

在构建放射科系统数据库的时候,应该遵循 DICOM 标准中的信息模型,把医学影像信息解析为患者、检查、系列和图像 4 个层次[126]。只有这样,才能正确归类各个层次的信息,实现标准的 DICOM 查询,提取信息模型。本章建立的患者信息表,如表 5.7 所示。

表 5.7　患者信息表

| 字段名称 | 数据类型 | 物理意义 |
| --- | --- | --- |
| PatientID | int(26) | 患者标识号 |
| PatientNam | varchar(26) | 姓名 |
| PatientAge | varchar(16) | 年龄 |
| PatientSex | varchar(16) | 性别 |
| InspectRoo | varchar(26) | 检查科室 |
| PatientDoc | varchar(26) | 检查医生 |
| InspectPos | varchar(26) | 检查部位 |
| Conclusion | varchar(26) | 检查结论 |
| Time | varchar(26) | 检查时间 |
| Other | varchar(26) | 患者其他说明 |
| Tele | varchar(26) | 患者电话 |

## 5.8.2　结构化报告的设计

DICOM 结构化报告工作流中定义了五个角色,即报告生成(Report Creator)、报告管理(Report Manager)、报告存储(Report Repositor)、报告浏览(Report Reader)和报告库外部存储接口(External Report Repository Access)。四个主要事务:报告提交(Report Submission)、报告发布(Report Issuing)、报告获取(Retrieve Report)和报

告查询(Query Report)。DICOM IOD 定义结构化报告的数据结构,DICOM 服务则涉及结构化报告数据的存储、传递[127]。

结构化报告转换流程如图 5.16 所示。

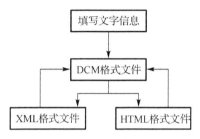

图 5.16  结构化报告转换流程

填写患者基本信息,把已填好的信息转换成 DCM 格式文件,再把 DCM 格式文件[128-130]转换成 XML 文件或者 HTML 文件,同时可以逆向转换。

结构化报告界面如图 5.17 所示。

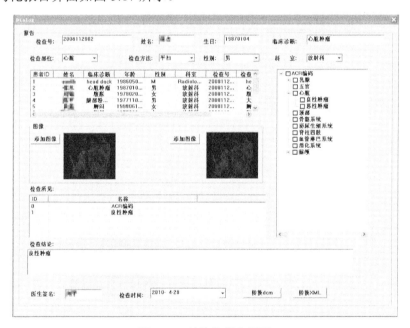

图 5.17  结构化报告界面

## 5.8.3  流程图设计

为了方便医生工作站功能的实现,也为了直观地掌握医生工作站的功能和各阶段相关数据的相互作用,列出了医生工作站的流程图,如图 5.18 所示。

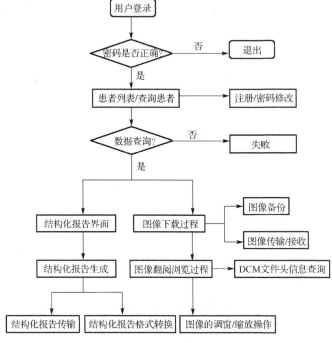

图 5.18 医生工作站流程图

## 5.8.4 医生工作站的功能实现

医生工作站的登录主界面如图 5.19 所示。

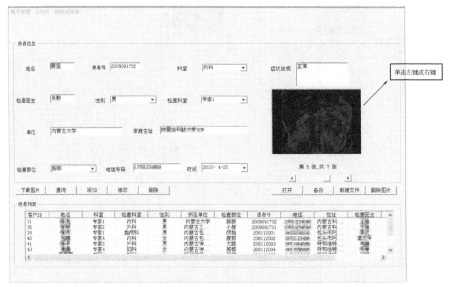

图 5.19 主界面

医生工作站实现的功能如下。

(1)登记添加一个患者,并把患者信息保存在 SQL Server 2000 服务器里;从 SQL Server 2000 服务器里查询患者信息,可以通过患者姓名查找,也可以通过患者号查找;修改患者信息并保存在 SQL Server 2000 服务器里;选中患者列表中的患者,再单击"删除"按钮,删除患者信息,其信息从 SQL Server 2000 服务器里删除。

(2)从服务器下载需要查询的 DICOM 文件,用到 DCMTK 的 dcmqrscp 和 movescu 应用程序。涉及的医生工作站的事务有 Query Images、Retrieve Images、Creator Images Stored。

movescu 应用程序既是查询检索类的服务使用者,也是存储服务类的服务提供者[131,132]。movescu 充当存储服务类的服务提供者时,可以调用自身的 storescp 服务,也可以调用第三方的 storescp 服务。

dcmqrscp 应用程序执行的是图像归档。它可以调用 DcmQueryRetrieveSCP 类的 echoscp、storescp、findscp、movescp、getscp 等服务。图 5.20 可以看出 movescu 与 dcmqrscp 应用程序的工作方式。用 movescu 和 dcmqrscp 应用程序查询 DICOM 文件后的运行结果,如图 5.21 所示。

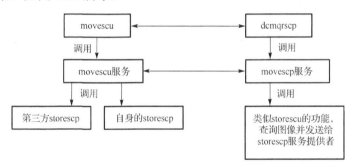

图 5.20　movescu 与 dcmqrscp 的交互

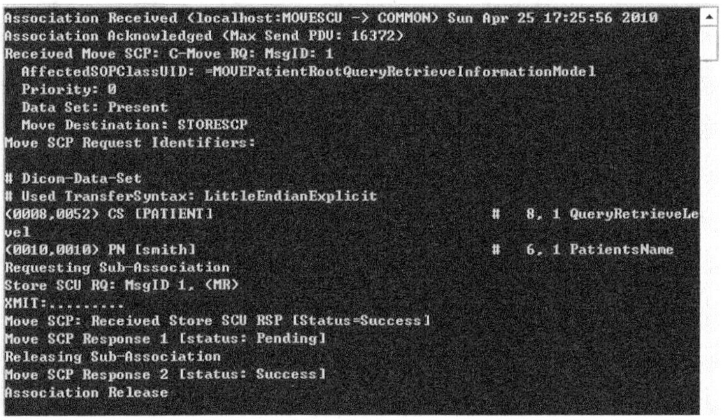

图 5.21　查询 DICOM 文件的运行结果

　　上面的步骤(1)和(2)实现了查询的双库协同。步骤(1)和(2)的区别是：步骤(1)是通过查询 SQL Server 2000 数据库的患者列表中的关键字(患者号)来查询患者信息；步骤(2)是通过 DICOM 文件头的医学信息来查询图像数据库里的 DICOM 文件，在图像数据库中，只要是 DICOM 文件头的医学信息符合查询条件的 DICOM 文件，都被检索并传输到目的地。DICOM 文件头里的标签为(0010,0020)，是患者 ID(患者号)，输入患者编号"2009091702"，再单击"下载图片"按钮，即可从服务器中下载这个患者号的所有医学图片，并传输到本机中。

　　(3)下载患者图片后，单击所选的图像，弹出新的对话框，对 DICOM 文件进行图像处理，包括窗宽窗位的调节，还有连续放大缩小等操作[133,134]，如图 5.22 和图 5.23 所示。图 5.22 和图 5.23 用到了 DCMTK 定义的 DicomImage 类，DicomImage 类中带有能读取 DCM 数据，并在内存中把 DCM 转换成位图数据的函数，再通过 MFC 自带的显示函数显示出来。单击右键所选的图像则弹出新的对话框，显示 DICOM 文件的文件头信息，如图 5.24 所示。

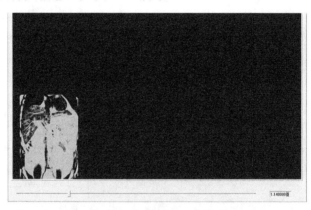

图 5.22　原图放大 1.14 倍

图 5.23　原图改变窗宽窗位和大小

| [Group,Element] | Value |
|---|---|
| 0002,0000,File Meta Elements Group Len | 196 |
| 0002,0001,File Meta Info Version | 256 |
| 0002,0002,Media Storage SOP Class UID | 1.2.840.10008.5.1.4.1.1.4 |
| 0002,0003,Media Storage SOP Inst UID | 1.3.46.670589.11.17521.5.0.3124.2008081909075854126 |
| 0002,0010,Transfer Syntax UID | 1.2.840.10008.1.2.1 |
| 0002,0012,Implementation Class UID | 1.2.276.0.7230010.3.0.3.5.4 |
| 0002,0013,Implementation Version Name | OFFIS_DCMTK_354 |
| 0008,0005,Specific Character Set | ISO_IR 100 |
| 0008,0008,Image Type | FFE |
| 0008,0012,Instance Creation Date | 20080819 |
| 0008,0013,Instance Creation Time | 091816.000000 |
| 0008,0014,Instance Creator UID | 1.3.46.670589.11.17521.5 |
| 0008,0016,SOP Class UID | 1.2.840.10008.5.1.4.1.1.4 |
| 0008,0018,SOP Instance UID | 1.3.46.670589.11.17521.5.0.3124.2008081909075854126 |
| 0008,0020,Study Date | 20080819 |
| 0008,0021,Series Date | 20080819 |
| 0008,0022,Acquisition Date | 20080819 |
| 0008,0023,Image Date | 20080819 |
| 0008,0030,Study Time | 083722.000000 |
| 0008,0031,Series Time | 085903.560000 |
| 0008,0032,Acquisition Time | 085903.560000 |
| 0008,0033,Image Time | 085903.560000 |
| 0008,0050,Accession Number | 1 |
| 0008,0060,Modality | MR |
| 0008,0070,Manufacturer | Philips Medical Systems |
| 0008,0080,Institution Name | LATOURIX |
| 0008,0090,Referring Physician's Name | ROSSET.ANTOINE |
| 0008,0102,Coding Schema Designator | DCM |
| 0008,1010,Station Name | ACHIEVA |
| 0008,1030,Study Description | IRM DU GENOU |
| 0008,1032,? | ? |
| 0008,103E,Series Description | 3D_mFFE XL |
| 0008,1040,Institutional Dept. Name | Radiologie |
| 0008,1090,Manufacturer's Model Name | Achieva |

图 5.24　DICOM 文件头信息

(4) DICOM 文件的备份功能，自动新建一个以患者姓名为文件名的文件夹，并且把查询下载的 DICOM 文件备份到患者文件夹里，这个功能用到了 DCMTK 的 dcmconv 程序。

(5) 医生之间的点对点文件传输，用到了 DCMTK 的 storescp 应用程序和 storescu 应用程序。这里不再说明 C-STORE 服务的工作原理。对于 storescp 选择要存储的路径，单击“确定”按钮，运行 storescp 程序，C-STORE 的服务提供者开始工作。对于 storescu 选择要传输的 DICOM 文件(可以选择多个)，单击“确定”按钮，运行 storescu 程序，C-STORE 的服务使用者开始工作，进行图像传输。

## 参 考 文 献


[1] Mongkolwat P, Bhalodia P, Gehl J A, et al. Validating DICOM content in a remote storage model[J]. Journal of Digital Imaging, 2005, 18(1): 37-41.

[2] Thomas J D. The DICOM image formatting standard: Its role in echocardiography and angiography[J]. International Journal of Cardiac Imaging, 1998, 14 (S1): 1-6.

[3] 吕晓琪, 刘建勋, 赵建峰. 基于 Windows 平台的 DICOM 医学影像显示技术研究[J]. 中国生物医学工程学报, 2006, 25(4): 417-420.

[4] Brown N J G, Britton K E, Plummer D L. Standardization in medical image management[J]. International Journal of Medical Informatics, 1998, 48: 227-238.

[5]　Goldberg M A. Teleradiology and telemedicine[J]. Radiologic Clinic of North America, 1996, 34(3)：647-664.

[6]　Health informatics-Digital imaging and communications in medicine(DICOM)including workflow and data management: ISO 12052: 2006[S]. Geneva: ISO Press, 2006.

[7]　Schütze　B, Kroll　M, Geisbe　T, et al. Patient data security in the DICOM standard[J]. European Journal of Radiology, 2004 , 51 (3)：286-289.

[8]　吕晓琪, 黄瑞芳. 基于 IHE 的放射科影像系统架构研究[J].内蒙古科技大学学报, 2008, 27(2)：151-156.

[9]　Lou S L, Hoogstrate D R, Huang H K. An automated PACS image acquisition and recovery scheme for image integrity based on the DICOM standard[J]. Computerized Medical Imaging and Graphics, 1997, 21 (4)：209-218.

[10]　Eichelberg M, Riesmeier J, Wilkens T, et al. Ten years of medical imaging standardization and prototypical implementation: The DICOM standard and the OFFIS DICOM Toolkit (DCMTK) [C]//Medical Imaging 2004 - PACS and Imaging Informatics SPIE.Washington, 2004: 57-68.

[11]　王岩, 田捷, 韩博闻. DICOM-医疗设备间通信的国际标准[J]. 中国医学影像技术, 2001, 17(10)：1016-1019.

[12]　童明杰, 胡大可. 认知医学数字图像通讯标准——DICOM[J]. 国际生物医学工程杂志, 1999, 22: 303-320.

[13]　蔡荣杰, 郭文明. 基于对等网络的 DICOM 传输模式研究[J]. 中国医疗设备, 2008, 23(4)：6-8.

[14]　Zhang G D, Gong C Q, Sun D H. Effectiveness of DICOM file header for medical image classification[J]. Journal of Information and Computational Science, 2004, 1(3)：423-428.

[15]　刘建勋. 基于 Windows 的 DICOM 标准的研究与应用[D]. 包头: 内蒙古科技大学, 2004.

[16]　Gennip E M, Grémy F. Challenges and opportunities for technology assessment in medical informatics[J]. Medical Informatics, 1993, 18(3)：209-218.

[17]　Mark O. UCDMC DICOM networks transport protocol[D]. Davis: University of California Davis, 2000.

[18]　Eichelberg M, Ehlers G, Hewett A. Management of DICOM data structures, an object-oriented approach[C]//The International Symposium CAR'95. Berlin: Spinger, 1995: 503-505.

[19]　蒋东兴, 林鄂华, 陈棋德, 等. Windows Sockets 网络程序设计大全[M]. 北京: 清华大学出版社, 1999.

[20]　鲍捷, 高隽, 余永强. 论影像存档与通信系统发展中的几个关键问题[J]. 中华放射学杂志, 2001, 35(3)：168-170.

[21]　张金艳. DICOM 类库的实现及其应用[D]. 杭州: 浙江大学, 2003.

[22]　Beaver S M, Teresa M. An approach to implementing a DICOM network: Incorporate both

economics and workflow adaptation[J]. SPIE Medical Imaging, 1995, 2435: 301-305.

[23]  Robb R A. Visualization in biomedical computing [J]. Parallel Computing, 1999, 25: 2067-2110.

[24]  Van Nguyen A, Avrin D E, Tellis W M, et al. What digital imaging and communication in medicine（DICOM）could look like in common object request broker（CORBA）and extensible markup language（XML）[J]. Journal of Digital Imaging, 2001, 14（1）:89-91.

[25]  Krechel D, Faber  K, Von Wangenheim A, et al. Object-oriented implementation of a DICOM network client in smalltalk[C]//Proceedings of the IEEE Symposium on Computer-Based Medical Systems. Piscataway, 1999: 12-17.

[26]  Horii S C. DICOM image viewers: A survey [J]. The International Society for Optical Engineering, 2003, 5033: 251-259.

[27]  Moreno R A, Furuie S S. Integration of heterogeneous systems via DICOM and the clinical image access service [J]. Computers in Cardiology, 2002, 29: 385-388.

[28]  Carrino J A, Unkel P J, Miller I D. Large-scale PACS implementation [J]. Journal of Digital Imaging, 1998, 11（3）: 3-7.

[29]  周绿漪, 尧德中, 秦卫仕. 医学图像标准研究及面向对象实现[J]. 计算机应用研究, 2003, 20（2）: 80-82.

[30]  邱力军, 石明国, 蔡涛, 等. CT 数字影像 DICOM 接口技术的研究[J]. 第四军医大学学报, 2001, 22（Sl）: 22-24.

[31]  Cusma J T, Wondrow M A, Holmes D R. Replacement of cinefilm with a digital archive and review network[J]. International Journal of Cardiac Imaging, 1998, 14（5）: 293-300.

[32]  Wilson E V. Asynchronous health care communication[J]. Communications of the ACM, 2003, 46（6）: 79-84.

[33]  Longa L R, Gohb G H, Neveb L, et al. World wide web platform-independent access to biomedical text/image databases[C]//Medical Imaging 1998: PACS Design and Evaluation: Engineering and Clinical Issues. Washington, 1998:52-63.

[34]  何清华, 胡建华, 欧晓光, 等. 基于 DICOM 协议的医学图像传输的实现[J]. 医疗卫生装备, 2002, 23（4）: 25-27.

[35]  Neri E, Thiran J P, Caramella D, et al. Interactive DICOM image transmission and telediagnosis over the European ATM network[J]. IEEE Transactions on Information Technology in Biomedicine, 1998, 2（1）: 35-38.

[36]  Schmidt D C, Harrison T, Pyarali I. An Object-oriented framework for high-performance electronic medical imaging [EB/OL]. https://www.dre.vanderbilt.edu/~schmidt/PDF/SPIE-95. pdf[2009-03-09].

[37]  McInerney T, Terzopoulos D. Deformable models in medical image analysis: A survey[J].

Medical Image Analysis, 1996, 1(2): 91-108.

[38] 吴章文, 勾成俊, 杨代伦, 等. 医学图像可视化系统的设计与实现[J]. 四川大学学报(自然科学版), 2003, 40(3): 512-516.

[39] 张进华, 陈浪, 漆剑频. 医学影像存档与通信系统(PACS)存储介质现状及选择原则[J]. 放射学实践, 2002, 17(2): 158-159.

[40] Rabit O. Current view on the functionalities of PACS[J]. International Journal of Bio-Medical Computing, 1992, 30(2): 193-199.

[41] Fritz S L, Roys S R, Munjal S. An object oriented ACR-NEMA data dictionary in C++[J]. SPIE Medical Imaging, 1993, 1899: 493-495.

[42] Huang H K. Teleradiology technologies and some service models[J]. Computerized Medical Imaging and Graphics, 1996, 20(2): 59-68.

[43] 谢英杰. 基于 DICOM RT 的放疗信息系统研究开发[D]. 杭州: 浙江大学, 2002.

[44] 王曦. 基于现有系统的 IHE 设计方法的研究及实现[D]. 杭州: 浙江大学, 2006.

[45] Mueller J P. Windows 2000 编程使用大全[M]. 齐舒创作室, 译. 北京: 中国水利水电出版社, 2000.

[46] Richter J. Windows 核心编程[M]. 王建华, 张焕生, 侯丽坤, 等, 译. 北京: 机械工业出版社, 2006.

[47] Jones A, Ohlund J. Windows 网络编程[M]. 2 版. 杨合庆, 译. 北京: 清华大学出版社, 2002.

[48] Jones A. Windows 网络编程技术[M]. 京京工作室, 译. 北京: 机械工业出版社, 2000.

[49] Petzold C. Windows 程序设计[M]. 5 版. 北京博彦科技发展有限责任公司, 译. 北京: 北京大学出版社, 2004.

[50] Prosise J. MFC Windows 程序设计[M]. 2 版. 北京博彦科技发展有限责任公司, 译. 北京: 清华大学出版社, 2004.

[51] Kruglinski D J.Visual C++ 技术内幕[M]. 4 版. 潘爱明, 译. 北京: 清华大学出版社, 2001.

[52] Shepherd G, Kruglinski D. Visual C++. NET 技术内幕[M].6 版. 潘爱民, 译. 北京: 清华大学出版社, 2004.

[53] Prosise J. Microsoft .NET 程序设计技术内幕[M]. 王铁, 徐雅骥, 童霞, 等, 译. 北京: 清华大学出版社, 2004.

[54] 孙鑫, 余安萍. VC++深入详解[M]. 北京: 电子工业出版社, 2006.

[55] Horton I. Visual C++ 2005 入门经典[M]. 李颂华, 康会光, 译. 北京: 清华大学出版社, 2007.

[56] Digital imaging and communications in medicine(DICOM): ACR-NEMA 300-1993[S]. Arlington: ACR-NEMA Standard Publication, 2007:PS3.1-PS3.7.

[57] 钟金宏, 李兴国, 马溪骏, 等. 医学影像建档与通信传输系统综述[J]. 计算机工程与应用, 2003, 39(14): 22-24.

[58] 赵广江, 石洁. 浅谈医学影像信息系统的发展趋势[J]. 新疆医学, 2006, 36(3): 172-173.

[59] Tsiknakis M, Katehakis D, Orphanoudakis S. Intelligent image management in a distributed PACS and telemedicine environment[J]. IEEE Communications Magazine, 1996, 34(7):36-45.

[60] 辜丽川. PACS 控制器及其网关的研究与设计[D]. 合肥: 合肥工业大学, 2005.

[61] 刘沛先. 军队医院 PACS 系统建设优化的研究[D]. 长春: 吉林大学, 2005.

[62] Langer S. Issues surrounding PACS archiving to external[J]. Journal of Digtial Imaging, 2009, 22(1): 48-52.

[63] 樊庆福. 国内外 PACS 现状及发展趋势[J]. 上海生物医学工程, 2004, 25(3): 44-47.

[64] 高红旗. 国外医院管理与我国医院改革思考[J]. 医院管理与建设, 2003, 16(5): 492-493.

[65] 吴荣状, 欧阳林, 王永仁, 等. 国内医院 PACS 建设概况[J]. 医疗卫生装备, 2005, 26(11): 37-38.

[66] 边继东. 基于 Linux 的 PACS 服务器和网关研究[D]. 杭州: 浙江大学, 2002.

[67] 康晓东. 企业基于 DICOM 标准的医学影像设备及应用研究[D]. 天津: 天津大学, 2004.

[68] 赵越, 韩滢, 王之琼. DICOM 技术在 PACS 系统中的应用综述[J]. 中国数字医学, 2009, (2): 57-59.

[69] 范义东. 未来医疗发展趋势——数字化医疗[J]. 中国数字医学, 2008, 3(5): 29-31.

[70] Parisot C. The DICOM standard-A break through for digital information exchange in cardiology[J]. International Journal of Cardiac Image, 1995, 11(3): 171-177.

[71] 张凯, 吕扬生. DICOM 标准及应用[J]. 世界医疗机械, 2001, 7(5): 58-61.

[72] 周绿漪. 放射医学图像标准研究与基于 LEADTOOLS 的医学图像处理[D]. 成都: 电子科技大学, 2001.

[73] 黄爱明. 医学图像 DICOM 格式与通用图像格式之间的相互转换[D]. 成都: 四川大学, 2006.

[74] 吴昊. 远程医疗会诊中通信技术的研究与应用[D]. 长春: 长春理工大学, 2008.

[75] 李泉. 医学影像资源共享及远程会诊系统构建[D]. 成都: 电子科技大学, 2007.

[76] 肖红. 医学图像的格式转换与分析处理[D]. 北京: 北京交通大学, 2008.

[77] 吕思诺. 集成医疗信息平台 IHE 的开发研究[D]. 济南: 山东大学, 2005.

[78] 梁洪. 基于内容的医学图像检索技术研究[D]. 哈尔滨: 哈尔滨工程大学, 2007.

[79] Kuzmak P M, Dayhoff R E. The use of digital imaging and communications in medicine(DICOM) in the integration of imaging into the electronic patient record at department of veterans affairs[J]. Journal of Digtial Imaging, 2000, 13(2):133-137.

[80] Tucker D M, Suitor C T, Shepard S J, et al. A digital imaging and communications in medicine(DICOM) print service for chest imaging[J]. Journal of Digtial Imaging, 1997, 10(3):120-125.

[81] 师为礼, 宋野, 颜雁. 基于 DICOM3.0 标准的医学图像传输的研究与实现[J]. 长春理工大学学报, 2008, 31(1): 121-123.

[82] 刘大刚. 用 DICOM 协议实现医疗成像设备间的相互通讯[D]. 成都: 电子科技大学, 2003.

[83] 赵建峰. 基于Worklist的医疗信息系统的集成——基本工作列表服务类的实现[D]. 包头: 内蒙古科技大学, 2007.

[84] 熊川, 何青, 刘萍. DICOM 标准信息交换的高速实现[J]. 医院数字化, 2009, 24(3): 34-35.

[85] 张凯, 吕扬生. DICOM 标准中的点对点通信接口标准及实现[J]. 中国医疗器械杂志, 2003, 27(2): 95-99.

[86] 侯庆锋, 王鹏程, 刘吉东, 等. DICOM 图像网络传输处理的初步研究[J]. 医学影像学杂志, 2007, 17(12): 1349-1350.

[87] 赵德杰, 田裕鹏. DICOM 网络通信模型的设计与实现[J]. 计算机与数字工程, 2006, 34(4): 126-131.

[88] 蔡光东. 构建基于标准化医疗信息共享平台的远程诊断会诊系统[J]. 福建中医学院学报, 2007, 17(1): 56-59.

[89] 王岩, 田捷, 韩博闻. 基于DICOM标准的医疗数据通信设计[J]. 微型机与应用, 2001, 20(2): 38-41.

[90] 孙浩, 刘开华, 苏育挺. 基于 DICOM 标准医学图像通信模型[J]. 电子测量技术, 2004, (1): 37-38.

[91] 胡海波, 庄天戈. DICOM 标准医学图像通信软件平台的研制[J]. 中国医疗器械杂志, 2006, 30(4): 276-279.

[92] 王敏. 基于DICOM标准的医学图像通信过程的实现[D]. 西安: 西安电子科技大学, 2007.

[93] 张小琼. DICOM 标准查询/找回功能模块的设计与实现[D]. 西安: 西安电子科技大学, 2006.

[94] 何艳敏. 基于DICOM标准的医学图像通信与处理[D]. 西安: 西安电子科技大学, 2004.

[95] 董义兵, 刘鹏, 晁爱农. DICOM 查询/获取信息模型的研究及关系数据库实现[J]. 中国医学装备, 2006, 3(12): 39-44.

[96] 何艳敏. 基于 DICOM 标准的医学图像快速查询检索[J]. 微计算机信息, 2007, 23(36): 280-282.

[97] 辜丽川, 朱诚, 张友华. DICOM 查询/检索服务类 SCP 的设计与实现[J]. 计算机系统应用, 2009, 18(5): 100-102, 189.

[98] 王晓楠. DICOM 通信的设计与实现[J]. 计算机工程与应用, 2004, 40(13): 131-132, 208.

[99] 吕晓琪, 刘溢淳. DICOM网络通信协议分析以及基于DCMTK的储存服务类的实现[J]. 内蒙古科技大学学报, 2009, 28(3): 221-225.

[100] 胡宝梅, 朱俊, 李久楷, 等. 基于DICOM医学图像的传输和查询系统的设计[J]. 中国医学物理学杂志, 2009, 26(2): 1080-1083.

[101] Institute OFFIS. OFFIS DCMTK documentation V3.5.4[EB/OL]. https://support. dcmtk. org/ docs/ [2005-09-19].

[102] 刘溢淳. DICOM 网络通信协议分析及图像存储功能的实现[D]. 包头: 内蒙古科技大学,

2009.

[103] Hackländer T, Martin J, Kleber K. Informatics in radiology（infoRAD）: An open source framework for modification and communication of DICOM objects[J]. Radio Graphics, 2005, 25(6): 1709-1721.

[104] Loef C, Truyen R. Evidence and diagnostic reporting in the IHE context[J]. Academic Radiology, 2005, 12 (5): 620-625.

[105] 赵伟江, 陈立新. PACS 系统的安全策略及应用[J]. 中医药管理杂志, 2009, 17(12): 1147-1148.

[106] 马新武, 王伟鹏, 武乐斌, 等. PACS 中动态图像传输格式比较[J]. 中国医疗设备, 2009, 24 (9): 24-25.

[107] 凌寿佳, 莫焱, 黄邻彬, 等. 放射科 PACS 的管理与维护[J]. 现代医用影像学, 2009, 18(4): 254-255.

[108] 李达. PACS 系统实现无胶片化的探讨[J]. 中华现代医院管理杂志, 2010, 8(3): 26-28.

[109] 徐哲, 张秋涛, 姜文, 等. 企业级医疗影像信息集成平台研究[J]. 中国医学计算机成像杂志, 2010, 16(1): 55-60.

[110] 高守传. 精通 SQL——结构化查询语言详解[M]. 北京: 人民邮电出版社, 2007: 20-114.

[111] 黄志聪, 庄天戈. DICOM 标准的最新发展及变化[J]. 中国医疗器械杂志, 2004, 28 (3): 203-207.

[112] 林天毅, 段会龙, 吕维雪. 医学数字图像通讯(DICOM)标准及在我国的实施策略[J]. 国际生物医学工程杂志, 1998, 21(2): 65-71.

[113] 林洁. 医学图像存取与传输系统应用的初步探讨[J]. 医学信息杂志, 2000, 13(1): 20-21.

[114] 张利浩, 王勇, 牟轩沁, 等. 医学数字成像与通信标准上层协议的设计与实现[J]. 西安交通大学学报, 2002, 36(2): 177-181.

[115] 胡远, 徐继宁. 基于 DICOM 协议的远程医疗软件系统的设计与实现[J]. 计算机与现代化, 2008, 10: 126-129.

[116] 姜睿智, 岳秀艳, 史廷春, 等. 基于 DCMTK 的 DICOM 医学图像显示及其调窗方法研究[J]. 计算机系统应用, 2009, 18(5): 182-185.

[117] 刘志健, 王蓉, 刘玉玲, 等. 基于 VTK 的医学图像系统研究[J]. CT 理论与应用研究, 2006, 15(2): 38-42.

[118] 张季. MATLAB 与 VC 接口在医学图像处理中的应用[J]. 医学信息, 2009, 22(8): 1394-1397.

[119] 韩学为, 费向东, 王用杰, 等. 数字医疗图像的显示技术及实现[J]. 微型电脑应用, 2005, 21(2): 41-44.

[120] 王恒, 朱玉全, 吴微. DICOM 医学图像文件的信息提取及图像显示的实现[J]. 医疗设备信息, 2007, 22(9): 1-3.

[121] 吕晓琪, 范运洲. 基于 DICOM 标准的医学图像的显示方法研究[J]. 内蒙古科技大学学报,

2009, 28（4）: 326-329, 336.

[122]徐遄, 贾克斌, 吴勇. 医学图像与通信的重要标准——DICOM[J]. 测控技术, 2002, 21（5）:
　　　30-32.

[123]马海波. 医学影像通信标准 DICOM 通信协议流程分析[J]. 大连铁道学院学报, 2005, 26（2）:
　　　60-63, 79.

[124]何友全, 方磊. 医学影像计算机传输与处理[J]. 西南交通大学学报, 2003, 38（3）: 267-270.

[125]王春, 鲁士文. 医学影像存档与通信系统（PACS）的设计研究[J]. 计算机系统应用, 2006, （9）:
　　　10-13.

[126]吴云, 杨丹, 姚伟新. 基于 DICOM 标准的 PACS 系统的设计与研究[J]. 中国科技信息, 2006,
　　　（13）: 109-113.

[127] Scheduled Workflow[EB/OL]. https://wiki.ihe.net/index.php/Scheduled_ Workflow[2009-11-15].

[128]陶勇浩. DICOM 结构化报告应用流程: IHE SINR 集成模型[DB/OL]. http://www.med-
　　　informatics.cn/myarticles_main.htm.2007 [2009-12-05].

[129]曲国田, 辛琦. 辛健, 等. 超声影像图文诊断报告系统完善[J]. 医疗设备信息, 2004, 19（2）:
　　　50-51.

[130]杨小燕, 郭文明. 基于 B/S 架构的 DICOM 结构化报告的设计与应用[J]. 中国医学物理学杂
　　　志, 2006, 23（5）: 370-372, 383.

[131]陈鎏, 张建国. DICOM 结构化报告技术[J]. 红外, 2003, （11）: 23-31.

[132]黄瑞芳. 基于 IHE 的放射科影像系统架构研究[D]. 包头: 内蒙古科技大学, 2008.

[133]许有志, 王道平, 杨炳儒. 基于双库协同机制的隐性知识转化模型研究[J]. 软科学, 2008,
　　　22（8）: 6-10.

[134]冯杰飞, 韩慧健. 基于非均匀 B 样条插值算法的图像放大[J]. 计算机应用, 2010, 30（1）:
　　　82-84, 89.

# 第6章 医学图像构建及处理

## 6.1 医学图像获取及构建

### 6.1.1 模拟图像和数字图像

医学图像按照存储方式可分为模拟图像和数字图像两大类。模拟图像(又称光学图像)是指空间坐标和明暗程度都连续变化的、计算机无法直接处理的图像,属于可见图像。数字图像是指被计算机存储、处理和使用的图像,是一种空间坐标和灰度均不连续的、用离散数学表示的图像,属于不可见图像。胶片是模拟图像记录和显示的唯一载体,影像一旦产生,其图像质量就不能再进一步改善,不便于用计算机处理,也不便于图像的储存、传输,已不能适应现代医学发展的需要。对全膝关节增生照片分别进行二维模拟图像成像和三维数字图像成像,结果发现三维数字图像具有更多优点,如更精准。但统计学上没有显示出特别大的优势,所以还需要继续研究。研究的前提是把模拟图像转变为数字图像(这也包含在数字医学图像的获取中,它们的相互转换需要 A/D 转换器)。其转变的过程为:计算机的图像是以数字的方式存储与工作的,它把图像按行与列分割成 $m×n$ 个网格,然后每个网格的图像表示为该网格的颜色平均值的一个像素,即用一个 $m×n$ 的像素矩阵来表达一幅图像,$m$ 与 $n$ 称为图像的分辨率。显然分辨率越高,图像失真越小。因为计算机只能用有限长度的二进制位来表示颜色,所以每个像素点的颜色只能是所有可表达的颜色中的一种,这个过程称为图像颜色的离散化。颜色数越多,用以表示颜色的位数越长,图像颜色就越逼真[1,2]。

### 6.1.2 数字医学图像的获取技术

1)电子计算机 X 射线断层扫描技术

CT 是一种功能齐全的病情探测仪器。根据人体不同组织对 X 射线的吸收与透过率的不同,应用灵敏度极高的仪器对人体进行测量,然后将测量所获取的数据输入电子计算机,电子计算机对数据进行处理后,就可摄下人体被检查部位的断面或立体图像,发现体内任何部位的细小病变。其原理是 X 射线对人体某部位一定厚度的层面进行扫描,由探测器接收透过该层面的 X 射线,转变为可见光后,由光电转换变为电信号，再经模拟/数字转换器转为数字，输入计算机进行处理。数字图像的处理单元是对选定层面分成若干个体积相同的长方体，称为体素(Voxel)。扫描所得信息经计算而获得每个体素的X射线衰减系数或吸收系数，再排列成矩阵，即数字矩阵(Digital Matrix)，数字矩阵可存储于磁盘或光盘中。经数字/模拟转换器把数字矩阵中的每个数字转为由黑到白不等灰度的小方块(即像素(Pixel))，并按矩阵排列，就构成了CT图像[3,4]。所以，CT图像是重建图像。每个体素的X射线吸收系数可以通过不同的数学方法算出。

2)磁共振成像技术

利用人体组织中氢原子核(质子)在磁场中受到射频脉冲的激励而发生磁共振产生磁共振信号，经过电子计算机处理，重建出人体某一层面的图像的成像技术，又称磁共振成像技术，简称MRI[5]。

MRI在临床上主要用于以下部位。

(1)头部。可清晰分辨灰质和白质，对多发性硬化等一类脱髓鞘性病变优于CT。对脑外伤、脑出血、脑梗死、脑肿瘤等同CT类似，但可显示CT为等密度的硬膜下血肿。脑梗死或脑肿瘤的早期，CT不能查出，而MRI有可能显示。对钙化和脑膜瘤显示不好。脑干及小脑病变的MRI图像由于没有伪影是首选检查方法[5]。

(2)脊柱。不需要造影剂就能清晰区分脊髓、硬膜囊和硬膜外脂肪。对肿瘤、脊髓空洞症、脱髓鞘性病变等均有较高诊断价值。显示骨折或脱位不如常规X射线或CT，但能观察脊髓损伤情况。显示椎间盘较好，可以分辨纤维环和髓核，特别是矢状面图像可以同时显示多个椎间盘突出。

(3)四肢。对骨质本身病变显示不如常规X射线或CT。对软组织及肌肉病变包括肿瘤及炎症都能清晰显示，特别是对早期急性骨髓炎，是一种灵敏度很高的检查方法，也是检查膝关节半月板病变的首选方法。

(4)盆腔。对直肠及泌尿生殖系统优于CT，无辐射损害，特别适用于孕妇及胎儿检查。

(5)胸部。对肺的检查不如常规X射线，对纵隔检查则优于CT，不用造影剂即可分辨纵隔血管和肿物，也是一项有价值的心血管检查技术。

(6)腹部。主要用于肝、胰、脾、肾等实质脏器[6]检查。

3)超声成像技术

超声(Ultrasound, US)医学是声学、医学、光学及电子学相结合的学科。凡研究高于可听声频率的声学技术在医学领域中的应用的学科即超声医学，包括超声诊断学、超声治疗学和生物医学超声工程，所以超声医学具有医、理、工三结合的特点，涉及的内容广泛，在预防、诊断、治疗疾病中有很高的价值[7]。人类能够感觉的声波频率范围在 20～20000Hz。频率超过 20000Hz，人的感觉器官感觉不到的声波，称为超声波[8]。

声波的基本物理性质如下。

(1)声波的频率、振幅和速度。声源振动产生声波，声波有纵波、横波和表面波三种形式。而纵波是一种疏密波，就像一根弹簧上产生的波。用于人体诊断的超声波是声源振动在弹性介质中产生的纵波。抗声波在媒介中传播，其传播速度与媒质密度有关。在密度较大介质中的声速比密度较小介质中的要快。在弹性较大的介质中的声速比弹性较小的介质中的要快。

(2)束射性：超声波具有束射性。这一点与一般声波不同，而与光的性质相似，即可集中向一个方向传播，有较强的方向性，由换能器发出的超声波呈窄束的圆柱形分布，故称超声束。

(3)反射和折射：当一束超声波入射到比自身波长大很多倍的两种介质的交界面上时，就会发生反射和折射。反射遵循反射定律，折射遵循折射定律。

(4)散射与衍射：超声波在介质内传播过程中，如果所遇到的物体界面直径大于超声波的波长，则发生反射；如果物体界面直径小于波长，则超声波的传播方向将发生偏离，在绕过物体后又以原来的方向传播，此时反射回波很少，这种现象称为衍射。

(5)超声波的衰减：超声波在介质中传播时，入射超声能量会随着传播距离的增加而逐渐减小，这种现象称作超声波的衰减[9]。

衰减有以下两个原因：①超声波在介质中传播时，声能转变成热能，这称为吸收；②介质对超声波的反射、散射使得入射超声波的能量向其他方向转移，而返回的超声波能量越来越小。阵列声场延时叠加成像是超声成像中最传统、最简单的，也是目前实际应用当中最为广泛的成像方式。在这种方式中，通过对阵列的各个单元引入不同的延时，而后合成聚焦波束，以实现对声场各点的成像[10]。视频捕获技术：是将每个输出通道的画面连接到显示器或拼接单元，利用多个规整的现实单元进行多画面显示；或是利用多台投影仪，通过多投影画面的集合校正和颜色校正技术来生成大尺寸、高分辨率的无缝画面[11]。其中包括基于 Windows 环境的视频捕捉技术、基于 VFW（Video for Windows）实现视频捕获技术[12]和基于 DirectShow 的视频捕捉技术[13]。摄像头的视频捕获能力是用户最为关心的功能之一，很多厂家都声称产品具有最大 30 帧/秒的视频捕获能力，但实际使用时并不能尽如人意。目前数字摄像头的视频捕获都是通过软件来实现的，因而对计算机的要求非常高，即 CPU 的处理能力要足够快。现在数字摄像头捕获画面的最大分辨率为 640×480，在这种分辨下没有任何数字摄像头能达到 30 帧/秒的捕获效果，因而画面会产生跳动现象。比较现实的是在 320×240 分辨率下依靠硬件与软件的结合，才有可能达到标准速率的捕获指标，所以对于完全的视频捕获速度，只是一种理论指标。用户应该根据自己的切实需要，选择合适的产品以达到预期的效果。帧数是每秒钟动画的运行的次数，多了自然连贯一些，动画一般为 24 帧/秒，高清电影一般能达到 30 帧/秒。单光子发射计算机断层成像技术的基本成像原理是为 γ 照相机探头的每个灵敏点探测沿一条投影线（Ray）进来的 γ 光子，其测量值代表人体在该投影线上的放射性之和。在同一条直线上的灵敏点可探测人体一个断层上的输出称作该放射性药物，它们的输出称作该断层的一维投影（Projection）。图中各条投影线都垂直于探测器并互相平行，故称为平行束，探测器的法线与 X 轴的交角 θ 称为观测角（View）[14]。γ 照相机是二维探测器，安装了平行孔准直器后，可以同时获取多个断层的平行束投影，这就是平片。平片表现不出投影线上各点的前后关系。要想知道人体在纵深方向上的结构，就需要从不同角度进行观测。可以证明，知道了某个断层在所有观测角的一维投影，就能计算出该断层的图像。从投影求解断层图像的过程称作重建（Reconstruction）。这种断层成像术离不开计算机，所以称作计算机断层成像技术。CT 设备的主要功能是获取投影数据和重建断层图像。

## 6.1.3　所有仪器接入 PACS 中捕获图片过程

要实现 PACS 首先要实现图像的数字化。较早使用的影像设备，其输出的信号有模拟和数字之分，且无标准的 DICOM 接口。而各大厂家影像的数字格式和压缩方式不同，不能直接采集数字信号与 PACS 连接。目前的 DSA、CR、DR 以及一些超声成像等已是数字成像，通过采集接口模块或设备就可将数字化图像信息从主机中取出，并构成数据文件到存储设备中，供显示或传输[15]。而大量 X 射线成像系统仍处于非数字化图像阶段，通常需要购置数字化仪将它们数字化。无论直接采集的非标准数字信号，还是通过模数转换后的数字信号，以及通过胶片扫描转换后的数字信号，都需按 DICOM 标准的要求转换标准格式，PACS 才能接收。先举一个例子来说明，以超声仪器为例，前提条件是：超声仪器为数值化超声仪。其图像支持国际医学图像标准，如 DICOM 或其他标准。开发支持对应格式的图像存储、显示等。这种方式实现起来比较简单，是超生图像采集的最终方式，只是超声仪需要通过网络和图像存储设备连接；但要求超声仪器基本配置支持 DICOM 或其他标准。同样，CT、MRI、DSA、CR 及 ECT（Emission Computed Tomography）等影像技术如果满足上述条件，则数字化图像信息也可以直接采集并输入 PACS。

## 6.1.4　数字医学图像获取的发展历史

数字医学图像的获取与其获取技术的发展是息息相关的。通过 X 射线转换成模拟图像 X 射线片和通过 MR 获得 MRI 的层面影像，甚至 3D、4D 等后处理影像及 MR 透视，都诠释着数字医学图像的获取途径的多样化及技术的精良。

医学影像学起源于 1895 年德国物理学家伦琴(Rontgen)在实验室内的伟大发现——X 射线。通过 X 射线,人类第一次透过皮肤看到了体内骨骼。随着 X 射线的发现、放射线照相术(Radiography)的建立以及影像学设备的研发,临床医师拥有了在活体上观察组织器官的技术平台。临床诊断产生了革命性的变化,促进了基础医学和临床医学的发展。但是,由于人体内有些器官对 X 射线的吸收差别极小,因此 X 射线就难以发现那些前后重叠的组织的病变。于是,美国与英国的科学家开始寻找一种新的技术来弥补用 X 射线技术检查人体病变的不足。1963 年,美国物理学家科马克发现人体不同的组织对 X 射线的透过率有所不同,在研究中还得出了一些有关的计算公式,这些公式为后来 CT 的应用奠定了理论基础。 1967 年,英国电子工程师亨斯菲尔德(Hounsfield)在并不知道科马克研究成果的情况下,也开始了研制一种新技术的工作。首先研究了模式的识别;然后制作了一台能加强 X 射线放射源的简单的扫描装置,即后来的 CT,用于对人的头部进行实验性扫描测量。后来,他又用这种装置去测量全身,获得了同样的效果。1971 年 9 月,亨斯菲尔德又与一位神经放射学家合作,在伦敦郊外一家医院安装了他设计制造的这种装置,开始了头部检查。10 月 4 日,医院用它检查了第一个患者。患者在完全清醒的情况下朝天仰卧,X 射线管装在患者的上方,绕检查部位转动,同时在患者下方装一个计数器,使人体各部位对 X 射线吸收的多少反映在计数器上,再经过电子计算机的处理,使人体各部位的图像从荧屏上显示出来。这次试验非常成功。1972 年 4 月,亨斯菲尔德在英国放射学年会上首次公布了这一结果,正式宣告了 CT 的诞生。这一消息引起科技界的极大震动,CT 的研制成功被誉为自伦琴发现 X 射线以后,放射诊断学上最重要的成就。因此,亨斯菲尔德和科马克共同获取了 1979 年诺贝尔生理学或医学奖。而今,CT 已广泛运用于医疗诊断上。1978 年底,第一套磁共振系统在位于德国埃尔朗根的西门子研究基地的一个小木屋中诞生。1979 年底,当系统终于可以工作时,它的第一件“作品”是辣椒的图像。第一幅人脑影像于 1980 年 3 月获得,当时的数据采集时间为 8min。1983 年,西门子在德国汉诺威医学院成功安装了第一台临床磁共振成像设备。借助这台油冷式场强 0.2T 的磁共振设备,Hundeshagen 教授和他的同事为 800 多位患者进行了成像诊断[16]。当时,完成一次检查需要 1.5h。同年,首台超导磁体在美国圣路易斯的 Mallinckrodt 学院成功安装。超导磁体技术的问世,在加快图像生成速度、简化安装的同时,极大地提高了图像质量。然而,第一台超导磁体重达 8t、长达 2.55m。交付时,随同磁体还有 12 个装满了电子器件的机柜,用于对系统进行控制和将采集的数据重建为图像。今天,场强 1.5T 的西门子 Magnetom Sonata 或者 Magnetom Symphony 磁共振系统只有 3 个计算机柜,占地面积仅为 30m$^2$。1993 年 Magnetom Open 产品的问世,标志着西门子成为全球第一个能够生产开放式磁共振成像系统的制造商,使患有幽闭症的患者同样可以受益于磁共振技术。1999 年,西门子推出可自动进床的 Magnetom Harmony 和 Magnetom

Symphony 系统，为磁共振技术带来新的突破。从此，对大型人体器官、部位（如脊椎）进行全面检查时再也无须对患者进行重新定位。今天，在功能性磁共振成像（fMRI）技术的帮助下，血氧水平依赖（Blood Oxygenation Level Dependent，BOLD）效应可用于获取人脑不同区域的组织结构和功能信息，这使得神经科医生、心理医生和神经外科医生可深入了解脑部功能甚至代谢过程。另外，由于磁共振图像能够显示人脑的健康组织在多大程度上取代了退化脑组织的功能，中风患者获得了新的康复疗法[17]。针对超高场强磁共振应用，西门子推出了两款场强 3T 的扫描设备——可对患者进行从头到脚全身检查的 Magnetom Trio 系统和专用于人脑检查的 Magnetom Allegra 系统。这进一步增强了 MRI 技术的优势，尤其是在外科手术成像领域。举例来说，在手术过程中，MRI 能够对脑部肿瘤进行精确描绘。这样，在手术过程中医生就能将肿瘤完全切除。在心脏病诊疗应用中，MRI 技术开辟了新的途径——利用自动门控心血管磁共振（Cardiovascular Magnetic Resonance，CMR）技术，从图像数据中提取周期性信号以取代心电图信号使图像数据与心脏运动实现同步，此时同样无须在患者身体上布设电缆和电极。20 世纪 50 年代建立，70 年代广泛发展应用的超声诊断技术，总的发展趋势是从静态向动态图像（快速成像）发展，从黑白向彩色图像过渡，从二维图像向三维图像迈进，从反射法向透射法探索，以求得到专一性、特异性的超声信号，达到定量化、特异性诊断的目的。20 世纪 70 年代末 80 年代初，超声、放射性核素、MR-CT 和数字影像设备与技术逐步兴起。20 世纪 80 年代推出了 DSA 和计算机 X 射线摄影（CR）成像设备和技术，后来又推出了数字 X 射线摄影（DR）。20 世纪 90 年代推出更新、更强的核医学影像设备 ECT，包括 PET、SPECT（Single-Photon Emission Computed Tomography）等设备。21 世纪现代医学影像技术将获得更快的发展。

　　这些年来，医学超声诊断技术发生了一次又一次革命性的飞跃，20 世纪 80 年代介入性超声逐渐普及，体腔探头和术中探头的应用扩大了诊断范围，也提高了诊断水平，20 世纪 90 年代的血管内超声、三维成像、新型声学造影剂的应用使超声诊断又上了一个新台阶。其发展速度令人惊叹，目前已成为临床多种疾病诊断的首选方法，并成为一种非常重要的多种参数的系列诊断技术。国内外很多研究人员从事超声的研究，使得超声成像技术从不成熟发展到成熟的数字医学图像获取技术，即数字声束形成技术，从低帧率成像扩展到高帧率成像，从二维成像扩展到三维成像，从线性技术发展到非线性技术，以适应临床不同的需求。

# 6.2　DICOM 医学影像相关标准及技术

## 6.2.1　DICOM 医学影像相关标准

　　DICOM，即医学数字成像和通信，是针对医学图像和相关信息所制定的国际标准(ISO12052)。它定义了一种医学图像格式,以确保其必要的数据交换和临床使用。目前,几乎每一个放射科,心脏病学成像和放射治疗影像技术(X 射线、CT、MRI 及超声等)都遵循 DICOM 标准,并且 DICOM 标准在其他医学领域的应用越来越频繁,如眼科和牙科设备[16,17]。

随着在数以万计的成像设备中的使用,DICOM 成为当前世界上应用最广泛的医疗消息传递标准之一。目前,在临床护理中有几十亿的 DICOM 图像被使用。自 1993 年首次出版 DICOM 标准以来,DICOM 标准已经彻底改变了放射学,让医学临床诊断成为一个完全数字化的工作流程。伴随着互联网成为新的消费信息应用平台,DICOM 标准通过先进的医疗成像应用程序彻底改变了临床诊断。从急诊科到心脏压力测试,再到乳腺癌检测,无论对医生还是患者,医学成像的相关工作都必须遵循 DICOM 标准[18]。

DICOM 标准的初衷是规范诊断图像之间的格式、编码、存储和网络传输,以保证各种医疗成像设备和其他计算机终端之间自由通信,实现医疗信息资源共享,以便医疗机构管理,提高了工作效率,促进医院数字化诊断过程中的信息架构形成[19-22]。

## 6.2.2　DICOM 医学影像信息模型定义

在 DICOM 标准 3.0 版本中,DICOM 医学影像结构模型主要基于实体(Entity)-关系(Relationship),实体表示某一类个体中有相同特性的对象,如患者的性别、年龄、血型等;关系表示这些实体之间的相互联系。一般用来描述诊断期间患者、图像以及医生诊断行为之间的关系。在 DICOM 医学影像信息模型定义的过程中,设计者引入了面向对象的设计思想,将现实世界中的实体抽象成模型。

患者信息实体:其包含该患者的各种特性。临床检查的主体是患者,通过扫描获得一幅或者多幅医学影像。患者信息实体与模态之间暂时没有关联。

研究信息实体:该实体中包含该患者在检查过程中的所有特征,在一个研究信息实体中可能包含一个到多个序列,而序列之间是有关联的。研究信息实体与患者信息实体中具有映射相关性。在某一个研究实体中,可能会包含各种模式的多种设备创建的图像。研究信息实体与模态之间暂时没有关联。

序列信息实体:该实体通常被用来定义分组图像中不同逻辑关系的属性。序列和研究之间存在映射相关性。

以下几点标准是对某个 DICOM 影像系列的限定:

(1)同一序列图像只能由相同模态图像组成;

(2)指定参考帧信息实体中所有 DICOM 影像必然在空间与时间上相互关联;

(3)如果特定图像 IOD 中有指定的设备信息实体,那么该 IOD 中的所有 DICOM 影像必然由该信息实体中对应的相同设备创建;

（4）一个系列内的所有图像应有相同的系列信息存在，在某一个序列内，所有影像共享相同的系列信息。

设备信息实体：对所产生图像序列的成像设备进行了描述。一种成像设备可能生成一种或者多种 DICOM 影像序列。设备信息实体只与成像设备有关，与数据获得方式以及图像属性无关。

参考帧信息实体：该信息实体描述了系列内 DICOM 影像之间空间与时间的对应关系。

图像信息实体：对 DICOM 医学影像中图像数据属性的描述。图像数据一般指的是仪器扫描出来后的结果，但由于技术手段的发展，也可能由其他图像数据转换所得。在一个多帧图像中，包含了一序列有顺序的单帧，单帧与单帧之间有许多公有属性，这些公有属性都包含在多帧图像的第一帧中，不同帧之间也有其私有属性，如角度、时间、切片增量等。

在现实世界中，有各种 DICOM 医学影像以及相关的信息通信，所以在 DICOM 标准中就分别定义了各种不同的信息对象类。信息对象类有两部分组成：属性和目的。信息对象代表某个被定义的实体，被描述为对象的各种属性，针对不同对象的实例，可以对属性进行不同的赋值。

信息对象定义通常被分为规范型和复合型。规范型信息对象中有该对象在现实世界中的一些实体属性，对患者的检查信息对象定义就是规范型的，其中有检查日期和检查时间等在检查过程中的固有属性。但是患者姓名不属于检查信息对象定义属性，它只是该患者的本身属性；复合型信息对象中，在包含了固有属性的基础上，还有一些相关属性。例如，在 MRI 图像中，患者姓名就被定义为相关属性，但是它不是固有属性。在信息对象定义的过程中，体现了面向对象的思路。根据相关属性之间的关系，把信息对象类划分为相关的属性组，即信息独立模块（Module）。而在使用各种复合信息的过程中，独立模块能被重复定义和使用，类似于面向对象中的继承概念。

序列图像的显示主要依靠 DICOM 挂片协议控制。序列图像的定义即一个具有相关性的图像集合。以往在影像采集中只能采集一个部位的 DICOM 序列，由于技术的发展，开始出现有多个序列的 DICOM 系列图像，例如，在 MRI 图像中，经常会出现在某个相同部位不同组织的图像对比。如果按一个 DICOM 序列将该 MRI 图像成像，得到的呈现模式将是错误的。根据 DICOM 挂片协议，我们应该将该系列图像分解成序列一和序列二，每个序列各自独立成像[23]。

## 6.2.3　DICOM 图像的文件格式分析

在本章中，由于医学行业的特殊性，DICOM 医学图像数据结构与普通图像不同，首先，普通灰度图像的灰度范围为 0～255，DICOM 医学图像基本上都为灰度图像，但为了将人体的复杂结构区分出来，其灰度范围远远比普通图像要大得多，这样就给医学图像在普通显示器的显示造成了一定难度。其次，普通图像中只有图像数据，而 DICOM 医学图像由两部分构成：一部分是图像数据；另一部分是图像信息标签数据，俗称文件头，其中包含各种检查需要的患者信息等[24]。

针对 DICOM 医学图像的特殊性，在显示操作之前需要了解其内部结构，对其解析[25,26]。DICOM 图像由两个部分组成：文件头和数据集，如图 6.1 所示。

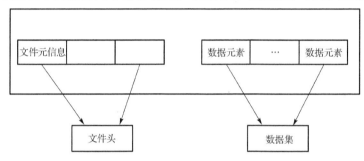

图 6.1　DICOM 文件结构

## 6.2.4　VTK 类库框架结构

VTK 是使用面向对象的程序设计来实现的，其包含大量的对象模型（Object Models），按照对象的继承关系，主要分为图形模型（the Graphics Models）对象和可视化模型（the Visualization Models）对象。VTK 的框架结构如图 6.2 所示[27-34]。

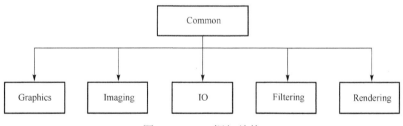

图 6.2　VTK 框架结构

## 6.2.5　VTK 运行原理

图形模型对象用于对象的输出与显示。图形模型对象主要由渲染器（Renderer）、渲染窗口（RenderWindow）、渲染交互器（RenderInteractor）、角色（Actor）、照相机（Camera）、光源（Light）、属性（Property）、映射器（Mapper）组成。渲染器用于在渲染窗口中绘制图形对象。渲染交互器用于用户与渲染窗口的交互。渲染器绘制对象时通过光源、照相机等改变对象颜色和用户视角。对象通过接收映射器的输出获取要绘制的对象[35,36]。VTK 数据流管道运行原理如图 6.3 所示。

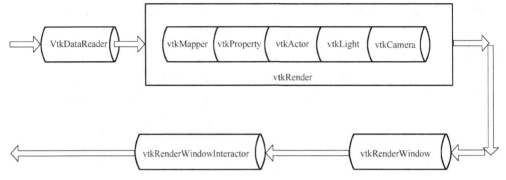

图 6.3　VTK 数据流管道运行原理

## 6.2.6　在用户界面中集成 VTK

VTK 注重图形图像的处理，为研究者提供了很多种图形几何变换的算法支持。但是，如果在使用中需要以图形方式显示计算机操作用户界面，就必须结合其他界面库，在本书中采用的是 VTK 6.6.1 版本，其直接支持的用户界面有 QT 和 MFC。本章的程序开发中采用微软界面库 MFC 和可视化工具包 VTK 结合[37-40]。

配置 VTK 工具包需要安装 CMake。如图 6.4 所示，使用 MFC 需要在 CMake 配置时，将 VTK_USE_GUISUPPORT 和 VTK_USE_MFC 两个选项都设为备选，这样编译后的库文件中就会有 VTK 对 MFC 的支持库 vtkMFC.lib 和 vtkMFC.dll。

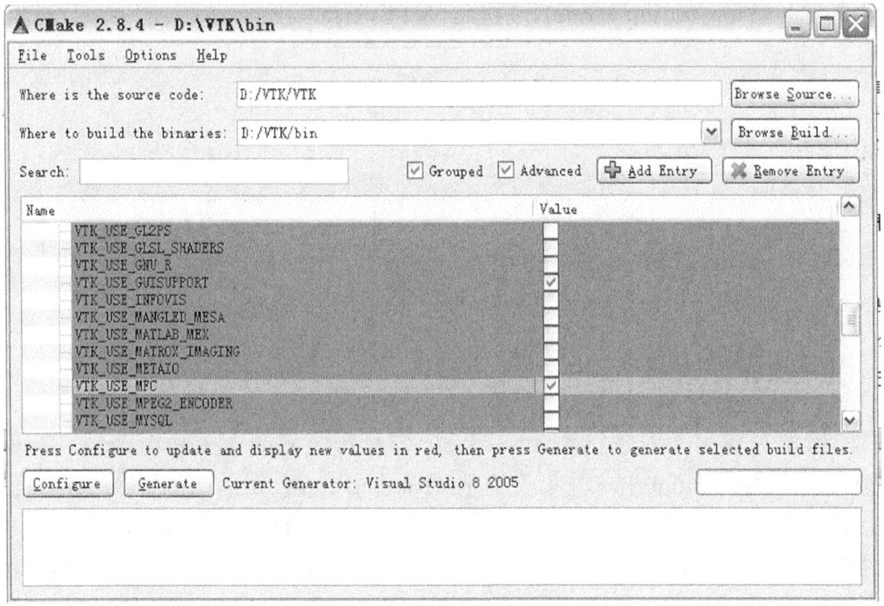

图 6.4　CMake 配置 VTK 选项

针对 DICOM 医学影像的复杂性和特殊性，相关组织为其处理、传输、打印和存储等指定了一系列相关标准，从而为 PACS 的发展和普及打下坚实的基础。从两个方面对 DICOM 医学影像进行了介绍：一方面从 DICOM 标准中的官方定义的角度，对 DICOM 医学影像的信息模型和文件格式进行了详尽的解析；另一方面从 DICOM 医学影像在计算机中读取并显示的技术手段出发，介绍了 VTK 可视化工具包的成像流程。只有充分理解 DICOM 医学影像的结构和显示相关技术手段，才能进行下一步的研究。

## 6.3　医学图像配准与融合

### 6.3.1　医学图像配准的发展历史

20 世纪 80 年代初，医学图像配准主要应用在 DAS 方面。其主要思想是采用基于图像灰度的方法，通过检测相关性和灰度值的差异来解决刚性变换参数的问题，进而实现二维图像之间的配准。

20 世纪 80 年代中期到 90 年代初，随着计算机和生物医学的发展，将多模态图像提供的不同信息融合在一起，从而搭建一个更加简单和实用的显示与分析平台，成为临床医生和图像处理领域的研究者的共识。为了能够达到这个目的，首先要实现两幅图像的配准，即要将不同时间、不同模态的图像空间上的点一一对应起来。这个阶段提出一些基于边界特征的医学图像配准方法，但还是采用刚性变换，配准的范围还是主要集中在二维图像领域。

20 世纪 90 年代以后，计算机硬件的飞速发展推动图像配准在三维领域的研究，主要采用的方法仍然是刚性变换的方法。同时在二维领域内，单纯的刚性变换的方法已经不能满足人们的要求，特别在不同患者的图像之间的配准，以及患者图像和图谱之间的配准方面更是如此。这些新的要求推动了人们对非刚性变换方法的研究。从仿射变换开始，人们陆续推出一些非线性的方法，如样条方法、弹性形变方法等。医学图像配准技术取得了很大的进展，并在较长时期内成为医学图像处理领域中研究最多的，一直到现在仍然有很多的研究者从事这方面的工作，研究越来越深入，也越来越与临床应用紧密联系[41-43]。

### 6.3.2　图像配准在医学领域中的应用

医学图像配准在临床应用方面的价值开始越来越凸显。对获得的医学图像进行配准被广泛应用于医疗诊断、放射治疗计划的制定、手术计划的制定、病理变化的跟踪和治疗效果的评价等各个方面[44,45]。

1) 疾病诊断

为了提高医生对患者病情的诊断、定级、定位和定量分析的准确度，将不同成像模式的图像进行融合，使其能在一幅图像上同时表达来自人体多方面的信息，是非常必要的。例如，在对手骨骨折部位正位时，可通过医学图像融合技术将 MRI 和 CT 图像融合在一起，这样可以有效地丰富图像信息，提高诊断的可靠程度。然而配准是融合的基础，在进行图像融合之前必须要对图像进行配准。

2) 疾病发展和消退的过程检测

疾病发展和消退的过程具有一定的时间性，医生对患者实施治疗及确定或调整治疗方案时，不仅要考虑患者当时的症状，而且要对其一段时间内的病情发展进行系统的观察。通过对各种模态的医学图像分析可以使医生对病情的进展有一个精确的定量把握。

3) 手术导航

手术导航是指综合运用临床医学、计算机图形学以及医学图像分析的相关知识，通过将术前的 CT、MRI、PET 或 fMRI 融合，术中的 MRI 图像与术前的图像结合，定量地给出病灶的大小、位置及其关键部位的相对关系，及时反映病灶组织在手术中的变化情况，帮助医生选取最佳途径。这样可以大大提高手术的成功率，减少手术时间，降低手术本身对患者身体的侵害。

4) 神经功能解剖学的应用

大脑作为人体最重要的器官，人们对其内部结构与工作原理还不完全明了，至今仍然在探索。研究表明，大脑的功能部位是相互重叠的，将大脑进行解剖结构分割并不能准确地得出大脑的工作原理。为了得出大脑全貌，利用功能成像手段（SPECT、PET、MRI、EEG、MEG 等）将功能信息与 CT、MR 结合成为最好的选择。而这些技术是基于多模图像的配准和融合的。

5) 放射治疗与立体定向放射外科的治疗计划

在放射治疗中，应用 MRI 和 CT 图像的配准和融合来制定放疗计划与进行评估，用 MRI 图像描述肿瘤，用 CT 图像精确计算放射剂量，用 SPET 和 PET 图像对肿瘤的代谢、免疫及其他生理方面进行识别和特性化处理，整合的图像可用于改进放射治疗计划和立体定向活检或手术。

从以上医学图像配准在医学图像的应用领域可知，开展非刚性医学图像配准的研究，探索提高图像配准精度、速度及增强配准鲁棒性的理论与关键技术，对于完善医学配准理论、拓展配准的应用领域等都具有重要的理论与实践意义。

## 6.3.3　医学图像配准的国内外研究现状及面临的问题

目前国内外针对基于非刚性医学图像配准的研究还处在理论上的探讨阶段，绝大部分配准算法都只局限于实验室研究。著名的美国宾夕法尼亚大学的 Broit[46]提出基于弹性模型的配准算法，将配准过程看作一个与弹性材料如橡胶的拉伸相似的物理过程，弹性体形变产生的内力和施加在弹性体上的外力支持这个物理过程。当内力和外力达到平衡时，弹性体的形变将停止，则配准结束。上海交通大学的 Yang 和 Zhuang 提出了一种具有鲁棒性的进行非刚性医学图像点配准的新方法[47]。该方法先对冗余点进行了建模，在此基础上对点配准能量函数进行了改进，使用确定性退火优化算法对改进后的能量函数进行最优化从而得到配准的非刚性变换。该方法能有效地处理冗余点，抗噪声能力较强，可以很快地配准带有噪声且有冗余点的非刚性医学图像。中国科学技术大学的何力等[48]引入流体映射模型，用两组反映待配准图像轮廓信息的对应控制点集，对头颅、肝、脾等各种器官进行非刚性匹配，但由于不能实现流体模型的控制点的严格一致，图像配准有一定的失真。

Rueckert[49]等提出一种基于 B 样条的 FFD（Free Form Deformation）模型，并将其应用于乳腺增强型 MRI 的非刚性配准，取得了比较好的效果，但此方法采用互信息的配准度量不适用于超声图像。现阶段得到公认的"de-mons-base"算法，在判断出待配准图像上各个像素点运动的基础上，通过对各个像素点的移动来实现非刚性配准，实验结果表明，这种方法仅能在小参量下实现非刚性配准，当待配准图像有一定旋转角度时，配准效果就比较差了，无法满足临床使用的要求。

现阶段在理论上提出的基于非刚性配准的方法主要有两大类：基于空间变换的配准方法和基于物理模型的配准方法。基于空间变换的配准方法采用图像的空间变换来拟合图像的变形，可以使用的方法有基函数法、多项式法及样条函数法等。基于物理模型的配准方法是将不同图像之间的差异看作由一种物理运动变形而引起的，该方法主要是如何合理地构造一种拟合图像变形的物理模型，在该模型下进行配准，可用的物理模型有黏性流体模型、弹性模型、流体映射模型及光流场模型[50-54]。

基于空间变换的配准方法具有形式简洁、速度相对较快的优点，但是受插值中对应点的位移不能过大，以及局部的变形受到插值函数控制的限制，形变的结果往往达不到形状上的完全匹配。基于物理模型的配准方法中的每一个控制点都可以独立移动，理论上可以实现任意形状的变形，不足之处是计算量较大，同时如何准确地建立模型也是这种方法实现的一个难点。

非刚性配准有着广泛的应用领域，其研究工作还远没有达到刚性配准的水平，如何建立合理的形变模型，适合各种复杂的组织变形；如何提高非刚性配准的计算速度、配准精度以及对特征点自动选取等问题都需要进一步的研究。在后续的医学图像融合研究中，基于非刚性配准是一个迫切需要解决的问题。

本章首先对国内外现有医学图像配准技术进行分析，结合医学图像中非刚性图像形变的特点，在深入系统地研究医学图像刚性配准和非刚性配准方法的基础上，以非刚性医学图像配准为目的，对医学图像的预处理、特征点提取、坐标变换、重新采样、参数优化及配准技术等进行了探索和实践。针对非刚性医学配准中的一些关键问题，例如，如何快速、准确、自动地提取图像特征点，如何对非刚性心脏图像建立合理的物理模型，如何快速、准确地求解图像偏微分方程，及如何保持图像的拓扑结构与有关配准变换光滑性和准确性之间的平衡等问题，提出了相应的解决方案并通过实验对其进行了验证。

## 6.3.4　医学图像配准算法研究

1) 医学图像配准概述

非刚性医学图像配准是指对于一幅非刚性医学图像寻求一种或一系列空间变换，使它与另一幅非刚性医学图像上的对应点达到空间上地对准。这种对准是指人体上的同一解剖点在两幅待配准图像上有相同的空间位置。配准的结果应使两幅非刚性医学图像上所有的解剖点，或至少是所有具有诊断意义的点及手术感兴趣的点都达到匹配。

非刚性医学图像配准示意图[55]如图 6.5 所示，首先对源图像 $B$ 进行一定的空间变换 $(T_{(B)})$ 得到图像 $C$；其次对图像 $C$ 与目标图像 $A$ 进行相似性测度；最后采取一定的优化措施改变变换参数，使得相似性测度更快、更好地达到最优值。

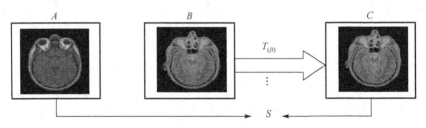

图 6.5　非刚性医学图像配准示意图

2) 医学图像配准框架

任何非刚性医学图像配准都可以分为三部分：

(1) 确定源图像与目标图像的空间变换；

(2) 测量源图像与目标图像相似程度；

(3) 采取优化措施，使相似性测度更快达到最优值(参数优化)。

医学图像配准技术由特征空间、搜索空间、搜索算法和相似性测度四个部分组成[55,56]。医学图像配准框架和它们之间的相互关系如图 6.6 所示，对于两幅待配准图像 Fixed 和 Moved 分别用 $f(X)$ 和 $m(Y)$ 表示，其中，$X$、$Y$ 为各自图像的定义域（解剖结构空间）。医学图像配准定义为寻找一种几何变换 $T_t$（$t$ 为变换的控制参数），使 $S(f(X), m(T_t(X)))$ 取得最大值：

$$T_t^* = \arg\max_{T_t} S(f(X), m(T_t(X))) \tag{6.1}$$

其中，$S$ 是目标函数，用来衡量参考图像和浮动图像的匹配效果，通常用相似性测度表示。

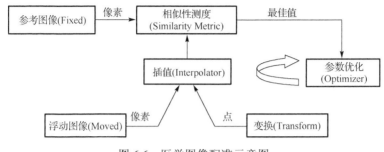

图 6.6　医学图像配准示意图

3) 医学图像配准算法的流程

(1) 输入两幅待配准图像，包括参考图像和浮动图像。

(2) 对参考图像指定区域 $X$ 进行几何坐标变换(Transform)，得到新的区域 $T_t(X)$ 坐标，其中 $t$ 表示变换参数。

(3) 通过插值(Interpolator)方法得到浮动图像在区域 $T_t(X)$ 的取值 $m(T_t(X))$。

(4) 在相似度模板计算参考图像 $f(X)$ 和插值图像 $m(T_t(X))$ 的相似度，它是一个关于几何变换参数的函数 $S(t)$。

(5) 将相似性测度函数 $S(t)$ 输入优化模块中进行最优化计算，得到最终变换参数。这个过程在计算中一般通过迭代来实现，即重复步骤(2)~(4)直到取得最大相似性测度时，终止迭代循环。

(6) 整个配准算法模块输出配准时，采用几何变换的最优变换参数以及浮动图像在最优变换下的插值图像。

从配准的流程中可以看出，医学图像配准实际上是一个参数优化的问题：寻找一个最优变换 $T_t(X)$，使得相似性测度函数 $S(t)$ 取得最大值。

## 6.3.5　医学图像配准具体步骤

医学图像配准研究的主要内容包括图像预处理、确立空间变换函数、图像插值、相似性测度、参数优化[57]。

1. 图像预处理

配准前，对两幅待配准图像预处理，目的是使待配准图像之间的信息和空间分布保持相对一致，滤除类似噪声等影响配准效果的因素。预处理时不能破坏待配准图像固有的特征信息，也不能去除配准所需信息，因此如何平衡图像质量和图像一致性，是预处理阶段需要进行深入研究的关键问题。

2. 确立空间变换函数

空间变换在医学图像配准中，起到非常关键的作用。因为配准结果建立在浮动图像和参考图像变换的基础上，所以空间变换必须保持图像精度完整性和一致性。在医学图像配准中，常用的图像变换有刚体变换、仿射变换、投影变换和非线性变换[58]。它们相应的变换类型如表 6.1 所示，其中★表示变换具有的属性。

表 6.1　医学图像相应的变化类型

| 变换类型 | 反转 | 旋转 | 平移 | 缩放 | 投影 | 扭曲 |
|---|---|---|---|---|---|---|
| 刚体变换 | ★ | ★ | ★ | | | |
| 仿射变换 | ★ | ★ | ★ | ★ | | |
| 投影变换 | ★ | ★ | ★ | ★ | ★ | |
| 非线性变换 | ★ | ★ | ★ | ★ | ★ | ★ |

下面分别对几种常见空间变换进行简要的介绍。

1) 刚体变换

刚体变换可分解为平移、旋转及反转（镜像）三种变换形式。它不仅将平行线映射为平行线，还保证两条直线间的夹角保持不变，其变换关系为

$$Y = RX + T \tag{6.2}$$

其中，$X = (x_1, x_2)^T$，$Y = (y_1, y_2)^T$ 为图像像素的空间位置；$R$ 表示 2×2 的旋转矩阵；$T$ 表示 2×1 的平移向量。

2) 仿射变换

仿射变换是指将直线映射为直线，并保持平行关系的变换。可以是各个方向尺度变换系数一致的均匀尺度变换或变换系数不一致的非均匀尺度变换及剪切变换等。这种变换多用于透镜系统的照相图像，这种情况下，物体的图像和该物体与成像光学仪器间的距离有直接关系。仿射变换可用于校正由 CT 台架倾斜引起的剪切或者 MRI 梯度线圈不完善产生的畸变。

3) 投影变换

投影变换是指将第一幅图像中的直线经过变换映射到第二幅图像上仍然为直线，但平行关系基本不保持的变换。投影变换可用高维空间上的线性（矩阵）变换表示（以二维图像为例）：

$$T(x) = Rx' \tag{6.3}$$

其中，$x = (x_1, x_2)^T$；$R$ 表示 3×3 的实数矩阵；$x' = (x_1, x_1, 1)^T$。

4）非线性变换

非线性变换是指将一幅图像中的直线经过变换映射到另一幅图像上，不再是直线而是曲线的变换。使用较多的是多项式函数，如一次、二次或多次函数式及径向基函数，主要用于有形变的胸及腹部脏器图像的配准。非线性变换是目前的研究热点，也是本节的研究重点。

3. 图像插值

在图像配准过程中，需要对图像进行空间变换，由于计算机存储的图像均为数字图像，图像的像素位置均采用整数表示，所以经过几何变换后，图像可能出现新像素点或图像像素的位置不再是整数。为了重新得到可以在计算机中存储的数字图像，需要将空间变换后的离散数字图像重建为连续图像，再在整数位置上对重建的图像采样，得到最终的数字图像。这一过程需要通过对图像进行插值来完成。

一般情况下，数字图像的数据是整数坐标位置上的灰度值，然而，当输入图像的位置坐标为整数时，输出图像的位置可能为非整数，这就需要对非整数坐标位置上的灰度值经过一定的算法重新分配到整数位置上，也就是要进行灰度级的重采样，即灰度值插值。当实现一种几何运算时，可采用向前映射和向后映射这两种方法。

（1）向前映射法将一个像素映射到四个输出像素之间的位置，其灰度插值按插值算法在四个像素之间分配（图 6.7），其中 $(x, y)$ 为整型，$(x', y')$ 为非整型。

（2）向后映射法是将输出像素一个一个地映射回输入图像中，以便确定其灰度级。如果一个输出像素映射到四个输入像素之间，则其灰度值由灰度级插值决定，向后空间变换是向前空间变换的逆变换，如图 6.8 所示，其中 $(x, y)$ 为非整型，$(x', y')$ 为整型。

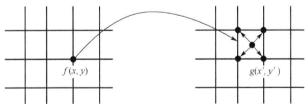

图 6.7　向前映射法

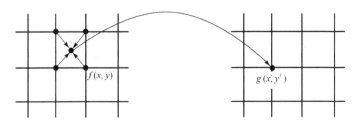

图 6.8　向后映射法

根据插值函数的不同，可以将插值算法分为最近邻插值、双线性插值、B 样条插值等几种。

1) 最近邻插值

最近邻插值是根据新插值点最近邻的网格像素点的灰度值，确定新插点的灰度值。无论维数有多少，只由一个网格决定插值，根据可分离性，在一个维度上的插值函数就是一个矩形脉冲[59,60]。

2) 双线性插值

双线性插值根据新插值点的前后相邻网格像素点(采样点)，经过距离的线性计算，得到对应函数值。采样点的个数根据维度的不同而变化，通常个数为图像的维度 $d$。一维插值函数类似于线性插值和空间密度插值，也是计算权值，但是更新的是向上取整和向下取整两个联合灰度直方图，这是与线性插值唯一不同之处。

假设 $f(x, y)$ 为两个变量函数，已知其在单位正方形顶点的值，假如希望通过插值得到正方形内任意一点的 $f(x, y)$ 值，令 $f(x, y) = ax + by + cxy + d$ 来定义一个双曲面与四个已知点拟合。系数 $a$、$b$、$c$、$d$ 由已知的四个顶点 $f(x, y)$ 来确定。首先，对上端的两个顶点进行线性插值，可得

$$f(x, 0) = f(0, 0) + x[f(1, 0) - f(0, 0)] \tag{6.4}$$

类似地，对于低端两个顶点进行线性插值：

$$f(x, 1) = f(0, 1) + x[f(1, 1) - f(0, 1)] \tag{6.5}$$

最后，做垂直方向的线性插值：

$$f(x, y) = f(x, 0) + y[f(x, 1) - f(x, 0)] \tag{6.6}$$

将式(6.4)和式(6.5)代入式(6.6)得到双线性插值公式：

$$f(x, y) = [f(1, 0) - f(0, 0)]x + [f(0, 1) - f(0, 0)]y \\ + [f(1, 1) + f(0, 0) - f(0, 1) - f(1, 0)]xy + f(0, 0) \tag{6.7}$$

双线性插值可直接通过式(6.7)来实现，当使用双线性插值等式对相邻的四个像素进行插值时，得到表面在图像领域边界处是吻合的，但是斜率不吻合，同时，双线性插值的平滑作用可能会使图像细节退化，特别是对图像进行放大处理时。

3) B 样条插值

B 样条插值常用 3 次 B 样条插值，2 阶连续可导，可使一般的三维图像都有很好的插值效果。算法精度高，但是速度比较慢。

4．相似性测度（Similarity metric）

一般情况下，待配准图像是在不同时间、不同地点甚至不同成像技术等情况下获得的，图像描述的信息可能千差万别，没有绝对的配准问题。需要寻找一种准则，使两幅图像在给定准则下达到最佳匹配效果。这里的准则称为相似性测度，在一些非刚性配准中还要加上形变约束。准则的选择和配准目的、具体的图像形态、几何变换类型有关[61-64]。

相似性测度定量化地衡量了两幅图像匹配的效果，成为医学配准过程中十分重要的一部分。图像配准是在某种相似性测度下取得相对最优，而相似性测度选取的好坏直接影响配准效果。因此，选取合适的相似性度量准则已成为医学图像配准的关键问题，在许多文献中已报道过依据多种相似测度，实现多种图像配准的方法。例如，当点特征集合之间的"距离"接近零时，两幅待配准图像实现配准，这是两幅图像的特征集合之间的"距离"，作为一种相似性测度来显示匹配程度；还可以利用互相关和相关系数显示匹配程度；类似的测度还有整合平方误差的最小化、互信息的最大化等。目前常采用的相似性测度有均方根距离、互信息、归一化互信息、相关系数、差方和及图像差熵等。

下面介绍几种基于灰度信息的相似性测度。

（1）互信息。

互信息是信息论中的一个重要概念，用于描述两个系统之间的统计相关性，或一个系统中所包含的另一个系统中信息的数量。表示互信息测度的公式为

$$I(A,B) = H(A) + H(B) - H(A,B) \tag{6.8}$$

对于一幅图像来说，熵 $H$ 代表图像的信息量，定义为

$$H(A) = \sum_a P_A(a) \log P_A(a) \tag{6.9}$$

其中，$P_A(a)$ 表示灰度值为 $a$ 出现的概率。而两幅图像的联合熵为

$$H(A,B) = \sum_{a,b} P_{AB}(a,b) \log P_{AB}(a,b) \tag{6.10}$$

在基于互信息的图像配准中，当两幅图像达到最佳配准时，其互信息取最大值。

（2）归一化互信息。

互信息测度不能较好地解决图像配准中存在的图像重叠问题，尤其是当重叠区域存在低灰度值时。互信息值会受到图像重叠区域变化的影响，使互信息最大的变换不一定是最佳的配准变换。为解决这一问题，Studholme 等[65]通过归一化互信息，克服图像重叠上存在的敏感性变化。定义两个随机变量 $A$、$B$ 的互信息为

$$\text{NMI}(A, B) = \frac{H(A) + H(B)}{H(A, B)} \tag{6.11}$$

　　边缘熵和联合熵的比值称为归一化互信息,联合熵的增加约束着边缘熵的增加。当两幅待配准图像不匹配时,边缘熵增大,联合熵也增大,这样求得的归一化互信息量就不是最大值;当浮动图像逐渐接近于参考图像时,图像联合熵取值减小,归一化互信息量值却随之增大。归一化互信息最大化的实质就是寻找一种空间变换使得联合熵相对于边缘熵最小。不仅要考虑配准时联合熵较小,而且要考虑重叠区域内图像的信息,同时又能使两者之间的关系得到很好的平衡。

　　由信息论可知,图像的边缘熵小于联合熵,如式(6.12)所示:

$$H(A) \leqslant H(A, B)$$
$$H(B) \leqslant H(A, B) \tag{6.12}$$

因此,可得

$$\frac{H(A) + H(B)}{H(A, B)} \leqslant 2 \tag{6.13}$$

我们可以对归一化互信息公式(6.14)进行变形,得

$$\frac{H(A) + H(B)}{H(A, B)} = \frac{H(A) + H(B) - H(A, B) + H(A, B)}{H(A, B)}$$
$$= \frac{I(A, B)}{H(A, B)} + 1 \geqslant 1 \tag{6.14}$$

最终我们可以得到:

$$1 \leqslant \frac{H(A) + H(B)}{H(A, B)} \leqslant 2 \tag{6.15}$$

　　由式(6.15)可知,基于归一化互信息配准,当两幅图像内容完全相同,即完全配准时,达到配准位置时重叠区内边缘熵、联合熵相等,归一化互信息取得最大值 2,反之,归一化互信息取最小值 1。

　　(3)相关系数。

　　相关系数是图像处理中使用最广泛的相似性测度之一[66],图像的相关系数反映了图像的相关程度,是两幅图像之间近似程度的一种线性描述。在图像配准中,若两幅图像的相关系数达到最大,则两幅图像处于最佳配准位置。相关系数的测度适用于单一模态的图像配准。

　　图像的相关系数反映了两幅图像的相关程度,通过比较融合增强前后图像的相关系数可以看出图像的改变程度。相关系数定义如式(6.16)所示:

$$C(f,g) = \frac{\sum_{i,j} [(f_{i,j} - \overline{f})(g_{i,j} - \overline{g})]}{\sqrt{\sum_{i,j} [(f_{i,j} - \overline{f})^2] \sum_{i,j} [(g_{i,j} - \overline{g})^2]}} \qquad (6.16)$$

其中，$f_{i,j}$、$g_{i,j}$ 分别表示两幅图像的灰度值；$\overline{f}$、$\overline{g}$ 分别表示两幅图像的平均灰度值。

(4) 差方和。

图像配准中最简单的相似性测度是差方和，图像的差方和反映了两幅图像之间的相同程度。差方和测度对少数存在很大灰度差异的体素敏感，因此，差方和测度只适用于单一模态的图像配准。

5．参数优化（Strategy of Search）

图像配准实际上是求空间变换参数值使相似性测度达到最大的过程，其本质是配准函数多参数优化问题。可以将配准最优化过程分为两大类。

(1) 可直接计算参数的最优化。

在这一类方法中，参数的计算有明确的解析表达式，对于给定的配准准则，其计算的方法和过程都是确定的。这种方法通常只利用了图像中很少的信息，例如，基于匹配点集的刚性配准和薄板样条插值弹性配准等都是线性方程组的求解问题。

(2) 参数需通过优化搜索的最优化。

对于这种参数无法显式地表示，我们在其定义域上对目标函数进行优化搜索得到。这样，目标函数的性质就非常重要。常用的优化算法有 Powell 法、随机搜索法、梯度下降法、模拟退火法、Newton-Raphson 迭代法、遗传算法、蚁群算法、确定性退火技术等[67]。参数优化算法的选取对配准结果有较大的影响，尤其是对初始变换的鲁棒性有很大的影响。另一个关键问题是如何在参数优化过程中，取得参数变量的合适取值范围。参数优化过程中得到的值可能不是搜索空间中的全局最大值，而是部分搜索空间中的局部极大值。因此，当初始值偏离搜索区间太大时，就很难使图像正确配准。

## 6.3.6 医学图像配准分类

根据待配准图像的维度、模态、图像配准特征、采用的变换方法及图像的主体等可以将医学图像配准方法简单地分为下面几种类型。

1．按照配准医学图像模态

按照配准模式不同可分为单模态医学图像配准和多模态医学图像配准。

1) 单模态图像配准

单模态医学图像配准是指用同一种成像设备获取待配准的两幅图像，主要应用于时间序列 MRI 加权图像间的配准、fMRI 图像序列的配准和电镜图像序列的配准等。

2）多模态图像配准

多模态医学图像配准与单模态图像配准相对应，是指用不同的成像设备获取待配准的两幅图像。不同成像设备产生不同模态的图像信息，其成像图像具有各自的优势，综合不同模态的图像能够提供更全面的信息。

## 2. 按照配准医学图像主体来源

按照配准图像主体来源可将医学图像配准分为：同一患者的图像配准、不同患者间的图像配准、图像和图谱配准，如图 6.9 所示。

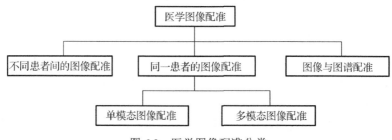

图 6.9　医学图像配准分类

由于每个人在生理上存在差异，同一解剖结构的位置、形状和大小都可能不同，因此，在对不同患者的医学图像进行对比和分析时，很难精确地找到对应解剖位置。所以在配准时需要有详细标记人体各个解剖位置的计算机化的标准图谱。

在以上两类配准方法中，应用最广泛的是第一种配准，也就是对同一患者的配准，它不仅可以应用在诊断、介入治疗等场合，还能应用在图像三维重建等方面。而后两种配准主要应用在头部 CT 或 MRI 的 3D 图像配准，配准变换都是建立在初始刚性配准的基础上非刚性的变换。图谱可以是来源于"标准"患者的，也可以是从包含多个体信息的图像信息库中构造出来的新图像。

## 3. 按照配准医学图像特征

按照配准医学图像特征，可以将图像配准分为基于图像内部特征和外部特征两种。

1）基于图像内部特征

基于图像的内部特征是指从患者图像内部本身得到的位置相对固定并且图像特征清晰的各种配准标志。内部特征点可进行刚性配准，但是，因为受到主观因素的影响，可能会造成同一内部点的定位有所不同，所以，基于图像内部特征的配准精度达不到基于外部点配准的水平。根据获得方法的不同，图像的标记点可分为：基于分割的、基于标记的和基于体素特性的图像配准。

2）基于图像外部特征

图像的外部特征是指在图像成像时，固定在患者身体上的各种清晰可见、易于检测的标记物，标记物必须在不同设备成像时灌入不同的显影物，使其在成像过程中能够精确检测和清楚可视。一般可将其具体分为非侵入式和侵入式。非侵入式是指对患者没有损伤的，固定在皮肤表面的基准标志，如泡沫面具、牙套等；侵入式是指固定到患者体内对患者有损伤的基准标志，如螺钉标记、立体定位参考框架等。两者相比，对患者损害小的是非侵入式，但其精度与准确性比侵入式低。基于外部特征的配准方法由于未包含患者图像信息，因此一般只用刚体变换，可作为配准算法评估的标准。基于外部特征配准方法的特点使得在某些实际应用中很难实现，基于内部特征的配准方法是目前研究的重点。

**4. 按照配准医学图像维度**

图像配准方法按图像维度可分为以下三种。

（1）2D/2D 配准：主要用于断层扫描数据中切片数据的配准或者二维图像间的配准。

（2）2D/3D 配准：主要用于空间数据和投影数据的配准（如 CT 图像和 X 射线图像配准）或者二维断层扫描数据或三维空间数据的配准。

（3）3D/3D 配准：主要用于两个断层扫描数据间的配准或者断层扫描数据与任意给定空间数据的配准。

## 6.3.7　医学图像配准结果评估

目前，刚性配准技术已经很成熟，非刚性配准算法还处于探索阶段，非刚性医学图像配准结果的评价一直是个难题，不同的成像模型具有不同的配准方法，没有绝对正确的配准，因此配准评价体系，不存在临床实践的"金标准"，只有在某种准则下的相对最优配准。在此意义上，最优配准算法与配准的目的有关。

**1. 配准评价指标**

通常从配准算法的准确性、可靠性、鲁棒性及速度评价医学图像配准算法的性能。

1）准确性

准确性是指当浮动图像与参考图像在空间位置达到一致时，它们对应点的距离或者灰度值之间的误差，这个误差越小，所得到的配准结果越准确。例如，对应点之间的距离的平均值、中值和最大值，或者根方平均距离。准确度以图像的像素为单位。

2) 可靠性

配准算法的可靠性是指配准算法成功的次数，即得到一个满意的解的次数相对于进行的总的测试的比值。该比值越接近 1，则表明该算法越可靠。

3) 鲁棒性

配准算法的鲁棒性是指配准准确度的稳定度，也就是说，当配准算法的一个或者多个输入参数改变时，其准确度或可靠性会不会有明显的改变。当输入参数变化时，使用标准的可靠性的偏差或者准确性，如果这个标准误差值越小，就证明该配准算法的鲁棒性越高。

4) 速度

计算复杂度决定了算法的速度，显示了算法在实际情况下的实用性。若需要几个小时来完成两幅图像的配准，那么对于基于图像引导的治疗是没有很大价值的。配准算法的运行速度越快，证明该算法相对来说越实用。

2. 常用评估方法

常用的评估非刚性医学图像配准算法的方法有准标、体模、图谱、目测检验等，具体如下所示[68]。

1) 准标法

准标是指利用立体定向框架系统的体图像数据来评估其他图像配准方法的精度。立体定向框架系统分为立体定向参考框架、立体定向图像获取、探针或者手术机械导向几部分。它的优点是对图像的定位准确、不易产生图像畸变等。一般情况下，该方法主要是使用人工记号做准标。例如，使用 9 根棍棒组成的 3 个方向的 N 字形结构作为准标。在测试 CT 时，在棒内充硫酸铜溶液；而在 PET 测试时，在棒内填充氟 18。这样，使得两组图像中都可见此 N 字形准标，从而可对图像进行准确的空间定位。

2) 体模法

体模主要分为硬体模和软体模两种，软体模主要是利用计算机将图形结合起来的效果。体模法是用已知的医学图像信息验证新的图像配准算法的精度。因为体模法比较简单及与实际临床医学图像差异较大，所以，它只能对图像配准方法做初步的评估。

3) 图谱法

在利用图谱法对图像配准进行评估时，需要利用随机向量变换构造，包括从多个受试者到单一解剖模板的血管、组织、功能等多方面的映射及三维可形变的图谱到新受试者的扫描图像的映射。

4）目测检验法

目测检验法主要是邀请图像处理及临床诊断等相关领域专家，利用目测方法对单模态或者多模态的医学图像配准结果进行检验，虽然它可能具有一定的主观性，但是仍不失为一种非常可信的方法。

## 6.3.8　医学图像配准常用方法

### 1. 基于基函数配准方法

基于基函数配准的方法中，主要使用基函数的线性组合来描述图像的变形，例如，使用（正交）基函数的集合表示形变域，如小波基函数或者傅里叶（三角化的）基函数[69]。

#### 1）多项式和离散余弦变换

Kimia 提出了利用多项式变换实现非刚性医学图像配准的方法。Boine 和 Touraille 提出了一种利用快速离散余弦变换来实现 MRI 图像弹性配准的方法。该方法是将形变映射表示为离散余弦变换的基函数的线性组合，系数为图像变换的参数，代价函数参照形变体之间的距离，主要采用多尺度和多参数方法。代价函数的优化主要是结合共轭梯度法来实现的，用快速离散余弦变换来计算代价函数及其梯度。

#### 2）使用样条配准

用样条函数模拟非刚性医学图像形变的主要思路是假设在源图像和目标图像中存在确定的一组对应点，这些对应点称为控制点。样条函数能提供一个光滑变化位移场来将源图像中的控制点映射到目标图像的对应点上，从而实现图像的配准。样条函数主要分为薄板样条和 B 样条。

（1）薄板样条。薄板样条是基于径向基函数的样条家族中的一部分，它是由 Duchon 和 Meingue 通过分散数据的面插值而得来的。Rueckert 等[49]提出了用 B 样条自由形变模型来配准动态的胸部图像，该算法首先利用仿射变换模型来模拟胸部的全局运动，其次采用 B 样条[66]的 FFD 模拟局部运动，最后采用归一化的互信息作为像素强度相似性测量。

（2）B 样条函数。在薄板样条函数中的每一个控制点在变换中都有着全局性的影响，如果其中一个控制点的位置是扰动的，那么其他所有相关的控制点在变换中都将受到影响。随着控制点数量的增加，其计算代价也将急剧上升。与此相反，B 样条域被定义为当一个控制点的位置存在扰动时，仅仅是该控制点的邻域在变换中受到影响。B 样条函数有一个局限性的支持，即控制点的变换仅仅影响它的局部邻域的变形。B 样条函数由于它的普遍实用性、透明度和高效的计算效率在非刚性配准中得以广泛应用，其中基于局部控制函数的自由形式的变换，具有计算效率高、平滑和局部控制的优点，已经用于图像配准。

### 2. 基于物理模型的配准方法

基于物理模型的配准方法主要是把图像的形变过程看作是由某种物理运动所引起的，图像的形变过程可以用物理定理来描述，通过求解图像的方程来获得图像的形变量，实现图像配准。常用的方法有以下几种。

#### 1) 弹性模型

基于弹性模型的配准算法首先是由 Broit[46]提出的，该算法是将图像配准过程看作像橡胶这样的弹性材料的拉伸物理过程，这个物理过程主要是由施加在弹性体上的外力和弹性体克服变形所产生的内力共同支持着。当这两个相斥的力达到平衡时，弹性体将不再形变。外力主要施加在弹性体上，驱动图像配准过程。外力通常选择相似性度量标准的强度差分或强度特征的梯度，弹性体的形变可用由 Navier-Cauchy 偏微分方程组(6.17)描述：

$$
\begin{cases}
\mu\left(\dfrac{\partial^2 \mu}{\partial x^2}+\dfrac{\partial^2 \upsilon}{\partial y^2}\right)+(\lambda+\mu)\dfrac{\partial^2 \mu}{\partial x^2}+(\lambda+\mu)\dfrac{\partial^2 \upsilon}{\partial x\partial y}+f_{bx}=0 \\[3mm]
\mu\left(\dfrac{\partial^2 \mu}{\partial x^2}+\dfrac{\partial^2 \upsilon}{\partial y^2}\right)+(\lambda+\mu)\dfrac{\partial^2 \upsilon}{\partial y^2}+(\lambda+\mu)\dfrac{\partial^2 \mu}{\partial y\partial x}+f_{by}=0
\end{cases}
\tag{6.17}
$$

其中，$f_{bx}$、$f_{by}$ 为物体在 $x$、$y$ 方向上受到的外力；$\lambda$、$\mu$ 为拉梅弹性系数。

利用一定的边界条件解这个方程组，就能解得图像中各像素在形变中的位移大小，从而实现图像的弹性配准。

#### 2) 流体力学模型

基于弹性模型的非刚性医学图像配准算法不能很好地模拟局部图像形变的问题，提出了利用流体力学模型来模拟非刚性医学图像的形变来实现其配准。该算法的主要思想是借用流体运动中流体的相互关系的数学模型，通过寻求控制点集的最优变换轨迹，以实现图像各像素点相互制约的平滑形变，最终实现非刚性医学图像配准。由于源图像在流体配准中被建模为黏性流体，流体在内力作用下拟合待配准的图像。经过一段时间后，内力消失，流体停止流动。内力在图像随着时间形变的过程中释放，因此流体力学能够模拟包括转角的高度局部形变、大形变图像的配准，并在多主体配准中发挥作用[70,71]。

Christensen 等[72]提出利用黏滞流体模型来模拟非刚性医学图像的形变，他们采用流体粒子对单个图像像素的运动进行建模。因为借助流体粒子的流动自由性，所以该方法理论上能够使图像产生任意尺度的形变。黏性流体模型的非刚性配准的关键可以归结为求解黏滞流体运动方程的数值解问题。首先将二维医学图像的像素假设成为流体粒子在特定外力场的作用下，图像像素粒子可以发生任意程度的移动。设位于 $x$ 处的像素粒子 $t$ 时刻所受外力为 $f(x;u(x;t))$，它是关于当前位置和位移的函数。设该粒子受力而产生的瞬时速度为 $\upsilon(x;u(x;t))$，根据黏滞流体运动学原理，速度场、外力场以及位移场之间随时间变化的关系可以通过如下 Navier-Stokes 偏微分方程描述：

$$\mu\nabla^2\upsilon(x;t)+(\mu+\lambda)\nabla(\nabla\cdot\upsilon(x;t))+f(x;u(x;t))=0 \qquad (6.18)$$

其中，$\lambda,\mu$ 为黏滞性系数；$\nabla$ 为梯度算子；$\nabla^2$ 为拉普拉斯算子；$\nabla\cdot$ 为散度算子。

Christensen 等[72]提出离散化并结合同步超松弛的求解偏微分方程组的方法，由于流体运动方程本身较为复杂，在图像尺寸较大时使用该方法求解运动方程会非常复杂[73]。为了解决运算量大的问题，文献[66]提出了一种基于黏滞流体 B 样条模型的快速方法。利用 B 样条插值函数对物理模型进行建模，将原运动方程组中的未知量替换成较少的 B 样条系数，有效地降低了计算复杂度；利用 B 样条本身的一些重要性质，推导了基于快速傅里叶变换的 B 样条系数求解方法，进一步缩短了流体方程的求解时间，提升了算法的性能。

3) 光流场模型

在一个图像平面上，粒子的运动往往是通过图像序列中不同图像灰度分布的不同体现的，因此将空间中的运动场转移到医学图像上，就表示为二维光流场(Optical Flow Field)。光流场反映了图像上每个像素点灰度的变化趋势，可看成带有灰度的像素点在图像平面上运动而产生的瞬时速度场及一种对真实运动场的近似估计。

由于图像的配准过程可以认为是从源图像流动到目标图像的过程，也就是光流场求解的速度场即配准所要求解的位移场，所以可以借助光流场对图像进行配准[74-76]。

## 6.4　三维可视化

### 6.4.1　科学计算可视化简介

科学计算可视化(Visualization in Scientific Computing)简称可视化，是计算机图形学中的一个极其重要的研究方向，是图形科学中具有广阔发展前景的新领域[77]。它的基本含义是：运用计算机图像处理技术和计算机图形学技术将在科学与工程计算等领域产生的大规模数据以图形或者图像等方式直观地表示出来的一种科学方法[78]。

涉及的研究领域非常广泛，包括图像处理、计算机图形学、计算机视觉、计算机辅助设计及图形用户界面等多方面，现在已经成为计算机图形学的一个重要研究方向。近年来可视化技术已经渗透到天文、地理、气象、航天医学等各个学科，另外，图像和信号通过计算机视觉转换为符号与结构信息。科学计算可视化是一门多学科多领域交叉的学科。

早在 20 世纪初期，科学计算可视化技术就已出现了，人们把图表和统计技术应用在科学数据分析上。计算机的诞生和普及应用使人类进入了信息时代，人类社会开始了一个崭新的科学计算和数据获取的新时期，这使人类不仅进入了一个"数据的海洋"，同时也促使了科学计算可视化的高速发展。随着计算机图形学快速的发展和计算机硬件技术以及软件技术性能的飞速提高，这一新技术很快被应用到科学数据可视化中。"可视化"一词在 1987 年由美国国家科学基金会（National Science Foundation，NSF）组织的一次专题研讨会上被正式提出，此次研讨会还给出了科学计算可视化的覆盖领域、定义以及近期和长期的研究方向，这标志着"科学计算可视化"已经成为一个国际范围内的成熟学科[79]。

科学计算可视化的研究主要包括可视化工具的研究和可视化应用的研究两大部分。其过程可以分为以下四个步骤：①数据预处理，主要包括数据格式转换、过滤噪声、抽取感兴趣区域等；②映射，主要功能是将数据映射为几何元素；③绘制，主要是通过几何元素绘制最终结果图像；④反馈，主要功能是得到结果图像，并且分析可视结果。上述可视化的四个步骤是一个循环迭代、反复求精的过程。

科学计算可视化已从最早的研究领域发展到了生产领域，现在几乎自然科学及工程技术的所有领域都有涉及。其主要应用领域可分为以下几方面[80]。

1）医学

目前 CT 及 MRI 等成像设备产生的医学图像对不同器官，表现出不同密度值。通过重建可产生具有不同细节程度的三维真实图像，便于医生对特定器官进行定性、定量操作。可视化技术对心脏、脑部等复杂区域的效果尤为明显，在放射诊断、手术模拟、制订放射治疗计划等临床诊疗上都有应用。

2）生物、分子学

20 世纪 60 年代，人们观察复杂的化学物质就采用了交互式图形生成技术。现在，科学计算可视化的发展使得分子模型构造技术发生了较大的变化，已成为研究分子结构非常重要的工具。例如，通过电镜、光镜等辅助设备对蛋白质和 DNA 分子等复杂结构的切片进行采样、分析来获得切片信息并重构其体数据进行定性、定量分析。

3）航天工业

通过科学计算可视化可以显示航天飞行器的实时图像，尤其是在飞行器高速穿过大气层时飞行器表面的物理特性的变化和周围气流的运动情况。借助可视化技术，飞行器的不稳定现象、超声速流的研究等许多复杂的问题都可以得到解决。

4）工业无损探伤

通过科学计算可视化，借用相关的辅助设备，能够在不破坏工业部件的情况下，精确地探测出发生变异的区域，并且能够清楚地看到其内部结构。这在工业无损探伤中对发生问题或有安全隐患设备的检查具有很重要的现实意义。

5）人类学和考古学

通过科学计算可视化，人们可以对考古过程中发现的化石碎片进行扫描，获取数字化数据，重构并恢复物体的本来面貌。与传统的用黏土拼接物理模型相比较，科学计算可视化的优越性彰显得更为突出。

6）地质勘探

借助科学计算可视化，利用相关的专业知识和方法，可以获得地质岩层信息。通过对获取数据特征的分析，能够很精确地确定地下矿藏资源，这对进一步提高地质勘探的安全性和效率有极其重要的意义。

总而言之，科学计算可视化的快速发展使得科学研究从研究工具到实验环境都发生了根本性的变化，这对科学研究具有极其重要的意义。

## 6.4.2　医学图像可视化简介

医学图像可视化作为科学计算可视化中的一个重要分支，现在是世界各国研究的热点。医学图像可视化就是把由 CT、MRI 等数字化成像设备获取的序列切片图像在计算机上直观地表现为三维效果，提供立体的医学图像结构信息，而这是传统医学诊疗手段无法比拟的。因此医学图像可视化在临床应用和科学研究上都有很高的价值。医学图像可视化就是指利用序列医学切片图像重建出物体的三维图像模型，并为用户提供更为逼真的分析工具和显示方法，从而进行定性、定量分析的技术。医学图像可视化技术能够从二维图像中获取三维图像的空间和结构信息，而且为临床医生和科研工作者提供非常逼真的显示手段与分析工具。总之，医学图像可视化技术作为有力的辅助手段，能够有效弥补医学影像设备在成像上的不足，为临床医生和科研工作者提供较为真实的三维医学图像，切实方便地为用户从多角度、多层次进行观察分析提供支持[81,82]。

在临床医学领域，有效地显示医学成像设备产生的大量数据所包含的信息是非常有应用及研究价值的。在医学图像三维数据场中，可以将其看作体素的集合体，当固定任何一个方向就可以得到一幅截面图像，通常情况下可称该截面图像为断层图像或切片。截面图像仅仅能显示某一方向的图像信息，不能显示其他方向的信息，而医学图像三维可视化可以利用医学影像设备所获取的一系列二维图像，构造出物体的三维模型，并在计算机终端中真实地显示出来，可以从多角度、多层次为医生提供立体式的医学图像信息。

1989 年，美国国立医学图书馆成立可视化人体项目(Visible Human Project，VHP)，由科罗拉多大学在 1991 年承担实施。他们选择了一个女性和一个男性两具活体，女性身高 1.54m，男性身高 1.80m。在他们死后，立即用 CT 和 MRI 进行轴向扫描，男性间距 1mm，女性间距 0.3mm。随后用蓝色乳胶填充尸体并且用明胶包裹后冰冻至−80°。然后再用同样的间距对尸体进行数码相机的组织切片摄影。得到的数据共 56GB(女性 43GB，男性 13GB)，而这些数据就是 Visible Human 数据集。Visible Human 数据集自诞生以来，包括哈佛大学、斯坦福大学、麻省理工学院、汉堡大学等在内的世界知名高校和科研机构都在利用它进行医学可视化的研究。这样的数据集在整个医学史上是首创，它的出现改变了医学可视化的模式，为计算机图像处理和虚拟现实进入医学敞开了大门，使得三维重建图像处理技术得以空前普及。VHP 是信息技术和医学结合的创新工程的杰出典范[83]。

采用医学图像可视化技术，人类首次利用 Visible Human 数据集重构出虚拟人体，它的保存不受时间和空间的限制。随着 VHP 的逐渐开展，现代医学已经慢慢离不开医学影像信息技术的支持。可视化技术在临床诊疗和科研教学中具有十分重要的作用，现代医学的发展也十分迫切地需要加强对医学影像智能化处理和可视化技术的研究。因为三维医学图像具有直观逼真的视觉效果和丰富的影像信息，所以在临床诊断、治疗和医学研究中具有非常重要的应用价值。

## 6.4.3 国内外研究现状

影像技术的产生拉开了医学图像可视化相关技术发展的序幕。但是当时医学可视化技术的研究模式刚刚起步，还存在着大量问题尚未解决。随着影像相关技术的逐渐成熟，医学可视化技术也得到了快速发展并取得了一系列的研究成果。目前，医学图像可视化技术在科学计算可视化技术领域已经成为一个研究热点[84]。

1. 国外研究现状

医学图像三维可视化是欧美等发达国家在 20 世纪 80 年代开始研究的一个新的领域，随着研究的深入，他们奠定了理论基础，与此同时开发了一些应用系统。很多知名科研机构和高校都在这方面展开了研究工作，如哈佛大学、国家实验室、麻省理工学院、俄亥俄州立大学、科罗拉多大学、纽约州立大学、汉堡大学等[85]。他们结合虚拟现实技术并引入了新的理论和方法，扩展了医学图像可视化的研究领域和研究内容，使得医学图像可视化的研究更具活力。伴随着理论知识的丰富和强烈的用户需求，20 世纪 90 年代，医学图像三维可视化技术逐渐向应用系统靠拢，趋向实用化，同时，国外知名医学影像设备厂商也推出了医学影像三维可视化商业系统[86]。

下面介绍几项除可视人项目的国外研究机构和商业公司在医学图像三维可视化方面非常知名的研究成果[87]。

1) 3DVIEWNIX 系统

3DVIEWNIX 系统是美国宾夕法尼亚州立大学放射系医学图像处理小组采用 C 语言在 UNIX 系统下开发的，它提供了医学图像处理、医学图像三维可视化等功能，尤其是在图像分割方面提供了多种算法操作，简化了用户对医学图像操作的工作量。3DVIEWNIX 推出时间比较早，在国际上是一个很知名的商业系统。但是由于它只能在 UNIX 系统下运行，且操作也不方便，收费昂贵（即便对教学和科研使用者也不免费），更新速度也很慢等，限制了它的适用范围。

2) 3D Slicer 系统

3D Slicer 系统是由波士顿布里格姆妇女医院手术计划实验室和麻省理工学院的人工智能实验室联合开发的，它是基于 VTK、ITK 等开源软件并可在 Windows、UNIX 等多个操作系统上运行的软件，它提供了医学图像的分割、配准及可视化等丰富的功能，同时是一个免费并开放源代码的可视化软件，但现在还有许多部分需要进一步完善。

3) VolView 系统

VolView 系统是由美国 Kitware 公司基于 VTK 和 ITK 开源工具包开发的，可免费下载，操作界面非常友好，可以在 Windows 系统运行也可以在 Linux 系统运行，不过在 Linux 下版本比较低。

此外，欧美等发达国家一些大型商业公司也有自己成熟的医学图像三维可视化商业系统，不过这些系统大部分是在专门的高端图形工作站运行，并且大多与他们昂贵的医疗设备捆绑销售。

2. 国内研究现状

我国在医学图像可视化研究方面起步很晚，发展很缓慢。我国学者在 20 世纪 90 年代开始相关研究，并创建了属于我们自己的可视人数据集。国内许多大学和研究所借鉴国外的经验，在医学图像可视化方面做了大量研究并开发了一些实验系统。例如，复旦大学与上海第九人民医院开发的 MedVol 三维医学影像软件，提供了二维切片三维重建、图像处理等功能；大连理工大学 CAD&CG 研究所开发的"基于 CT&MRI 的医学图像三维重构可视化系统"，采用并行处理，集三维重建及可视化等功能于一体，对二维图像进行预处理、几何变换、滤波等，对三维图像进行分割、旋转、移动等操作；中国科学院自动化研究所研发的医学图像处理与分析算法软件平台——MITK 以及三维医学影像处理与分析平台 3DMed，在国内具有较大的影响力和应用范围。

虽然许多科研机构、知名院校、医疗单位都开始认识到医学图像三维可视化的重要性，但国内现有的医学图像可视化商业软件还不完善，与国外相比还有很大差距。

## 6.4.4　医学图像三维重建

医学图像三维重建是科学计算可视化研究领域中的一个重要分支，也是医学图像三维可视化技术中最关键的部分，其主要采用图像处理和计算机图形学等计算机技术，将医学序列图像转换为计算机三维图像并显示出来，从而进行交互处理，它涉及计算机图形学、计算机视觉、数字图像处理以及医学等诸多领域的相关知识。

医学图像三维重建是指通过对二维序列医学图像进行处理，将被检测物体的三维模型还原出来，该技术革命性地改变了传统意义上的临床诊疗方法。在传统诊疗方法中，医生需要对多幅二维 CT、MRI 图像进行观察，然后凭借自己的临床经验将组织或病灶的三维结构还原出来，这种方法主要依赖于医生的主观想象和临床经验，缺乏直观性和准确性。医学图像三维重建技术能够克服上述传统诊疗方法的不足，将被检物体的三维形状准确地还原出来。另外，由于医学成像设备只能产生固定轴方向的图像，通过医学图像三维可视化技术对重建后的三维图像进行虚拟切割可以获取任意平面的二维图像，有效地满足医生和科研工作者的多种需求，也能够使图像空间与结构信息得到最大限度的利用。因此三维重建技术在临床和科研教学方面具有很强的实用性[88]。

医学图像三维重建的过程可以简单地分为输入、输出及目的，它们的表达如下。

(1)目的：通过对二维序列医学图像数据的处理，得到物体的三维模型。

(2)输入：从 CT、MRI 等影像设备生成的 $N$ 幅序列二维图像中生成数据，$N$ 越大，相对效果越好。

(3)输出：物体的三维模型，通常采用三角网格的形式来表达。

医学图像三维重建有多种处理算法，但这些算法归结起来可分为两大类：一类是通过中间几何单元拼接拟合物体表面的三维重建，称为面绘制方法；而另一类是通过将体素直接投影到显示平面的三维重建，称为体绘制方法。需要指出的是，面绘制方法是基于切片图像边缘或轮廓线提取并借助传统图形学技术及硬件来实现的，而体绘制方法则是通过对体数据重新采样产生三维图像，它是直接应用视觉原理来实现的。

## 6.4.5　面绘制方法简介

面绘制是医学图像重建的重要组成部分，它通过对序列二维医学图像进行分割等处理，将物体的三维模型重新还原出来。经过三维面绘制处理后，科研工作者和医生可以从多层次、多角度观察和分析病灶或组织，并且可以提高数据处理分析的效率。这种方法在提高医生的诊断准确率、辅助医生引导治疗、手术仿真等方面都发挥了极其重要的作用。

医学图像三维面绘制有多种方法，但从重建处理基本元素的级别角度，可把这些方法分成两大类：切片级重建方法和体素级重建方法[89,90]。

### 1. 切片级重建方法

切片级重建方法是指以医学切片图像作为处理对象，然后从每个切片图像中提取出感兴趣区域的轮廓曲线，再根据轮廓曲线之间的几何对应关系用三角形将相邻的轮廓线连接，这些三角形是以轮廓线端点为顶点，共同拼接出物体表面。这种方法主要用在早期医学图像，由于间距较大，容易产生以下三个问题。

(1)对应问题，是指确定相邻两层之间轮廓线的对应问题。如果相邻两层中分别有多条轮廓线，且层间距离较大，则相邻两层之间轮廓线的形状变化比较大，会增加问题的难度。

(2)拼接问题，简单地说，面绘制就是将相邻两层的轮廓线通过一系列三角面片连接起来。拼接问题是指在连接轮廓线时相邻轮廓线之间点与点的对应关系，在上下轮廓线端点的数量不一致的情况下，合理连接这些点构造三角面片是问题的核心。

(3)分支问题，在相邻两层中对应轮廓线数目不一样的情况下就会产生表面分支。将一层的一条轮廓线与相邻层中多条轮廓线正确地连接，从而形成表面的分支，这就是分支问题。

### 2. 体素级重建方法

体素级重建方法是指以体素作为处理对象，然后直接从体数据中提取出物体表面。该方法主要是指在物体表面的每个体素内构造等值面片，而这些等值面片一般是三角片，物体表面就是由许多这样的小面片组成的。因为该重建方法是以体素作为基本处理单元，所以称为体素级重建方法。

医学图像三维重建技术早期的研究主要侧重于切片级重建算法，因为当时切片间距及切片内像素间距相对较大。但是随着计算机技术的快速发展和医学影像设备的更新及功能改进，医学影像设备产生的影像切片间距及切片内像素间距已经变得很小，使用体素级重建方法可以获得更好的显示效果。因此本书采用基于体素级的移动立方体算法实现医学图像三维面绘制。

#### 1) MC 方法

移动立方体(Marching Cubes，MC)算法，是基于体素级三维重建面绘制方法中的经典算法，由 Lorenson 等在 1987 年提出。它不仅原理简单，而且容易实现，所以使用范围广泛。该算法被认为是迄今为止最流行的面绘制算法之一，并且该算法已经在美国申请了专利。从三维数据场中抽取等值面是本算法的本质，也是此算法被称为"等值面提取"算法的由来[91]。

一般而言，医学图像的数据集由序列医学切片图像数据组成，假设数据集是一个连续函数 $f(x, y, z)$ 在 $x$、$y$、$z$ 三个方向上的采样，而等值面就是指空间中的一张曲面，在该曲面上 $f(x, y, z)$ 的值等于给定的阈值。

MC 算法从体素中获取等值面信息，进而提取等值面，而不直接计算 $f(x, y, z)$ 的值。其用户必须指定一个阈值，即待提取组织的密度值，然后再结合体数据信息，把等值面提取出来。MC 算法的基本原理为：在三维数据场中构造出等值面，找出经过该等值面的体素，通过体素求出其内部等值面和相关参数，便于用图形硬件或常见的软件包将等值面绘制出来。医学图像三维可视化中，由上下两层图像数据中相邻的八个网格角点组成的六面体称为体素[92,93]，如图 6.10 所示。

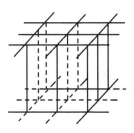

图 6.10　Cubes 示意图

MC 算法的基本思想为：首先给定一个等值面的阈值；然后对于数据场中的一个体素(即六面体)，将它的 8 个顶点的函数值与给定阈值进行比较。若一个顶点函数值大于或者等于阈值，则要把该顶点赋为 1，而且要标记此顶点是位于等值面之上还是之内。如果该顶点的函数值小于给定的阈值，则将该顶点赋值为 0，并标记该顶点位于等值面之外(或之下)。因此，如果某六面体的一条边的一个顶点在等值面之外，而另一个顶点在等值面之内，则这两条边必和所要求的等值面相交。根据此原理就能判断出所要求的等值面是和哪几个六面体相交，或者说所求等值面将穿过哪些六面体[94-96]。

MC 算法步骤如下。

(1)每次读取两幅二维切片图像，使其形成一层(Layer)。

(2)构造立方体(Cube)，每个立方体都是由两幅切片图像上下所对应的四个采样点组成的，如图 6.10 所示。

(3)抽取每个立方体中的等值面按照从左至右、从前至后的顺序处理，之后再按从下到上的顺序处理 $n-1$ 层中的立方体。

(4)对每个立方体，从输入数据中得到 8 个顶点的阈值，指定需要抽取的等值面阈值。若一顶点灰度值等于或者大于阈值，则将其标记为黑色，如果小于阈值则不标记，如图 6.11 所示。

　　每个立方体有 8 个顶点，而这 8 个顶点都可能处于有标记和不标记两种相反的状态，因此，会有 $2^8 =256$ 种不同的状态。但是由于立方体有旋转对称性和反对称性，即旋转不影响等值面的拓扑结构，而所有 1 变成 0 或者反过来，等值面的连接方式也不会改变，如图 6.12 所示。因此考虑到立方体这两种情况，我们能够把 256 个状态简化成 15 种，其结构如图 6.13 所示。

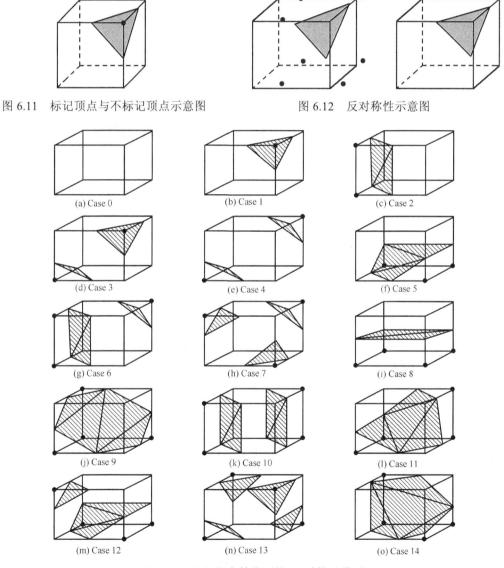

图 6.11　标记顶点与不标记顶点示意图　　　　图 6.12　反对称性示意图

(a) Case 0　　　(b) Case 1　　　(c) Case 2

(d) Case 3　　　(e) Case 4　　　(f) Case 5

(g) Case 6　　　(h) Case 7　　　(i) Case 8

(j) Case 9　　　(k) Case 10　　　(l) Case 11

(m) Case 12　　　(n) Case 13　　　(o) Case 14

图 6.13　立方体中等值面的 15 种构造类型

2) 基于 VTK 实现面绘制

基于 MC 算法的利用 VTK 绘制医学图像三维面的主要实现过程如下[97-101]。

(1) 文件读取。VTK 支持多种图像类型，如 jpg、bmp、DICOM 等，并针对不同的图像类型分别提供了不同的类支持。例如，读取 DICOM 格式图像 VTK 将相应读取操作封装在 vtkDICOMImageReader 类中，利用 vtkDICOMImageReader 类读取符合 DICOM 标准的序列二维医学图像数据，在使用 vtkDICOMImageReader 类读取图像数据时需要调用 SetDataByteOrderToLittleEndian () 函数指明数据存储顺序，调用 SetDirectoryName () 函数指定文件目录，最后调用 Update () 函数进行更新。

(2) 抽取等值面。关于抽取等值面的操作主要由 vtkMarchingCube 类实现，根据设定的阈值抽取体数据等值面，生成三角面片。设置不同的阈值会得到不同的组织面绘制效果。其中该类中有两个重要函数：用于设置输入图像数据的函数 SetInputConneetion () 和用于设置待绘制组织阈值的函数 SetValue ()，不同组织会有不同的阈值，如皮肤为 "-690" 等。

(3) 拼接三角面片。利用 vtkStripper 类将生成的三角面片拼接为三角带，进而形成等值面。

(4) 数据映射。与其他 Mapper 类一样，vtkPolyDataMapper 类用于完成数据映射，利用 vtkPolyDataMapper 类将 vtkStripper 类的输出数据进行图像数据映射。

(5) 添加角色。vtkActor 类中函数 setMapper () 接收 vtkPolyDataMapper 类的输出数据，设置绘制对象的颜色、光照强度等属性，添加角色进行绘制。

(6) 添加照相机。vtkCamera 类添加照相机，观察对象位置和焦点。

(7) 添加渲染器。vtkRenderer 类添加渲染器并增加绘制对象。

(8) 添加绘制窗口。vtkRenderWindow 类创建绘制窗口，将渲染器添加至该绘制窗口。

(9) 设置交互。vtkRenderWindowInteractor 类设置交互，也可对绘制图像自定义设置交互。面绘制效果图如图 6.14 所示。

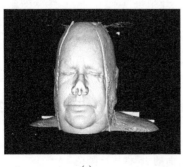
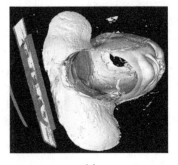

(a)　　　　　　　　　　　　　　　　　(b)

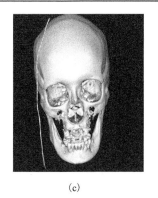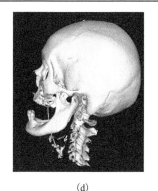

(c)　　　　　　　　　　　　　　　　(d)

图 6.14　面绘制效果图

图 6.14 所示为采用 MC 算法绘制的效果图。图 6.14(a)为三维面绘制的皮肤效果图；图 6.14(b)为旋转后的皮肤绘制效果图，通过旋转可以更准确地看出面绘制只是绘制了一个表面；图 6.14(c)和图 6.14(d)为采用骨骼面绘制效果图。

为了适应临床与科研对医学图像三维绘制效果的要求，在上述方法基础上适当改进，进一步提高绘制速度，主要改进部分如下。

(1)文件读取。针对临床诊疗的需求，在读取 DICOM 文件的同时显示足够多的文件信息，而 VTK 只能提供有限的文件信息，故在文件读取时采用 ITK 读取，ITK 支持更为广泛的数据类型。针对 DICOM 图像，ITK 在读取的同时还可以解析几乎全部的 DICOM 文件信息，如患者姓名、性别、拍摄时间、部位、灰度值等。

(2)数据类型转换。处理数据类型不同，可能会导致数据信息溢出，主要是 VTK 所处理的数据类型必须为 Unsigned Short 型或者 Unsigned Char 型，而 CT 数据的类型为 Short 型，因此还需要利用 vtkImageCast 类或 vtkImageShiftScale 类进行类型转换，防止信息溢出。

(3)图像削减。对于医学图像三维重建来讲，需要读取序列二维图像，数据量非常大，计算机运行消耗大量时间。图像削减的原理是根据设定的参数在读取的体数据内选取均匀的像素点，用选取的点代替原始图像数据，进而减少数据量。

vtkImageShrink3D 类具有图像削减功能，其函数 SetShrinkFactors()中的三个参数分别表示在三个方向上的削减因数。一般情况下，由于体数据在断层平面上数据密集，可以将削减因数设置大些，而断层间数据相对疏松，应设置小些，这样在保证绘制效果的同时，耗时也相对减小。图像削减后计算机需要处理的数据减少，同时在三维图像中的三角面片数量也减少了。

(4)三角面片削减。一般而言，经过图像削减处理并重建的三维图像中的三角面片数量仍然很大，利用三角面片削减可进一步降低三维图像中三角面片的数量，达到减少图像三维重建时间和内存占用的目的。其效果图如图 6.15 所示，在采用相同数据集的情况下，图 6.15(a)表示采用标准条件的绘制效果及相应的绘制时间，图 6.15(b)表示经过设置适当参数的图像削减后的绘制效果图及绘制时间，图 6.15(c)表示同时经过图像削减和三角面片削减后的效果图和绘制时间。通过比较不难发现，改进后图像的绘制效果在视觉效果上变化不是很大，但是绘制时间从 13.39s 缩短到了 1.094s，效果是很明显的。

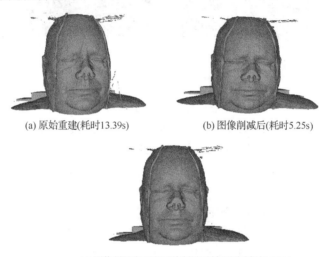

(a) 原始重建(耗时13.39s)　　　　　　(b) 图像削减后(耗时5.25s)

(c) 图像削减和三角面片削减后效果图(耗时1.094s)

图 6.15　面绘制效果图及耗时

通过图像削减和三角面片削减，可有效地缩短序列图像绘制时间，但设置适当的削减因数，不是一件容易的事情，既要保证绘制质量，又要尽量缩短绘制时间。本节的图像削减因子分别为 3.2、3.2、1.5，三角面片削减因子是 0.85，所用数据集为美国可视人项目女性头部数据集，每幅切片图像分辨率为 512×512，共 234 幅切片，在实验室计算机上绘制耗时 1.094s。

## 6.4.6　体绘制方法简介

面绘制在绘制时间等方面具有优势，但也存在缺点，如无法对病灶或组织形成整体的理解，因为它忽略了组织内部丰富的细节，而过多地关注分界面。并且在现实中，医生利用面绘制诊疗时会受经验的制约，因为面绘制形成的图像过于光滑，保真性较差，在等值面的构造中丢失了很多细节，医生在观察某一病灶时要花很长时间去调整等值面取值范围，这些都会给医生实际诊断带来不便[102-104]。而体绘制正好可以针对以上问题给出较好的解决方法。体绘制的特点是保真性好、保留了丰富的细节，不需要面、线等几何造型，不仅保存了组织的内部细节，而且有助于医生对病灶的整体理解。表 6.2 为面绘制与体绘制在绘制时间、内存需求等方面的比较。

表 6.2　面绘制与体绘制

| 项目 | 体绘制 | 面绘制 |
|---|---|---|
| 绘制时间 | 慢 | 快 |
| 内存需求 | 大 | 小 |
| 绘制效果 | 效果好，保留了整体细节 | 易丢失病理细节 |
| 缺点 | 噪声重叠 | 边缘提取不准确 |

### 1. 常见体绘制算法

20 世纪 80 年代末，学者开始体绘制的研究，它通过体素进行三维绘制，而不是采用面绘制中的几何图元构造等值面。传统的体绘制算法分为三类：基于图像空间 (Image Space) 的体绘制算法、基于物体空间 (Object Space) 的体绘制算法以及基于图像空间和物体空间混合 (Hybrid) 体绘制算法[105]。

基于物体空间的体绘制算法以 Splating 算法[106]为经典，它把每个关系到几个像素的体素按顺序扫描，之后投影到图像平面上，因此算法被称为 Splating。Splating 算法具有按顺序访问三维数据集的特点，虽然能充分利用 CPU 的 Cache 机制，但是因为涉及复杂的投影核心计算，所以计算量大，而不能实现实时绘制图像。

基于图像空间的体绘制算法以光线追踪 (Ray Casting，RC)[107]算法为经典，它从屏幕上的每个像素点发出一条射线，该射线的方向需要设定，它穿过三维数据场，沿着射线等间距地采样，利用邻近的 8 个采样点的颜色值做三维线性插值运算得到采样点的颜色值，之后利用从后向前或者是从前向后的顺序组合方法来得到最后像素的颜色值，通过对体数据重采样、图像合成等过程实现。该方法得到的灰质质量比较高，但需要消耗一定的时间。

基于图像空间和物体空间优点的混合体绘制算法以 Shear Warp[108]为经典，到目前为止，此算法是实现体绘制中最快的。此算法先把三维体数据集错切变换，这样图像平面和数据集就平行了，再进行投影计算。我们利用图像平面和数据集的位置来降低投影计算量，然后用一个二维图像变形就得到最后的结果。该算法因能把所有数据计算降到二维来实现，还继承了提前射线终止等图像算法的优点，以及充分利用了 CPU 的 Cache 机制，所以绘制速度非常快。但该算法的缺点是绘制的图像的质量不高。虽然 RC 算法绘制速度不是最快的，但是由于医学影像的特殊性，要求重建图像较高的真实性，本章采用最为经典的 RC 算法来实现序列图像的三维体绘制。

## 2. RC 算法体绘制原理

RC 算法是基于图像空间的体绘制算法中的经典算法。该算法的基本思路是：首先假定三维数据分布在均匀的网格或规则的网格点上，读取数据后预处理，数据预处理包括原始数据的格式转换、剔除冗余数据及导出所需数据等功能。其次，根据数据的不同，按照需要对数据赋予不同的颜色值和不透明度值。然后重新采样，从每个像素点根据设定的观察方向发出一条射线，这条射线穿过三维数据场，沿着这条射线选择 $K$ 个等距的采样点，由距离某一采样点最近的 8 个采样点的不透明度值及颜色值做三维线性插值，求出该采样点的不透明度值及颜色值。在求出该条射线上所有采样点的颜色值及不透明度值以后，将每一采样点的颜色及不透明度组合，计算出屏幕上该像素点处的颜色及不透明度值[109-112]。RC 算法流程图如图 6.16所示。

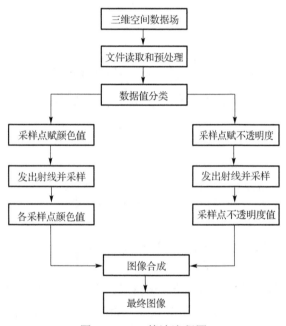

图 6.16　RC 算法流程图

RC 算法中关键技术包括以下几方面。

1）数据分类

三维数据场中的数据就是对三维空间中多种不同物质的数值表示。对于医学图像，如肌肉、皮肤、骨骼、脏器等组织器官具有不同密度，其 CT 值也不相同，即 CT 图像中有不同的像素值。数据的分类在 RC 算法中是十分重要的环节。只有对数据进行准确的分类，经过后续处理才能得到良好的体绘制图像。由于同一组织器官常有不同 CT 值，而具有同样 CT 值的像素又有可能在不同组织器官中，所以数据难以准确分类。数据分类需要用户进行干预，交互式的为不同组织器官设置不同不透明度值和颜色值，实现对医学三维数据的分类。

本节中对三维医学数据场分类采用的是阈值分界法。该方法为医学数据场中的所有数据点设定一些跟人体组织和器官相对应的阈值分界点 $d_i=(1, 2,\cdots, n)$。假设用 $f(x_i, y_j, z_k)$ 表示各数据点的像素值，那么将满足式(6.19)的数据点归入同一类，即

$$d_i \leqslant f(x_i, y_j, z_k) \leqslant d_j, 1 \leqslant i \leqslant j \leqslant n \tag{6.19}$$

2）颜色赋值

体绘制中要通过不透明度来显示内部结构，若图像需要具有透明效果，则不仅要给每一个体素赋予不同的颜色值，还要赋予不透明度值 $a$，其中 $a = 0$ 时为完全透明，当 $a=1$ 时为完全不透明。当一个体素包含多种物质时，设 $P_i$ 为第 $i$ 种物质所占的百分比，$C_i$ 为第 $i$ 种物质的颜色值，那么该体素的颜色值为

$$C = \sum_{i=1}^{n} P_i C_i \tag{6.20}$$

3）明暗计算

体绘制要先求出法向量才能进行明暗计算，因为体绘制没有面的信息。在体绘制中用梯度值来代替数据点的法向量。设 $f$ 为三维数据场某个数据点的函数值，此数据点处的梯度值可采用中心差分方法求出，即：

$$\begin{cases} G_{radx} = (f(x_i+1, y_j, z_k) - f(x_i-1, y_j, z_k)) / 2\Delta x \\ G_{rady} = (f(x_i, y_j+1, z_k) - f(x_i, y_j-1, z_k)) / 2\Delta y \\ G_{radz} = (f(x_i, y_j, z_k+1) - f(x_i-1, \ y_j, z_k-1)) / 2\Delta z \end{cases} \tag{6.21}$$

求得各数据点的梯度值后，各数据点处的漫反射分量就可以用光照模型计算出来，这样，体数据中的边界面就被更加突出地显示出来。

3. 基于 VTK 的 RC 算法体重建实现

VTK 提供了三种 RC 算法：等值面绘制函数法、最大密度投影函数法和合成体绘制函数算法。三个函数在重建过程中各有优劣，因此针对不同的待重建部位可选择不同的 RC 函数。但是不管选择哪一种 RC 函数，为了得到更好的绘制效果，需定义下面三个函数：不透明度传输函数，该函数确定各体素不透明度；颜色传输函数，此函数可以确定体素的灰度值或者颜色值；梯度传输函数，该函数主要确定具有不同梯度值图像的不透明度，这样能够更好地把相互间层次和不同组织之间的关系凸显出来[113-117]。

基于 VTK 的 RC 算法的体重建过程如下。

1）文件读取

文件读取和前面面绘制时读取方法是一致的，均采用 ITK 读取，ITK 支持更为广泛的数据类型，针对 DICOM 图像，ITK 在读取的同时还可以解析几乎全部的 DICOM 文件信息，同时将 ITK 读取图像封装成一个模块，进行文件操作[118-119]。

2）不透明度设置

利用 vtkPiecewiseFunction 类设置不透明度，该项的设置直接影响体重建的成像效果，一般调用 vtkPiecewiseFunction 类中的 AddPoint()函数设置透明属性。

3）颜色设置

利用 vtkColorTransferFunction 类设置颜色，该项设置直接影响体重建的成像效果，一般调用 vtkColorTransferFunction 类中的 AddRGBPoint()函数设置颜色属性。

不透明度和颜色设置也称为传输函数设置，传输函数的设计直接影响体绘制的效果，传输函数的设计难度很大，需要调节的参数很多，一般情况下很难满足临床要求[120-124]。

4）数据映射

该过程主要利用 vtkVolumeRayCastMapper 类来实现序列医学图像体数据的映射，映射时的函数就决定了对应的光线投射函数，而在本章中使用的是 RC 算法，因此设置为 SetVolumeRayCastFunction（RCFunction），其中 RCFunction 为 vtkVolumeRayCast-CompositeFunction 类对象。

5）添加角色，在窗口中显示三维物体

运行效果如图 6.17 所示：(a)为脚部序列图像三维体绘制效果图；(b)为胸腔序列图像体绘制效果图，可清晰地看到心脏周边情况。采用美国可视人项目女性头部数据集，每幅切片图像分辨率为 512×512，共 234 幅切片进行基于 RC 算法的体绘制，在实验室计算机上绘制耗时 4.70s。

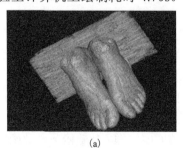
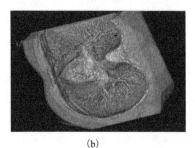

(a)　　　　　　　　　　　　　　　(b)

图 6.17　体绘制效果图

# 6.5 医学图像处理系统

## 6.5.1 心脏的四维可视化系统应用背景

### 1. 心脏 CT 数据的采集方法

本实验所涉及的数据源于东芝 64 排螺旋 CT，其采用 2mm 层厚、1mm 层间距对整个心脏进行扫描。图像集是在患者注入造影剂后一次屏息扫描后获得的，造影剂选用 Omnipaque350。每次检查用稀释造影剂 120ml，以 2.5ml/s 流速注入周围静脉，并用团注追踪技术以获得 CT 扫描的最佳时机，通过回顾性心电门控技术同步记录功能，在整个心动周期同时进行射频激发和信号采集，并将心电信息融合到成像系统中，把每个心动周期相似时相的信号用于重建一幅图像，这样做可以明显减少运动伪影。如果选择多时相重建，则整个心动周期的信号都可被利用，不同时相的信号用于重建不同时相的图像，若选择每个心动周期为 20 时相，则可把每个层面在一个心动周期分为 20 幅图像显示。利用动态多时相数据可以观察整个心动周期中各房室收缩和舒张情况，并可用于计算射血分数等生理学指标。通过回顾性心电门控技术能够生成心动周期内每个阶段的体数据，完成后得到十个或更多心脏体数据集，图像的数据集来自心脏的三次心跳，处于理想的采集状态下，数据采集窗口的时间间隔为 100ms，可以通过对原始数据的任意心动周期之间进行选择来获得任意阶段的三维数据集。

### 2. 四维可视化的发展现状及意义

在临床实践中经常会用到有一定时间顺序的 CT 扫描数据集。例如，依靠周期性对患者进行扫描来跟踪患者局部病灶的变化，医生也可以在一段时间内观察器官的活动并据此做出诊疗计划。在传统的医学图像可视化研究中，三维重建技术一直是该领域研究的热点。相对于在医用胶片上显示的医学扫描图像，以三维形态在计算机上呈现，使得三维空间信息的表达更加充分、直观。然而，当医生需要对比不同时刻感兴趣病灶变化或者观察随呼吸运动体积、形状有明显变化的脏器时，传统的三维可视化不能直观地呈现出脏器的时变信息，医生只能手动比较不同时刻采集的 CT 图像。这种不直观的阅片方式，既费力又耗时，尤其在图像还没有进行配准或者医学图像数量相当庞大的情况下，很难达到令医生满意的效果。因此，对于由一组不同时刻的三维医学图像序列构成的四维数据集进行动态可视化就显得尤为重要，最适合的研究对象就是周期搏动的心脏 CT 影像。将心脏的实时运动进行数字化仿真，就能够更加清晰直观地观察到心脏的搏动过程。在实际应用中，海量的医学切片需要诊疗医生快速、灵活和有效地提取三维图像的有用信息。肿瘤、损伤等占据三维影像所有体素的十分之一左右。为了在复杂的医学图像上实现局部组织的显示，将任意局部三维模型进行提取显得尤为重要。

要解决这些问题，就必须完成两方面的工作：

(1)通过快速的组织再现方法完成所有这些相对敏感部位的四维可视化；

(2)通过一种交互方法提取感兴趣区域所对应的感兴趣体积(Volume of Interest，VOI)，感兴趣体积即体数据中医生感兴趣的那部分局部体素集合。

### 3. 四维可视化简介

断层扫描图像具有很高的空间和密度分辨率，是医学图像发展史上的一项重要应用。传统医学图像通过计算机进行三维重建后可以反映其空间结构，但不能实时反映人体内脏器官随呼吸运动变化的规律。随着影像技术的进步，为了能够体现人体心脏跳动中的动态生理过程，把连续时间和重建过程结合便出现了计算机断层图像四维可视化。将三维组织解剖结构的变化与连续时刻紧密联系在一起。与传统 CT 相比，四维可视化大大避免了呼吸运动伪影所带来的误诊，不但能真实地再现心脏的组织形态，还可以反映心血管的运动范围和运动方式。对医生来说对运动器官进行实时的四维可视化，将使得心脏疾病的诊断更加方便和直观。

近几年，伴随计算机仿真技术和医学影像技术的快速发展，将时间加入 CT 图像的重建和扫描过程，能够形象地反映出内脏器官运动变化形态，这项技术已成为部分科室观察病变组织变化的一种先进手段，但是目前这种诊疗方式仍然存在着许多无法突破的技术难关。

#### 1) 四维可视化在国内的发展

国内已开展了对 4D 可视化系统方面的研究，对于组织器官的可视化主要集中在三维重建这个阶段，而人体部分器官是会随着呼吸而呈规律性变化的。这样传统利用可视人的组织切片进行三维重建的方法只能重建出所有静止刚性的组织器官，已经不再适合如心脏、肝脏、胃部等非刚性的运动器官[125,126]。中国科学院自动化研究所开发了集成化的医学影像处理与分析类库 MITK，它具有较强的可移植性和代码优化能力，虽然其三维重建及可视化功能强大，但提供的算法不够丰富。

清华大学等机构在 4D 可视化方面也有相关研究。南方医科大学的张书旭博士所属团队也开发了自己的 4D 重建及可视化系统。和国外相比，目前国内还没有成熟的商业化系统。现有的大多数系统实际医疗应用功能还不尽完善，达不到临床医疗诊断所需的大部分要求。

#### 2) 四维可视化在国外的应用

进口的 4D 重建系统不但价格高，而且需要借助呼吸监测设备的同步跟踪，这种四维重建方法目前只能在某些新型 CT 机上实现。为了摆脱呼吸监测系统的辅助，贝林格等提出了"针影轨迹法"实现四维重建，可是这种方法所能识别的相位数少，一般仅有 5 个左右，而且对吸气或呼气的过渡状态无法识别[127]。甚至需将金属探针植入人体皮下，这样做会给人体带来痛苦和潜在的威胁。最大的缺陷是计算时间长达数小时，临床实用价值有限。相比之下，VTK、OpenGL、QT 具有强大的三维可视化功能和丰富的图像处理算法，在可视化领域得到了广泛的应用[128-133]。

国外一些研究机构或者公司已经研究出了一些可以在医学领域进行实际应用的医学图像四维可视化系统。例如，法国国立计算机及自动化研究院的 CardioViz3D 系统、麻省理工人工智能实验室和哈佛医学院附属伯明翰女子医院共同合作研发的 3D Slicer 软件。美国通用电气公司和西门子公司、日本东芝等公司也有相应的 4D 图像处理与分析系统。

（1）GE Vivid E9。

美国通用电气公司的 GE Vivid E9 系统实现了真正的四维心脏成像，是国际上最高端的彩超设备之一。GE Vivid E9 是心脏专用机，具有清晰的四维心脏成像、全新的血管内超声成像、精确的心肌定量分析，传输速度快，处理能力强的特点。

GE Vivid E9 功能主要包括：四维负荷超声（4D Stress）、灵活容积成像（Flexi-Volumes）、四维自动切面显示（4D Views）、四维虚拟存储（4D Virtual Store）、一个心动周期的心脏全容积成像、四维右室功能分析（4D RV Analysis）、四维自动左心室功能分析（4D Auto LVQ）。

（2）西门子 4D Viewer。

西门子是最早开发 CT 心脏成像功能的厂家，目前全球被 SCI 收录且关于 CT 心脏成像的论文，80%是在西门子 CT 上完成的。

西门子 4D Viewer 的功能：①针对外置心电图仪带来的种种不便，独家实现了机架内置心电图仪；②针对异常心律带来的图像错层现象，推出了"心电图编辑功能"。

最新的心脏成像工作流程改变了既往心血管成像使用多个独立软件以及步进式的操作模式，将心脏 CT 从形态学成像到功能学评估等多种软件集成，并采用单键处理模式，完成图像重建、血管提取、定量评价、功能分析的一整套心脏成像流程。率先实现 10min 心脏评估流程。

（3）东芝 320 排 DVCT。

在数据处理方面，东芝全球战略合作伙伴 Vital 公司和其一起开发了全新版本的工作站 DV 后处理软件，做到 10s 之内就可以完成 DV 数据重建，在一些非心脏检查部位 DV 数据处理速度比 64 排 CT 还要快。

东芝 320 排 DVCT 的功能：一次心跳完成心功能分析；全脏器灌注成像和功

能研究；全身各关节四维成像功能和运动研究；在心脏检查方面做到一次采集全心成像、冠脉成像；全脑灌注成像研究、全肝灌注成像和功能研究等丰富的临床资料。

这些系统中有大部分都是与医疗影像设备捆绑的，而且售价昂贵；这些系统所支持的各种类型图像数据的可视化分析功能，一般都基于高档工作站，在目前主流配置的普通 PC 上运行还比较困难。我国在医学图像可视化方面的研究仍然不够成熟。现有的大多数系统实际医疗应用功能还不尽完善，还达不到进行临床医疗诊断所需要的大部分要求。

**4. 心脏的四维可视化**

借助 MSCT 能够获取心脏连续多个时间段的医学图像数据集，通过三维重建算法把每阶段的心脏数据集重建成有序体数据，在计算机的堆栈中有序加载重建。为了成功地显示这些时序体数据集，需确保数据类型、空间大小和体数据格式完全一致，通过设置时间函数与心脏周期的间断时间一致，顺序显示堆栈中的体数据集合。这种方式实现的心脏四维可视化能够保证序列体数据在播放过程中是逼真和流畅的。心动周期内多个相位的体数据多帧播放解决了延时性问题，奠定了还原心肌实时跳动的理论和技术基础。四维可视化技术通过改变轴位多时相系列的透明度可以显示多时相序列的局部体数据。医生可以从容积选择器中挑选任意时刻的心脏体数据，完成心脏体数据的静态显示。心脏体数据的显示过程如图 6.18 所示。

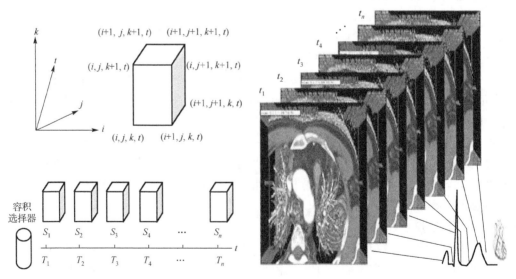

图 6.18　心脏搏动周期内心脏的 12 个体数据

5. 四维心脏 VR 的实现

四维容积重现之前，首先要顺序加载心脏体数据，动态地显示这些心脏数据。对多个时间序列的体数据(轴位多时相系列)的动态显示可以清晰地观察心脏的动态模型。可以对容积选择器中的体数据进行快速绘制，实现四维心脏体数据集的流畅动态显示，如图 6.19 所示。

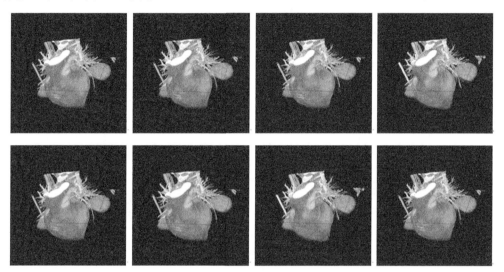

图 6.19　心脏 $t_1 \sim t_8$ 的多时相图(每两帧之间的时间间隔为 1s)

实现四维可视化过程主要分为以下三步：
(1)读取心脏三维体数据；
(2)建立 vtkVolumeRayCast 算法对象；
(3)按时间顺序加载四维序列数据，并存储在内存中。

6. 四维心脏最大密度投影

为了满足医生对心脏病及心血管疾病临床诊断需要，实时地多方位、多角度观察心血管系统的四维可视化技术已经成为心内科术前仿真的一种必不可少的辅助手段。最大密度投影(Maximum-Intensity Projection，MIP)可以比较真实地反映组织的密度差异，清晰确切地显示经对比剂强化的外部特征、血管壁钙化、非正常变化以及分布范围，通过向局部心血管系统投射投影线能获得最大密度像素，故其血管增强影像使得血管和非血管结构区别明显。通过调整局部感兴趣区域的透明度可以观察最大投影下的局部血管三维模型，最后通过更换 $\alpha$ 通道可以实现局部血管的清晰化仿真。这项技术建立在 VR 仿真的基础之上，是本书研究的重点之一。

最大密度投影利用三维数据在视线方向上密度最大的全部像元值来实现投影成

像。成像数据源自三维体数据，因此可以通过改变投影的方向，来获取三维体数据中密度最大的像元值投影数据。

首先在视线方向上获得密度最大的全部像元值，在此过程中应用到一个标量函数 $f(c)$，定义采样光线经过的像素为 $p$ 和一个参数 $c$，光线从一个平面射入从立体射出，在这里要限制射线深度从 0 变化到 $D$。

$$M(p) = \max(f(c)), \qquad 0 \leqslant c \leqslant D \tag{6.22}$$

三维物体上的平行投影点 $P$ 可以用 $x$、$y$、$z$ 三个坐标轴上相互独立的三个投影点的和来表示：

$$P\begin{pmatrix} x \\ y \\ z \end{pmatrix} = P\begin{pmatrix} x \\ 0 \\ 0 \end{pmatrix} + P\begin{pmatrix} 0 \\ y \\ 0 \end{pmatrix} + P\begin{pmatrix} 0 \\ 0 \\ z \end{pmatrix} \tag{6.23}$$

实现最大密度投影下的四维可视化，就要顺序地加载体数据模型，如图 6.20 所示。

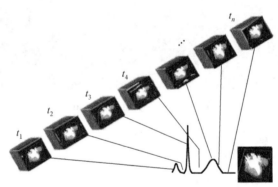

图 6.20　心脏 MIP 时序区域的连续时序图

用代码实现获取 4D-MIP 中最大像元值，可以表示如下。

(1)获得光线经过三维体数据上点的坐标。

```
xc->volume (matrix, size_x);
yc-> volume (matrix, size_y);
zc->volume (matrix, size_z);
```

(2)获取视线方向上密度最大的像元值。

```
for pixelintensity = 0 to maxnum do pixelcolor -> pixelgray
                       [pixelintensity];
for i -> first[matrix intensity] to last[matrix intensity] do
pos -> value_sorted_array[i];
```

```
screen[xc[pos.x]+yc[pos.y]+zc[pos.z]] -> pixelcolor;
```

四维心脏容积重现仿真结果如下。

成功加载所有体数据后，四维体绘制图像被重建。这时可以交互式地更改四维图像的阈值、不透明度、颜色通道和空间位置。可以清晰地观察到冠状动脉、钙斑块、冠状窦和心壁随心动周期同步跳动的过程。与此同时，还可以调整预览速度和播放的最大帧速。为了更好地观察心脏的跳动过程，可以改变局部区域的不透明度将肋骨和脊柱变得透明，只留下心脏部分，如图 6.21 所示。

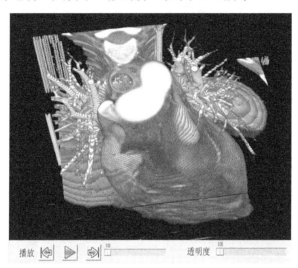

图 6.21　四维心脏立体重现结果图

## 6.5.2　心脏的四维可视化系统效果分析

图 6.22 为心动周期内 10 个体数据的四维可视化效果图，通过单击播放按钮来动态显示心脏的立体运动过程。如果医生要观察之前播放过或未来准备播放的心脏动态影像，则可以依次单击回放按钮或快进按钮调整到医生想要观察的运动状态，这样医生能够快速转换心脏显示模式，多方位、多角度实时地观察心肌的跳动状态，且可以用定性化测量工具，即数字标尺，分析心肌三维立体数据的空间大小，其显示效果基本令医生满意。医生将快速地对心脏进行仿真并得出诊断结论。

心脏的 4D-VR 虽然可以清晰地观察心脏的外部运动形态，但是很难观察到心脏内部血管系统的立体形态。因此实现心脏内部血管系统实时四维图像显示也是非常必要的，MIP 成像方法可以弥补这个缺点。此时考虑到心脏周围血管结构比较多，故使用 MIP 成像技术能够更好地展现心血管系统的密度差异和外部特征。在 MIP

成像技术中通过更改感兴趣区域的位置和大小，可以同步清晰地分辨出感兴趣区域的血管结构与运动特性，如图 6.23 所示。

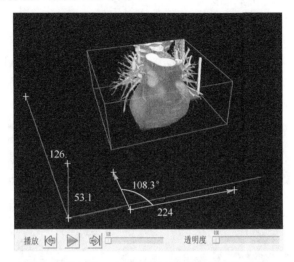

图 6.22　心脏四维可视化示意图

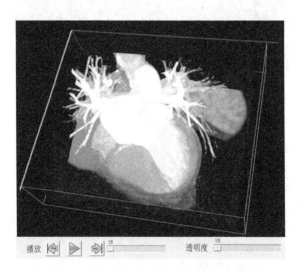

图 6.23　4D-MIP 心脏后处理重建结果图

　　心脏、肺等器官的 VR、MIP、MinIP 等后处理重建，在非刚性器官的实时可视化领域也同样重要。在目前的研究中，4D-VR 能够动态显示心壁、心室乳头状肌、膈肌、瓣膜的运动状态，而 4D-MIP 后处理技术可以提供大量的冠状动脉、钙斑块、冠状窦等组织的清晰图片，能够通过加载多个心脏数据集来查看血管运动过程，交互式地观察心脏血管造影，在最佳阶段分析心脏的血管系统。其中

4D-MinIP 对肺部中央气道的四维显示效果明显优于单纯地观察横断位 CT 图像，因此在肺气肿、间质性肺炎等弥漫性肺疾病中显著地提高了对肺部气管疾病的诊断效果。这三种无创性的成像技术更有助于医生对心脏、肺等运动器官的疾病诊断。

体数据初始化时间是评价四维可视化性能的重要标准，体数据的 4D-VR 会占用大量内存和显卡资源，为了达到百兆字节三维图像的高分辨率渲染，要对绿、蓝、红和 $\alpha$ 通道的同步渲染给予优化，得到清晰的感兴趣区域的局部三维仿真模型。在这种优化模式下，局部体数据的绘制时间会明显小于整体的体数据绘制时间，对显卡消耗有限，能够高速、高分辨率地显示局部三维模型，完成百兆心脏四维数据的四维可视化。

## 6.6　基于多分辨率优化和 Mattes 互信息结合的三维图像配准研究

随着科学的现代化，医疗器械 CT、MR、PET 等为临床医疗诊断提供了多种成像模式的 3D 图像信息，这使得 3D 医学图像配准[134,135]成为当前医学研究领域的重点和热点之一。

本章以 Mattes 互信息为相似性度量函数，该配准方法用 Parzen 窗来形成连续的基本灰度图像直方图估计，降低了插值量化和二进制数据离散化的影响。该测度函数具有连续可微的特点，这时需要一种优化策略能利用该优势优化搜索该函数，并得到一个最优空间变换参数，且速度快、计算代价低。多分辨金字塔算法正好满足此条件，它没有高阶插值算法的高计算代价，采用由粗到精的金字塔分解方式，与互信息算法一起来完成 3D 图像配准，降低了互信息测度陷入局部极值的可能性，提高了配准的精度及鲁棒性。下面将对实现 3D 配准的主要环节及涉及的变换、算法进行详细的介绍，并给出了具体实验过程及结果分析。

### 6.6.1　三维配准体数据的常用格式及获得方式

1）三维体数据的常用格式

体数据是由最小单元体素构成的长方体，如图 6.24 所示。体素在三维图像体空间中由一个对应的坐标和体素强度值构成，它的空间位置是相对体空间而言的，用通俗的话来讲体素等同于 2D 图像中的像素。在进行三维配准前首先要得到两个体数据，常见的体数据文件格式有 Analyze 文件、NifTI-1 文件和 MetaImage 文件。其中，Analyze 文件由二进制 img 数据文件和后缀名为 hdr 的头文件一起来构成一个 3D 体数据；NifTI-1 文件能够由 hdr 和 img 这一对文件构成，也能由 nii 一个文件来构成，该格式文件既能表示一个 3D 体数据，也能表示加了时间的

4D 体；MetaImage 文件由一对文件组成，即二进制 raw 数据文件和 mhd 头文件。

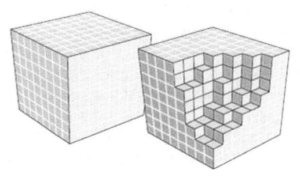

图 6.24　体数据

2) 体数据获得方法

体数据的获得可通过以下两种途径。

(1) 利用 ImageSeriesReader 实现从一个独立的磁盘文件中读取一系列的 2D 切片来写一个 3D 体数据。读取不同文件格式的 2D 切片系列，要用不同的 ImageIO 对象连接到 ImageSeriesReader。在临床诊断中，由医疗器械 CT、MR 和 PET 扫描出的图像大都是 DICOM 格式的，因此，普遍使用的医学图像数据集由 DICOM 序列切片构成。例如，对 2D 的 DICOM 系列切片组成的文件集，就要用类 GDCMSeriesFileNames 作为文件名生成器来产生一个有序的文件名列表，用 GDCMImageIO 对象访问 GDCM 库，该库具有 DICOM 范函性，这里只要用 setdirectory 函数来指定存放 2D DICOM 序列切片的文件夹即可，不要求用户指定切片的信息，gdcmseriesfilenames 将会自动整理文件夹中的切片。在 setdirectory 函数之前调用 SetUseSeriesDetails(true) 函数，告诉 GDCMSereiesFileNames 的对象用附加的 DICOM 信息区别这个目录里的唯一一体。通过上面的方法将一个体保存到内存中，可以调用 reader 的 GetOutput() 进行存取。最后通过 ImageFileWriter 将这个体写到指定的文件夹中，便于后续图像处理工作的进行。

(2) 利用医学图像文件转换应用程序包 MRIConvert，把 2D DICOM 系列切片集转化为自己想要的 3D 体数据格式。

3) 本书使用的体数据格式

本书所选择的 3D 体数据格式是 MetaImage 文件，该文件的构成前面有介绍，在这里不再说明，它获得使用的途径是通过读取一系列的 2D 切片来写一个 3D 体数据，得到一对体数据文件，如图 6.25 所示。在 3D 图像配准中，图像数据的读入并不是直接读取 3D 图像中存放数据的 raw 文件，而是通过读取体数据的头文件 mhd 来间接访问 raw 数据文件。raw 文件是一个二进制数据文件，存放的是未经处理和压缩的体素数据信息，体素按行-列-切片的顺序进行存储。一个 mhd(mha)头文件至少应包含以下信息：

```
NDims = 3
DimSize = 181 217 180
ElementType = MET_UCHAR
ElementSpacing = 1.0 1.0 1.0
ElementByteOrderMSB = False
ElementDataFile = brainweb1e1a10f20.raw
```

其中，NDims 指定了图像是几维的；DimSize 给出了行数、列数和切片数，即体数据沿各个维度的大小；ElementType 是像素数据存储的类型；ElementSpacing 是沿每个方向像素之间的间隔，单位是 mm；ElementByteOrderMSB 给出了数据编码的方式，MSB 是大端字节序，LSB 是小端字节序；ElementDataFile 指明了存储数据的文件名，该文件必须和相应的头文件放在同一个目录下，该语句把 mhd 头文件和 raw 数据文件连接起来。

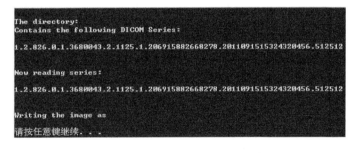

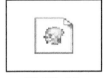　　　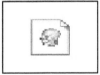

3D_CT.mhd　　　　　　　3D_CT.raw

图 6.25　3D 体数据

4）3D 医学图像配准流程

完成 3D 医学图像配准[136,137]一般需要以下 4 个核心模块。

（1）空间变换，三维医学图像配准可以使浮动图像体数据和参考图像体数据在空间位置上对齐，通过寻找适合的三维空间变换，在参考图像固定不变的情况下，浮动图像经过一系列的空间变换映射到参考图像空间。该配准过程在优化器的驱动下逐渐收敛到最优变换，得到配准结果。

(2)配准测度是配准框架中最关键的部分，用于评估配准效果，依据所要解决的配准问题选择，例如，配准同一成像模式下的两幅图像选择均方差作为度量，而配准不同模态下的图像时用基于体素相似性的互信息测度将会得到更精确的结果。

(3)插值器，参考图像物理空间的栅格位置一般不会正好映射到浮动图像物理空间的栅格位置上，插值就是计算浮动图像中非栅格位置上的灰度值。

(4)优化器，用来驱动配准过程，面对具有大量数据的三维配准，选择优化器要结合选用的三维空间变换方法，每次迭代过程中，优化器沿着测度值派生的方向进行参数的优化搜索，推动配准过程的进行。

配准组件调整、控制整个配准迭代过程[138]，该组件是一个重要的衔接枢纽，所有的核心模块参数的设置和初始化都将通过这个枢纽组合起来，预备工作就绪，便可以输入优化器中工作。在配准前自定义了一个观察命令 Observer/Command 类，用来监控配准过程的发展变化，如迭代次数、对应的代价值变化、当前图像中体素点坐标位置变化等，因此，研究者可绘制一些代价变化趋势图来衡量当前优化器的优化性能。对于大数量体数据配准来说，不用等优化迭代结束，就可以终止配准迭代过程，重新调整配准前的参数设置，这样更有利于配准过程的执行，并节省大量时间，得到更好的配准效果。通过配准核心模块的相互调用和协调，一个完整的图像配准算法就执行完毕。

在配准算法中，易混淆的两个问题：空间变换中点的映射方向和配准执行的坐标系。

(1)空间变换点映射方向：配准迭代过程中，优化搜索的空间变换函数映射点的方向是从参考图像解剖空间坐标系到浮动图像解剖空间坐标系，而不是从参考图像的图像坐标系到浮动图像的图像坐标系的映射，如图 6.26 所示。空间变换函数将把来自参考图像的点作为输入点，进而计算出浮动图像中对应点的坐标。当空间变换朝着 $X$ 轴正方向移动一个点时，点映射的视觉效果是浮动图像被重采样一次，相当于手动将浮动图像向 $X$ 轴的负方向移动；同样地，当空间变换顺时针方向旋转固定图像上的点时，点映射的视觉效果是浮动图像被重采样，方向是逆时针方向旋转图像。

配准框架点映射方向的选择是根据浮动图像的重采样用固定图像的栅格坐标作为基准。重采样用一个算法遍历固定图像上的每个像素，并计算对应灰度值赋给映射后浮动图像的体素。该计算涉及图像坐标系像素的整体坐标，通常定义为 $(i, j)$ 坐标，将它们映射到固定图像的解剖坐标系，再映射到浮动图像的解剖坐标系，最后把浮动图像的解剖坐标映射到浮动图像的栅格图像坐标系，这里通过插值计算得到像素的灰度值。

如果把点从浮动图像解剖坐标系映射到固定图像解剖坐标系，那么这个过程不能保证固定图像栅格坐标系的每个像素点仅对应一个值。换言之，重采样将导致图像出现空洞和冗余或者像素值重叠。

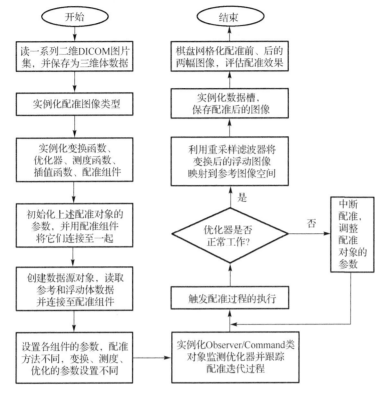

图 6.26 三维配准算法基本流程图

(2)配准在解剖坐标系(物理空间)中进行:配准的执行在图像的物理空间而不在离散栅格图像空间。图 6.27 和图 6.28 呈现了这一概念通过两图像的空间变换。这一变换成功的重要原因是有正确的图像原点坐标及像素间隔大小,因此,用户必须提供正确的参考和浮动图像的原点坐标及像素间隔大小。

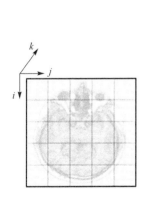

图 6.27 图像坐标系

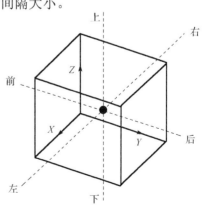

图 6.28 CT 解剖坐标系标准方向

举个例子，假设要配准的两幅图像的像素大小不同，如一幅 PET 图像和一幅 CT 图像配准。典型 CT 图像的像素大约是 1mm，而 PET 图像的像素是 0.5～1cm。因此，要扫描人脑的同一大小的物理空间，CT 图像需要 500 像素，而 PET 图像仅需要大约 50 像素。

用户在对 PET 图像和 CT 图像配准时，需要一个变换比例因子把 PET 图像映射到 CT 图像上。考虑到 PET 图像像素个数少，把配准直接解释为在两栅格图像坐标系或像素空间进行。

总之，三维配准中的空间变换必须在解剖坐标系（物理坐标）计算。对于具有不同分辨率的体数据集，配准之前，两个待配准图像不要求重采样到同一分辨率（在像素空间），因为配准过程在物理空间（世界坐标中），而不在像素空间。

## 6.6.2　三维医学图像所涉坐标系

医学图像配准是优化搜索一个空间变换关系，使待配准两图像上对应点的空间位置对齐。因此，3D 配准要在图像和解剖坐标系中进行坐标转换[139,140]，在配准中定义一个坐标系的原点和坐标轴方向很重要，如图 6.27 和图 6.28 所示。

图像坐标系（像素空间）：原点坐标一般在图像的一个角落里，在这里定义在图像左上角第 1 个像素位置，以像素度量，用 $(i,j,k)$ 表示这个离散像素坐标，其中，$i$ 为列数，$j$ 为行数，$k$ 为切片量。该坐标系描述了像素点在像素空间中的位置。

解剖坐标系（物理空间）：原点位于体图像中心，以 mm 度量，它的坐标轴方向的定义和图像坐标系没有任何关系，用采集设备扫描人体时定义的一个坐标系符合右手螺旋规则（五指指向 $X$ 轴，向 $Y$ 轴弯曲，大拇指指向 $Z$ 轴），$X$ 轴从右边指向左边，$Y$ 轴从胸前到胸后，$Z$ 轴从脚底到颅顶。它给出了像素点的物理空间位置。

## 6.6.3　以 Mattes 互信息为相似性测度

互信息的最大优势是具体依赖的真实形状不需用户指定。所以，参考图像和待配准的浮动图像间的复杂空间变换可以数学模型化，这使得该方法变得更加灵活，能更好地运用到多模医学图像配准中。基于互信息的方法有多种，如文献[141]和[142]中提出的交互信息、文献[137]中的归一化熵等。本节选择了 Mattes 等提出的负互信息方法作为相似性度量。

本质上，可以把医学图像配准看作是数学函数模型最优化问题，即寻找使相似性度量函数 $S$ 最大时的最优变换参数 $\mu$，其数学模型如下：

$$\mu_{\text{opt}} = \arg\max_{\mu} S(\mu) \tag{6.24}$$

本节把互信息作为衡量两幅图像是否配准的标准，在这里假定使相似性度量函

数 $S$ 最大时的一组空间变换参数 $\{\mu_{\text{opt}}\}$，可以让经过一系列空间变换后的浮动图像和参考图像在空间位置上对准，已经得到的这组变换参数也并不能完全保证待配准两图像在空间上是对齐的，仅能说明这些参数使相似性度量准则达到最大化，也许只是局部达到了最大化。

式 (6.24) 从形式上看是函数模型的最大化，然而，在真正的配准函数计算时，要优化这个负代价函数 $S$ 使其最小化。假定浮动图像的离散灰度集为 $L_F$、参考图像的离散灰度集为 $L_R$，则待配准两图像间的负相似性度量函数 $S$ 可用一系列变换参数 $\mu$ 表达，其数学模型如下：

$$S(\mu) = -\sum_{\iota \in L_F} \sum_{\kappa \in L_R} p(\iota, \kappa; \mu) \log \frac{p(\iota, \kappa; \mu)}{p_F(\iota; \mu) p_R(\kappa)} \tag{6.25}$$

其中，$p$ 是联合概率分布；$p_F$ 是浮动图像边缘概率分布；$p_R$ 是参考图像边缘概率分布；$\iota, \kappa$ 分别是灰度值。它们的数学模型在后面有推导。

如果搜索空间是多维的，则在搜索最优空间变换参数时运用梯度准则是很有帮助的，互信息梯度数学模型如下：

$$\nabla S = \left[ \frac{\partial S}{\partial \mu_1}, \frac{\partial S}{\partial \mu_2}, \cdots, \frac{\partial S}{\partial \mu_i}, \cdots, \frac{\partial S}{\partial \mu_n} \right]^{\mathrm{T}} \tag{6.26}$$

一个变换参数的梯度可由式 (6.26) 对参数 $\mu$ 求导推出，如下：

$$\frac{\partial S}{\partial \mu_i} = -\sum_{\iota \in L_F} \sum_{\kappa \in L_R} \frac{\partial p(\iota, \kappa; \mu)}{\partial \mu_i} \log \frac{p(\iota, \kappa; \mu)}{p_F(\iota; \mu)} \tag{6.27}$$

其中，$\partial p(\iota, \kappa; \mu) / \partial \mu_i$ 表示针对参数 $\mu$ 对联合概率分布进行微分计算。

配准中的互信息计算是基于概率分布的，这些概率分布根据待配准两图像的联合直方图和各自的边缘直方图计算。然而，图像的连续直方图用 Parzen 窗来近似估计，Parzen 窗密度估计也称为核密度估计，可降低互信息配准中由插值算法引起的量化误差，以及降低对待配准图像二进制化时的离散化程度。所以，联合分布函数是可微的，其数学模型如式 (6.28)，Parzen 窗 3 次样条用 $\beta^{(3)}$ 表示，0 次样条用 $\beta^{(0)}$ 表示。

$$p(\iota, \kappa; \mu) = \alpha \sum_{X \in V} \beta^{(0)} \left( \kappa - \frac{f_R(X) - f_R'}{\Delta b_R} \right) \beta^{(3)} \left( \iota - \frac{f_F(g(X; \mu)) - f_F'}{\Delta b_F} \right) \tag{6.28}$$

其中，$\alpha$ 是标准化系数，保证 $\sum p(\iota, \kappa) = 1$、$\iota \in L_F$ 且 $\kappa \in L_R$；$f_R(X)$ 是对参考图像的采样；$f_F(g(X; \mu))$ 是对空间变换后的浮动图像的采样。上述每个因子的规范化通过最低强度值、$f_R'$ 或者 $f_F'$、$\Delta b_R$ 或 $\Delta b_F$、二进制位的强度范围来完成，每项的规范

化是为了满足具有一定数目二进制位的强度分布。式(6.28)的 $V$ 区间是配准所需的体素对集。

从两图像的联合分布能计算出待配准浮动图像的边际概率分布，数学模型如下：

$$p_F(\iota;\mu) = \sum_{\kappa \in L_R} p(\iota,\kappa;\mu) \tag{6.29}$$

参考图像可不依赖于变换参数，就能计算出它的边际概率分布，其约束是用Parzen 窗的 0 阶 B 样条来完成的，数学模型如下：

$$p_R(\kappa) = \alpha \sum_{X \in V} \beta^{(0)} \left( \kappa - \frac{f_R(X) - f_R'}{\Delta b_R} \right) \tag{6.30}$$

1) 初始变换参数的估计

假设规定配准的参考体图像为 $V_r$，浮动体图像为 $V_f$。3D 多模医学图像配准就是使待配准的两体图像经过一系列空间变换后，能变换到同一空间坐标系下，并使对应点的空间位置或解剖结构对准。待配准两体图像上的两点 $(x_r \in V_r, x_f \in V_f)$ 之间的几何变换数学模型如下：

$$x_r = M x_f \tag{6.31}$$

其中，$x_r$ 和 $x_f$ 分别为取自 3D 空间体数据 $V_r$ 和 $V_f$ 的体素点，图像上对应点间的空间变换矩阵为 $M$，其类型取决于要配准的区域。因为本书 3D 配准的体图像都来源于脑部，而脑头骨是刚性的，所以，本书的脑图像配准可看作刚性的。其变换矩阵可由 6 个参数定义(3 个平移和 3 个旋转)。一个刚性矩阵变换 $M$ 能用齐次坐标表示，由平移向量 $T(t)$ 和旋转矩阵 $R$ 构成，数学模型如下：

$$M = T(t)R = \begin{bmatrix} r_{11} & r_{12} & r_{13} & t_x \\ r_{21} & r_{22} & r_{23} & t_y \\ r_{31} & r_{32} & r_{33} & t_z \\ 0 & 0 & 0 & 1 \end{bmatrix} \tag{6.32}$$

所以，可把式(6.32)刚体几何变换模型重写为

$$x_r' = R x_f' + T(t) \tag{6.33}$$

其中，$x_r' = [x_r, y_r, z_r]^T$，$x_f' = [x_f, y_f, z_f]^T$，$R = \begin{bmatrix} r_{11} & r_{12} & r_{13} \\ r_{21} & r_{22} & r_{23} \\ r_{31} & r_{32} & r_{33} \end{bmatrix}$，$T(t) = \begin{bmatrix} t_x \\ t_y \\ t_z \end{bmatrix}$。

旋转矩阵 $R$ 可用一组分解矩阵来表示，如：

$$R_\alpha = \begin{bmatrix} 1 & 0 & 0 \\ 0 & \cos\alpha & \sin\alpha \\ 0 & -\sin\alpha & \cos\alpha \end{bmatrix}, \ R_\beta = \begin{bmatrix} \cos\beta & 0 & -\sin\beta \\ 0 & 1 & 0 \\ \sin\beta & 0 & \cos\beta \end{bmatrix}, \ R_\gamma = \begin{bmatrix} \cos\gamma & \sin\gamma & 0 \\ -\sin\gamma & \cos\gamma & 0 \\ 0 & 0 & 1 \end{bmatrix} \quad (6.34)$$

其中，$\alpha$、$\beta$、$\gamma$ 分别表示绕 3D 坐标轴旋转的角度(欧拉角)。旋转矩阵 $R$ 的分解表达式是 $R = R_\gamma R_\beta R_\alpha$，则 $R_\alpha$、$R_\beta$、$R_\gamma$ 是图像分别绕 $X$ 轴、$Y$ 轴、$Z$ 轴旋转的矩阵，旋转角度以 $R_\gamma$ 为例：角度为 $\arcsin\gamma$(正值表示顺时针旋转，负值表示逆时针旋转)。

所以，可以用参数组 $P = \{t_x, t_y, t_z, \alpha, \beta, \gamma\}$ 来衡量参考体 $V_\gamma$ 和浮动体 $V_f$ 之间的空间几何变换。其中，$t_x$、$t_y$、$t_z$ 表示发生的平移；$\alpha$、$\beta$、$\gamma$ 表示旋转角度。图像配准问题就转化为找到最优参数组 $P$ 使浮动体图像更好地对齐到参考体上。

2) 图像多分辨率优化搜索策略

在医学图像配准中，常使用多分辨率算法提高配准速度、精度和鲁棒性。该算法的核心思想为：配准首先在粗尺度层执行，也就是该层图像像素较少；在粗尺度层确立的空间映射用于初始化下一细尺度层的配准参数；上述过程将重复迭代，直到映射到最细的尺度层。这种由粗糙到平滑(粗到精)的分层方法极大地改善了配准收敛率，同时通过在粗尺度层消除局部最优解，增强了配准的鲁棒性。

基于多分辨率的医学图像配准框架，是和基本的图像配准框架相容的，但增加了额外的两个组件，即参考和浮动图像金字塔组件，用来下采样待配准的两幅图像。另外，还需要自定义一个新的 Command/Observer 模式界面命令来对多步分解配准中的每个分解层次跟踪，并改变层间组件及参数。在这个新的界面命令函数内要定义如下内容：如果这是分解配准的第一层，则必须配置最大迭代步长和相应的最小迭代步长，也就是收敛标准；在接下来的每一层次配准中，都会把上次的迭代步长以 10 的倍数减小，这样便减小了优化器优化搜索的范围；优化器在下一层配准前要对参数重新初始化，步长使用上一层的最后值；最后，经过上述过程才能确保优化器搜索参数空间的平滑连续性。多分辨率策略配准框架如图 6.29 所示，用多分辨率策略配准方法组件连接各组件，函数 MultiResolution-PyramidImageFilter 是用来创建一个降低采样率的图像(down sampled image)金字塔，每幅下采样图像的大小由用户以收缩因子的形式指定。在多分辨率配准实验中，本节使用默认进度表。

图像金字塔结构如图 6.30 所示，配准从图像金字塔 0 层开始，0 层图像的分辨率最低，从下往上看图像金字塔结构，塔层数逐渐升高，但子图像分辨率依次降低，塔的最下层是原始图像。配准过程中，首先通过优化器对第一个层次(0 层)设置粗糙的参数，在一系列空间变换后，得到一个优化参数，把它传递给下一层(1 层)并设置为它的初始参数，以此类推，把 1 层优化的结果用于初始化 2 层的参数，2 层的优化结果用于初始化 3 层的参数。

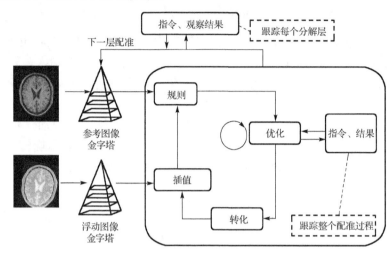

图 6.29　多分辨率策略配准框架

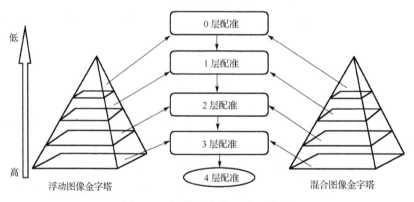

图 6.30　图像金字塔配准示意图

图像金字塔算法的实现：滤波器 MultiResolutionPyramidImageFilter 提供了一个通用框架来创建图像金字塔，它是根据用户定义的多分辨率进度表创建的，该表为每个维度指定了每个多分辨率层次的收缩因子，用户可以使用默认进度表，也可以直接在进度表中指定每个因子。例如：

$$8\ 4\ 4$$
$$4\ 4\ 2$$

上面是用于 3D 图像配准中的图像金字塔进度表，它有两个层次：在第一层(粗糙的)图像减少的因子，列维度是 8、行维度是 4、切片维度是 4；在第二层，图像在列、行、切片维度依次减少的因子为 4、4、2。方法 SetNumberOfLevels()设置金字塔的计算层次，并为多分辨率进度表分配内存。这种方法生成默认表，所有维度开始的收缩因子为 2 的(NumberOfLevel–1)次幂。所有后续层次的收缩因子都依次减半。

　　用户可以通过方法 GetSchedule()获得一份进度表，用方法 SetSchedule()可以改变或重新设置进度表。用户还可以用方法SetStartingShrinkFactors()指定开始收缩因子，创建一个自定义的默认进度表，后续层次的收缩因子通过减少一半或者设置一个产生。

　　本节配准基于高斯金字塔，把原始图像作为金字塔最底层 $T_0$，用离散高斯平滑滤波器得到下一层金字塔 $T_1$，不断重复迭代该过程，就可得到一个图像金字塔模型。第 $k$ 层金字塔 $T_k$，是利用离散高斯内核把 $k-1$ 层图像 $T_{k-1}$ 和一个 5×5 的高斯窗口函数 $p(m,n)$ 做离散卷积，并对图像进行高斯平滑处理，卷积值被用于降采样，其数学模型如下：

$$T_k(i,j) = \sum_m \sum_n p(m,n) T_{k-1}(2i+m, 2j+n), \quad 0 < k \leq N \tag{6.35}$$

其中，$i$、$j$ 分别是第 $k$ 层图像的列数和行数，图像金字塔层的个数为 $k$。

3) 结合多分辨率的 Mattes 互信息配准

　　配准中以互信息作为相似性度量函数，通常该函数不是一个光滑函数，会有多个局部极值存在。一些局部极值是合理的，代表了两图像的局部匹配；另外一些局部最大值是不合理的，它是在配准算法执行过程中引起的局部最大值，例如，由插值算法产生的局部最大值或者是图像的重叠部分的变化。配准过程中产生的局部最大值可以减少，在其他方面，通过图像滤波来减少噪声干扰。由于局部极大值的存在，优化程序的选择对配准结果有很大的影响，特别是对配准算法的鲁棒性及初始变换。

　　互信息配准函数的第二个重要属性(影响优化方法的选择)是捕捉范围的最优。基于灰度的配准方法可能在两个图像误配的情况下，仍然得到很高的度量值，大于正确的配准变换。理想的最大值可能不是全局最大的搜索空间，而是部分搜索空间对应的最大值。同样，该方法存在两点不足：首先，若优化开始在理想最大值的捕捉范围之外，则两个图像就不能正确配准；其次，概率性优化程序，如一些多点搜索方法和遗传算法，不适合于互信息度量的优化，因为它们可能不在捕捉范围内。

　　总之，基于多分辨率优化策略的配准是利用粗糙到平滑的方式来完成的，结合了降采样和高斯平滑滤波，保存了处理过的图像中有价值内容，在粗尺度通过消除局部最优解提高了配准鲁棒性，降低了互信息测度陷入局部极值的可能性，提高了配准成功率。

　　图 6.31 是结合了多分辨率算法的 3D 互信息配准流程，它和前面所描述的 3D 图像配准的一般流程大部分过程是很相似的，不同之处表现在以下方面。

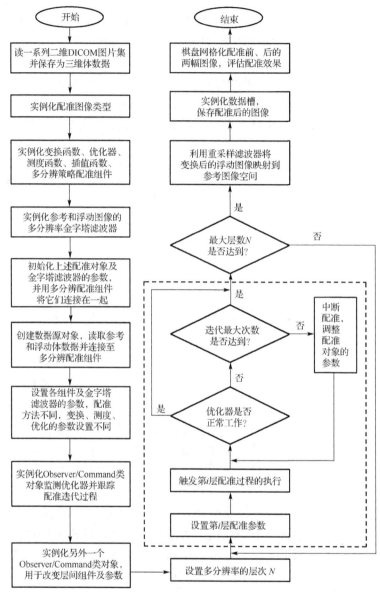

图 6.31 　结合多分辨率的 3D 互信息配准流程

（1）用多分辨率配准方法组件来连接配准过程中的各基本组件。

（2）除了变换函数、优化器、测度函数、插值函数四个基本组件，又增加了参考图像金字塔滤波器和浮动图像金字塔滤波器。

（3）对于多分辨策略，还需要连接参考和浮动图像金字塔组件。

（4）多分辨策略还需要自定义一个新的界面命令 Command/Observer 模式，用来改变每个多分辨率层使用的配准组件及参数。

### 6.6.4 实验结果与分析

本节的实验图像都来自脑部，配准程序基于 Visual Studio 2005 实现。研究目的是实现基于体素相似性的 3D 脑图像配准，为了更好地验证算法的有效性，把配准实验分成两大模块：单模 3D 配准和多模 3D 配准。单模 3D 配准能更好地说明混合算法对多模 3D 配准的有效性，该混合算法用 Mattes 互信息作为相似性度量，并与多分辨率金字塔策略相结合。同时，为了更好地说明混合算法有利于 3D 多模图像配准，本节使用了 3 种不同的配准策略验证：算法①以均方差为相似性度量函数；算法②以基于体素相似性的 Mattes 互信息为相似性度量函数；算法③引入了金字塔结构的 Mattes 互信息为相似性度量函数，即本节提出的配准算法。

不同的配准参数设定会对配准效果产生不同的影响，实验中几个重要参数设定如下：

(1) 收敛域公差（MinimumStepLength）置为 0.0001；

(2) 空间采样数目置为图像总像素的 1%（numberOfSpatialSamples=numberOfImagePixels×0.010）；

(3) 直方图二进制数目（NumberOfHistogramBins）置为 64；

(4) 迭代最大次数（NumberOfIterations）置为 500；

(5) 步长松弛因子（RelaxationFactor）置为 0.8；

(6) 单模 3D 配准用质心（MomentsOn()）初始化图像旋转中心，多模 3D 配准用几何中心（GeometryOn()）初始化图像旋转中心。

1. 单模 3D 配准

选取 BrainWeb 网站的两组不同模态的 MR 脑部数据作为配准实验对象。

实验一：选择 MR-PD（PD 加权）图像作为实验对象，体图像大小为 $181×217×180$，沿各方向的切片厚度都为 1mm，参考体图像如图 6.32 所示，浮动体(1)如图 6.33 所示，是在参考体基础上绕原点旋转 $10°$ 并向 $X$ 轴平移 15mm；浮动体(2)如图 6.34 所示，是在参考体基础上绕原点旋转 $20°$ 并向 $X$ 轴平移 20mm。实验中用体三视图显示配准体图像，顺序依次为横断面(a)、矢状面(b)、冠状面(c)。

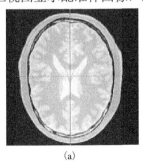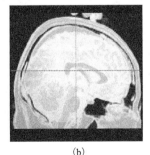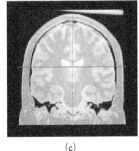

| (a) | (b) | (c) |

图 6.32 MR-PD 参考体三视图

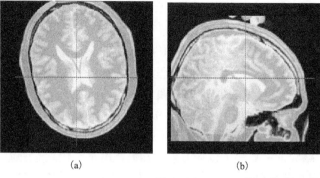
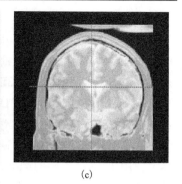

(a)　　　　　　　　　　(b)　　　　　　　　　　(c)

图 6.33　MR-PD 浮动体(1)三视图

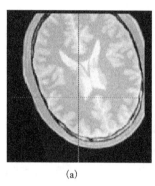
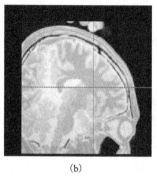
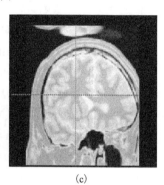

(a)　　　　　　　　　　(b)　　　　　　　　　　(c)

图 6.34　MR-PD 浮动体(2)三视图

　　分别采用 6.6.4 小节开始时提出的三种算法对参考体图像和浮动体图像配准,只给出了算法③的配准输出结果,并用体三视图显示。本节采用棋盘差异法显示配准前和配准后两体图像的差别,参考体和浮动体(1)配准前差别三视图如图 6.35 所示,配准后差别三视图如图 6.36 所示;参考体和浮动体(2)配准前差别三视图如图 6.37所示,配准后差别三视图如图 6.38 所示。然而,从配准输出的参数和程序运行时间上可以看出上述算法间的差异,见表 6.3。表中,把参考体和浮动体(1)的配准称为实验对象一,把参考体和浮动体(2)的配准称为实验对象二。

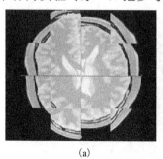
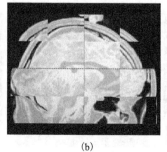
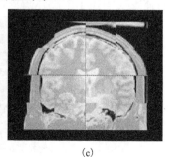

(a)　　　　　　　　　　(b)　　　　　　　　　　(c)

图 6.35　配准前两体图像差别(1)

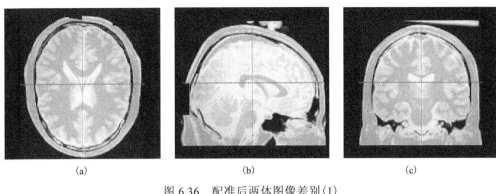

图 6.36　配准后两体图像差别(1)

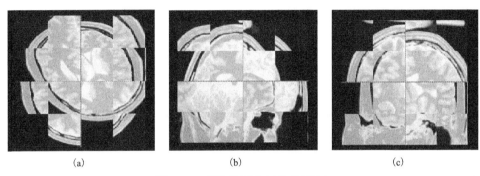

图 6.37　配准前两体图像差别(2)

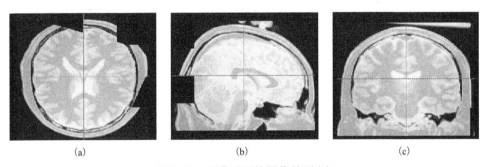

图 6.38　配准后两体图像差别(2)

表 6.3　实验一三种算法配准结果对比表

| 配准方法和对象 | | 配准结果参数 | | | 误差 | |
|---|---|---|---|---|---|---|
| | | 平移/mm | 旋转/(°) | 耗时/s | 平移/mm | 旋转/(°) |
| 实验对象一 | 均方差 | 16.03 | 10.06 | 946.36 | 0.03 | 0.06 |
| | Mattes 互信息 | 14.98 | 9.98 | 96.13 | 0.02 | 0.02 |
| | 本节算法 | 14.99 | 9.99 | 60.25 | 0.01 | 0.01 |
| | 真实结果 | 15 | 10 | — | — | — |

续表

| 配准方法和对象 | | 配准结果参数 | | | 误差 | |
|---|---|---|---|---|---|---|
| | | 平移/mm | 旋转/(°) | 耗时/s | 平移/mm | 旋转/(°) |
| 实验对象二 | 均方差 | 19.94 | 19.95 | 1597.19 | 0.06 | 0.05 |
| | Mattes 互信息 | 19.98 | 19.97 | 101.41 | 0.02 | 0.03 |
| | 本节算法 | 20.01 | 19.99 | 86.13 | 0.01 | 0.01 |
| | 真实结果 | 20 | 20 | — | — | — |

　　分别对发生了不同偏移和旋转的浮动体图像配准,并用体三视图对比显示配准效果,把参考体图像(图 6.32)分别和浮动体(1)(图 6.33)、浮动体(2)(图 6.34)进行对比,可看出待配准两体图像空间位置相差很大,同时从配准前差异图 6.35 和图 6.37 也可看出这种空间位置差异。配准后,观察图 6.36 和图 6.38 可看出,待配准两体图像得到了很好地对准。

　　通过实际的旋转矩阵和偏移量得到表 6.3 中的配准结果数据,可以看出,本节提出的配准算法比其他两种算法有更高的精确度,同时缩短了配准执行时间。

　　实验二:选择 MR-T1(T1 加权)图像作为配准对象,图像大小为 181×217×180,沿各方向的切片厚度都为 1mm。图 6.39 为参考体三视图,图 6.40 为浮动体(3)和图 6.41 为浮动体(4),分别是在参考体基础上绕原点旋转 10° 和 20°,并向 $X$ 轴分别平移 15mm 和 20mm 的结果。用体三视图显示,顺序为横断面(a)、矢状面(b)、冠状面(c)。

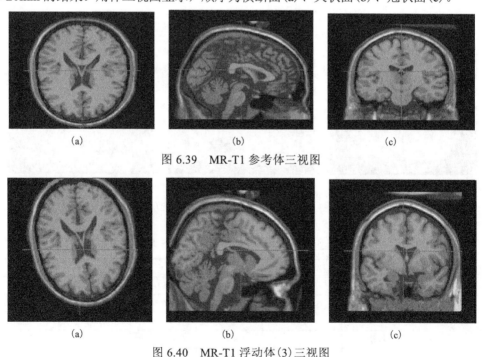

(a)　　　　　　　　　　(b)　　　　　　　　　　(c)

图 6.39　MR-T1 参考体三视图

(a)　　　　　　　　　　(b)　　　　　　　　　　(c)

图 6.40　MR-T1 浮动体(3)三视图

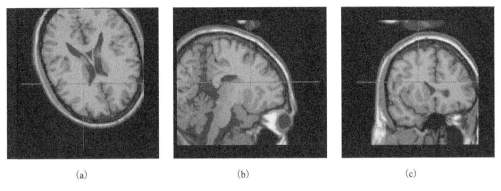

(a)　　　　　　　　　　　(b)　　　　　　　　　　　(c)

图 6.41　MR-T1 浮动体(4)三视图

与实验一相同，采样 3 种算法来对 MR-T1 体图像配准，给出算法③的配准输出结果。参考体和浮动体(3)配准前差别三视图如图 6.42 所示，配准后差别三视图如图 6.43 所示；参考体和浮动体(4)配准前差别三视图如图 6.44 所示，配准后差别三视图如图 6.45 所示。上述算法的差异见表 6.4，表中参考体与浮动体(3)的配准称为实验对象三，参考体与浮动体(4)的配准称为实验对象四。

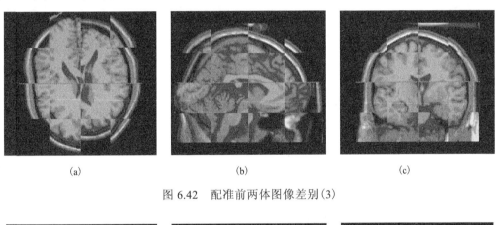

(a)　　　　　　　　　　　(b)　　　　　　　　　　　(c)

图 6.42　配准前两体图像差别(3)

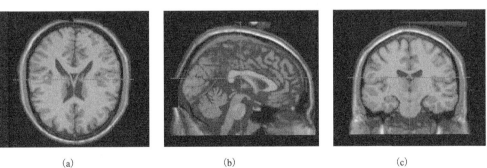

(a)　　　　　　　　　　　(b)　　　　　　　　　　　(c)

图 6.43　配准后两体图像差别(3)

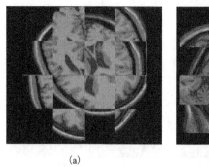 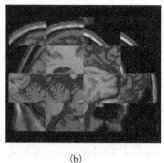 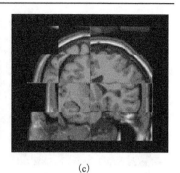

　(a)　　　　　　　　　　　　(b)　　　　　　　　　　　　(c)

图 6.44　配准前两体图像差别(4)

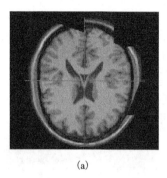 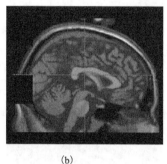 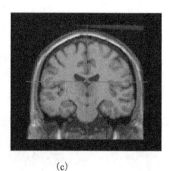

　(a)　　　　　　　　　　　　(b)　　　　　　　　　　　　(c)

图 6.45　配准后两体图像差别(4)

　　参考体(图 6.39)分别和浮动体(3)(图 6.40)、浮动体(4)(图 6.41)进行对比,可看出待配准两体图像空间位置相差很大,同时从图 6.42 和图 6.44 也可看出这种空间位置差异。配准后,对比图 6.43 和图 6.45 可以看出,两幅待配准体图像得到了很好地对准。

　　从表 6.4 可以看出,本节提出的配准算法比其他两种算法有更高的精确度,同时也缩短了配准执行时间。

表 6.4　实验二三种算法配准结果对比表

| 配准方法和对象 | | 配准结果参数 | | | 误差 | |
| --- | --- | --- | --- | --- | --- | --- |
| | | 平移/mm | 旋转/(°) | 耗时/s | 平移/mm | 旋转/(°) |
| 实验对象三 | 均方差 | 16.05 | 10.04 | 856.45 | 0.05 | 0.04 |
| | Mattes 互信息 | 14.98 | 9.98 | 80.08 | 0.02 | 0.02 |
| | 本节算法 | 16.01 | 10.01 | 66.18 | 0.01 | 0.01 |
| | 真实结果 | 15 | 10 | — | — | — |
| 实验对象四 | 均方差 | 19.97 | 19.96 | 1102.11 | 0.03 | 0.04 |
| | Mattes 互信息 | 19.98 | 19.98 | 86.59 | 0.02 | 0.02 |
| | 本节算法 | 20.01 | 20.01 | 69.06 | 0.01 | 0.01 |
| | 真实结果 | 20 | 20 | — | — | — |

### 2. 多模 3D 配准

多模配准实验的 3D 图像来源于美国 Vanderbilt 大学数据库，该数据库存储了 18 个患者和一个 Practice 组的脑图像数据，图像种类包括 CT 图像、PET 图像和成像参数差异的 MR 图像（MR-T1、MR-T2、MR-PD、MR-T1-rectified、MR-T2-rectified、MR-PD-rectified）。其中 Practice 组给出了一个空间变换文件，包含了 CT 到 MR、PET 到 MR 配准的标准刚体变换参数，该参数是浮动体 8 个顶点空间变换前后的位置坐标，即原始物理空间位置坐标和配准变换后的位置坐标（单位为 mm）。因此，该组数据常被拿来评价配准算法，脑图像数据信息见表 6.5。多模 3D 配准的评价采用这组数据提供的 8 点评估法及具有一定经验的专家目测完成。

表 6.5　Practice 组脑图像数据的大小和像素间隔

| 图像模式 | 体数据大小/像素 | 沿每个方向像素间的间隔/mm |
| --- | --- | --- |
| CT | 512×512×29 | 0.65×0.65×4.0 |
| MR | 256×256×26 | [1.25～1.28]×[1.25～1.28]×[4～4.11] |
| PET | 128×128×15 | 2.59×2.59×8.0 |

用 3 种算法分别对 CT 图像和 MR 图像、PET 图像和 MR 图像进行 3D 配准研究，配准实验中，固定 MR 图像不变，让 CT 图像和 PET 图像作为浮动体。实验程序结果表明，用算法①对这两组 3D 浮动配准时，都因超出最大配准迭代次数而中断运行，配准失败，这证明算法①只能用于单模配准，进一步说明了均方差相似性度量的限制条件，即两幅图像要来源于同一成像模式，对不同模式图像间的配准是无效的。因此，用算法②（Mattes 互信息法）和算法③（改进后的混合算法）对 CT-MR、PET-MR 配准进行比较。

图 6.46 表示的是用 Practice 组给出的标准变换参数得到的浮动体和用设定好的配准算法得到的变换后的浮动体。点 1′～点 8′和点 1～点 8 分别是两个浮动体的 8 个对应顶点。把经过空间几何变换后的浮动体的 8 个顶点的空间坐标 $q_{j,\mathrm{MI}}$ 和 Practice 组标准的 8 个对应点 $q_{j,\mathrm{ref}}$ 按式(6.36)求平均几何距离（$\Delta$）评估配准效果：

$$\Delta = \frac{1}{8}\sum_{j=1}^{8}\left|q_{j,\mathrm{ref}} - q_{j,\mathrm{MI}}\right| \tag{6.36}$$

其中，用 $\Delta$ 表示配准误差，CT-MR 体图像配准中，用 MR 体图像的像素对角距 $\sqrt{1.25^2 + 1.25^2 + 4.0^2} \approx 4.3732\mathrm{mm}$ 表示一个像素大小；在 PET-MR 配准中，用 PET 体图像的像素对角距 $\sqrt{2.59^2 + 2.59^2 + 8.0^2} \approx 8.7986\mathrm{mm}$ 表示一个像素大小；把算法②和本节提出的算法③的配准结果分别和 Practice 组标准结果进行对比，CT-MR

体图像配准误差见表 6.6 和折线图 6.47，PET-MR 体图像配准误差见表 6.7 和图 6.48。

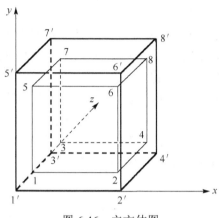

图 6.46　立方体图

表 6.6　CT-MR 体图像配准误差

| 配准算法 | 配准误差 $\Delta$/mm | | | | | |
|---|---|---|---|---|---|---|
| | CT-T1 | CT-T1_r | CT-T2 | CT-T2_r | CT-PD | CT-PD_r |
| Mattes 互信息 | 3.7698 | 6.1369 | 3.9855 | 4.9504 | 4.4206 | 6.0129 |
| 本节算法 | 2.0302 | 2.8416 | 2.1507 | 3.8665 | 2.4159 | 3.7462 |

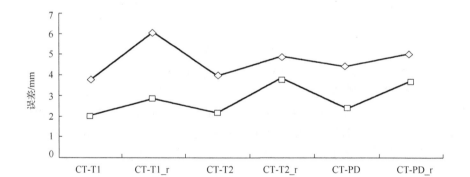

图 6.47　CT-MR 体图像配准误差折线图

表 6.7　PET-MR 体图像配准误差

| 配准算法 | 配准误差 $\Delta$/mm | | | | | |
|---|---|---|---|---|---|---|
| | PET-T1 | PET-T1_r | PET-T2 | PET-T2_r | PET-PD | PET-PD_r |
| Mattes 互信息 | 7.0249 | 6.1369 | 9.0124 | 8.8643 | 8.9241 | 7.2067 |
| 本节算法 | 6.1168 | 3.2546 | 3.9748 | 4.5266 | 6.6479 | 4.5284 |

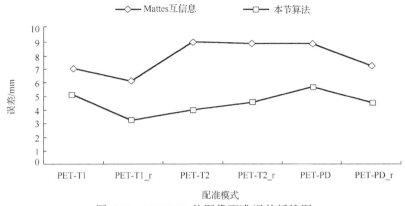

图 6.48 PET-MR 体图像配准误差折线图

在 CT-MR 体图像配准中，如果得到的配准误差 $\Delta$ 均小于 MR 体图像的像素对角距，那么本节的配准效果就达到了亚像素级标准。从表 6.7 可看出，基于 Mattes 互信息配准的误差 $\Delta$ 中，仅有 CT-T1 和 CT-T2 模式下的配准误差小于 MR 体图像的像素对角距，其他配准模式的误差都大于一个像素，可能是部分陷入局部极值的配准结果出现了很大的误配，从而使配准精度降低；然而，引入多分辨率金字塔结构的 Mattes 互信息配准，通过多步分解配准策略，在较低分辨率层次消除局部极值，从而使配准精度得到了很大的提高，配准鲁棒性也得到了一定的增强，该配准策略下的所有配准模式误差都小于 MR 体图像的像素对角距，即一个像素，可认为配准效果达到了亚像素级标准。通过 CT-MR 配准误差折线图 6.47 能更直观地看出算法②和本节算法在各种配准模式下的误差变化。

同理，从表 6.7 可看出，在 PET-MR 体图像配准中，引入多分辨率金字塔结构的 Mattes 互信息配准，使所有配准模式误差都小于 PET 体图像的像素对角距，即一个像素，配准效果达到了亚像素级标准。通过 PET-MR 配准误差折线图 6.48 能更直观地看出算法②和本节算法在各种配准模式下的误差变化。

医学图像配准的评估没有一个"金标准"，事实证明，目测评估法也是一个有效的可行方法。用体三视图对比显示 CT-MR、PET-MR 的配准效果，显示顺序为横断面（a）、矢状面（b）、冠状面（c）。

3. 实验总结

本节实验采用 3 种算法分别进行单模和多模配准比较，实验证明基于均方根度量的配准算法只适合于单模 3D 配准，用互信息算法进行多模 3D 配准会得到相对精确的结果，然而，本节使用的 Mattes 互信息算法与一般意义上的互信息算法的不同是，它计算出负的交互信息，这就要求最小化相似性度量函数。本节用基于体素相似性的 Mattes 互信息算法对 3D CT-MR、PET-MR 体图像进行了配准研究，该算法配准的依据是基于图像灰度信息的统计特性，避免了分割和特征提取带来的精度损失，提高了配准精度，并增强了配准鲁棒性。但是，以互信息作为相似性度量函数的配准，容易陷入局部最优，降低了配准精度，并使最后的配准结果出现误配。因此，本节在基于 Mattes 互信配准算法中引入了多分辨金字塔策略，该策略通过多步分解，把 3D 配准过程转化为一个由粗糙到平滑的递进搜索过程，从而有效地避免了运算陷入局部极值。

# 参 考 文 献

[1]　李智颖, 浦怀. 数字化影像中心的构建研究[J]. 中国医学设备, 2006, 3(6): 1-2.

[2]　周杰. 医学图像特征的自动获取与基于内容减速的方法研究[D]. 广州: 南方医科大学, 2004.

[3]　黄殿忠, 石梦远, 崔亮, 等. 医学影像学发展和技术设备[J]. 医疗设备杂志, 2007: 20(2): 13-14.

[4]　Puskin D S, Sanders J H. Telemedicine infrastructure development[J].Journal of Medical Systems, 1995, 19(2): 125-129.

[5]　潘文宇. 一种新型 MRI 谱仪的设计及关键技术研究[D]. 合肥: 中国科学技术大学, 2011.

[6]　Ni T, Schmidt G, Staadt O, et al. A survey of large high-resolution display technologies,techniques, and applications[C]//Proceeding of IEEE Virtual Reality. Minneapolis, 2006, 223-236.

[7]　黄志远. 三维超声成像的新技术及发展趋势[J]. 武汉技术学院学报, 2006, 19(10): 5-8.

[8]　林业翔. 医学超声成像新技术[D]. 广州: 华南理工大学, 2012.

[9]　Kobayashi A, Ishii Y, Takeda M, et al. Comparison of analog 2D and digital 3D preoperative templating for predicting implant size in total knee arthroplasty[J]. Computer Aided Surgery, 2012, 17(2): 96-101.

[10]　Hamper U M, Rrapanotto V, Sheth S, et al. Three-dimensional US: Preliminary clinical experience[J] . Radiology, 1994, 191(2): 397-401.

[11]　秦博, 唐煌, 姜忠鼎. 一种基于视频捕捉的多投影显示系统[J]. 计算机应用与软件, 2011, 28(9): 1-4, 29.

[12]　陈珲, 张会汀, 周洁华. 利用 VFW 实现实施视频捕捉及其应用[J]. 计算机应用, 2003, 23(8): 141-143.

[13]　张理惠, 张宇, 陈文滨. 基于 DirectShow 的视频捕捉[J]. 计算机工程, 2004, 30(19): 131-133.

[14]　杨凯, 胡春洪. 常规 γ 射线数字化图像获取技术[J]. 临床放射性杂志, 2003, 22(21): 92-94.

[15]　任海霞. 基于 DICOM 标准的医学图像查询和获取技术研究与实现[D]. 包头: 内蒙古科技大学, 2010.

[16]　徐彦栋. 基于 DICOM 标准的按需打印系统设计和实现[D]. 上海: 上海交通大学, 2012.

[17]　向涛, 余晨韵, 屈晋宇, 等. 基于改进 AES 加密算法的 DICOM 医学图像安全性研究[J]. 电

子学报, 2012, 40(2): 406-411.

[18] 陈浩. 医学图像处理及其在制定放疗计划中的应用[D]. 成都: 电子科技大学, 2007.

[19] Ramakrishnan B, Sriraam N. Internet transmission of DICOM images with effective low bandwidth utilization[J]. Digital Signal Processing, 2006, 16(6): 825-831.

[20] 曹明干. 基于 DCM4CHEE/PACS 系统的医学影像浏览器研究与设计[D]. 杭州: 浙江工业大学, 2012.

[21] 王冠宇. PACS 系统中医学图像处理工作站的相关技术研究[D]. 西安: 西安电子科技大学, 2012.

[22] 谢杰镇. 眼前节图像采集、分析、归档系统的研究与实现[D]. 厦门: 厦门大学, 2002.

[23] Health informatics-Digital imaging and communications in medicine(DICOM)including workflow and data management: ISO 12052:2006[S]. Geneva: ISO Press, 2006.

[24] 徐延霞. TPS 系统中图像分割关键技术研究[D]. 济南: 山东大学, 2008.

[25] 张晓东, 贾富仓, 罗火灵, 等. 基于 DICOM 的医学图像传输服务设计[J]. 计算机工程, 2011, 51: 255-257.

[26] 赵媛媛, 张进禄, 陈大兴, 等. 基于 MATLAB GUI 的 DICOM 文件头信息处理[J]. 中国医学影像技术, 2012, 28(11): 2075-2078.

[27] Li X N, Shi J, Cao Y J, et al. VRKidney for serially sectioned image processing and 3D reconstruction by using visible Korean human data set[J]. Procedia Environmental Sciences, 2011, 8: 240-247.

[28] 孟晓林. 基于 VTK 的虚拟内窥镜系统的研究[D]. 广州: 南方医科大学, 2010.

[29] 李伟波, 鲍苏苏, 李健壮. 基于 Web 医学图像可视化系统应用研究[J]. 计算机与现代化, 2012, 7: 92-95.

[30] 王旭初, 王赞. 基于最近邻 Marching Cubes 的医学图像三维重建[J]. 计算机工程与应用, 2012, 48(18): 154-158.

[31] 朱英俊. 基于 VTK 和 ODT 成像技术的大鼠脑皮层细血管的三维重建与可视化[D]. 杭州: 杭州电子科技大学, 2012.

[32] 吕晓琪, 任晓颖, 贾东征. 基于 ITK、VTK 和 MFC 的 DICOM 图像读写及显示[J]. 中国组织工程研究与临床康复, 2011, 15(13): 2416-2420.

[33] 朱晓芬. 基于 NIRS 的手术导航穿刺路径纠错方法研究[D]. 南京: 南京航空航天大学, 2011.

[34] 杨伟伟. 牙科图像三维可视化平台研究[D]. 成都: 电子科技大学, 2011.

[35] 李长辉. 相控阵三维声呐数据离线处理系统软件设计[D]. 杭州: 浙江大学, 2011.

[36] Zhai Y R, Zhong J, Yan R Y, et al. A novel method of obtaining 3D images of detached retina [J]. Computer Methods and Programs in Biomedicine, 2012, 108(2): 665-668.

[37] Zudilova-Seinstra E V, De Koning P J H, Suinesiaputra A, et al. Evaluation of 2D and 3D glove input applied to medical image analysis[J]. International Journal of Human-Computer Studies,

2010, 68(6)：355-369.

[38] Koutsoudis A, Pavlidis G, Liami V, et al. 3D pottery content-based retrieval based on pose normalisation and segmentation[J]. Journal of Cultural Heritage, 2010, 3(11)：329-338.

[39] Hu M X, Penney G, Figl M, et al. Reconstruction of a 3D surface from video that is robust to missing data and outliers: Application to minimally invasive surgery using stereo and mono endoscopes[J]. Medical Image Analysis, 2012, 3(16)：597-611.

[40] Mahmoudi S E, Akhondi-Asl A, Rahmani R, et al. Web-based interactive 2D/3D medical image processing and visualization software[J]. Computer Methods and Programs in Biomedicine, 2010, 98(2)：172-182.

[41] 田捷, 诸葛婴, 王靖, 等. 基于微机的三维医学图像处理与分析系统[J]. 中国生物医学工程学报, 2001, 20(3)：259-265.

[42] Hill D L G, Batchelor P G, Holden M, et al. Medical image registration[J]. Physics in Medicine and Biology, 2001, 46(5)：1-45.

[43] 田捷, 包尚联, 周明全, 等. 医学影像处理与分析[M]. 北京: 电子工业出版社, 2003: 96-97.

[44] 张红颖. 医学图像配准算法研究[D]. 天津: 天津大学, 2007.

[45] 张海哲. 多模态医学图像配准方法的研究[D]. 天津: 河北工业大学, 2004.

[46] Broit C. Optimal registration of deformed images[D]. Philadelphia: University of Pennsylvania, 1981: 268-293.

[47] Yang M X, Zhuang T G. A novel point based method for non-rigid medical images registration[J]. Journal of Shanghai Jiaotong University, 2004, 38(5)：775-778.

[48] 何力, 周康源, 李长富, 等. 基于流体映射模型的医学图像弹性配准[J]. 北京生物医学工程, 2005, 24(5)：366-369.

[49] Rueckert D, Sonoda L I, Hayes C, et al. Non-rigid registration using free-form deformations: Application to breast MR images[J]. IEEE Transactions on Medical Imaging, 1999, 18(8)：712-721.

[50] Van Luong H, Kim J M. A massively parallel approach to affine transformation in medical image registration[C]//Proceedings of the 11th IEEE International Conference on High Performance Computing and Communications. Seoul, 2009:117-123.

[51] Ito K, Aoki T, Kosuge E, et al. Medical image registration using phase-only correlation for distorted dental radiographs[C]//Proceedings of the 19th International Conference on Pattern Recognition.Tampa, 2008: 1-4.

[52] Maintz J B, Viergever M A. A survey of medical image registration[J]. Medical Image Analysis, 1998, 2(1)：1-36.

[53] Wachowiak M P, Prters T M. High-performance medical image registration using new optimization techniques[J]. IEEE Transactions on Information Technology in Biomedicine, 2006, 10(2)：344-353.

[54] 王海南, 郝重阳, 雷方元, 等. 非刚性医学图像配准研究综述[J]. 计算机工程与应用, 2005, 1(11): 180-184.

[55] Brown L G. A survey of image registration techniques [J]. IEEE Transactions on Medical Imaging, 2007, 26(4): 427-451.

[56] 田捷, 薛健, 戴亚康, 等. 医学影像算法设计与平台构建[M]. 北京: 清华大学出版社, 2007: 222-236.

[57] Fitzpatrick J M, Sonka M. Handbook of Medical Imaging[M]. Washington: SPIE, 2000.

[58] Pooshfam H, Abdullah R. A proposed method for brain medical image registration by hierarchical clustering algorithm[C]//Proceedings of the 3rd Asia International Conference on Modelling and Simulation. Indonesia, 2009: 315-319.

[59] Penny G P , Edwards P J. A stochastic iterative closest point algorithm[C]//Proceedings of Medical Imaging Computing and Computer-Assists Intervention, London, 2001, 2208: 762-769.

[60] Svedlow M, Mc Gillem C D, Anuta P E. Experimental examination of similarity measures and preprocessing methods used for image registration[C]//Proceedings of Symposium on Machine Processing of Remotely Sensed Data. West Lafayette, 1976: 41-49.

[61] Thevenaz P, Ruttimann U E, Unser M. A pyramid approach to sub pixel registration based on intensity[J]. IEEE Transactions on Image Processing, 1998, 7(1): 27-41.

[62] Viola P A, Wells III W M. Alignment by maximization of mutual information [J]. International Journal of Computer Vision, 1997, 24(2): 137-154.

[63] Viola P A. Alignment by maximization of mutual information[C]//Proceedings of IEEE International Conference on Computer Vision. Cambridge, 1995: 145-161.

[64] Junck L, Moen J G, Hutchins G D, et al. Correlation methods for the centering, rotation, and alignment of functional brain images[J]. The Journal of Nuclear Medicine, 1990, 1(7): 78-94.

[65] Studholme C, Hill D L G, Hawkes D J. An overlap invariant entropy measure of 3D medical image aligent[J]. Pattern Recognition, 1999, (32): 71-86.

[66] 荣成城, 周健, 曹国刚, 等. 基于粘滞流体 B 样条模型的快速非刚体配准方法[J]. 中国图象图形学报, 2009, 14(4): 712-717.

[67] Bajcsy R, Lieberson R, Reivich M. A computerized system for the elastic matching of deformed radiographic images to idealized atlas images[J]. Journal of Computer Assisted Tomography, 1983, 7(4): 618-626.

[68] Rohr K, Stiehl H S, Sprengel R, et al. Landmark-based elastic registration using approximating thin-plate splines[J]. IEEE Transactions on Medical Imaging, 2001, 20( 6): 632-642.

[69] Unser M, Aldroubi A, EdenR M. B-spline signal processing: Part Ⅰ-theory[J]. IEEE Transactions on Signal Processing, 1993, 19(5):821-832.

[70] Pluim J P W, Maintz J B A, Viergever M A. Mutual information based registration of medical

images a survey[J]. IEEE Transactions on Medical Imaging, 2003, 22（8）:986-1004.

[71] 罗述谦, 吕维雪. 医学图像配准技术[J]. 国际生物医学工程杂志, 1999, 22（1）: 1-8.

[72] Christensen G E, Rabbit R D, Miller M I . Deformable templates using large deformation kinematics [J]. IEEE Transactions on Image Processing, 1996, 5（10）: 1435-1447.

[73] Cattaneo G M, Reni M, Rizzo G, et al. Target delineation in post-operative radiotherapy of brain gliomas: Inter observer variability and impact of image registration of MR （pre-operative） images on treatment planning CT scans[J]. Radiotherapy and Oncology, 2005, 75（2）: 217-223.

[74] 钱宗才, 吴锋, 石明国, 等. 医学图像配准方法分类[J]. 医学信息:医学与计算机应用, 2000, 13（11）: 598-599.

[75] 孙正. 基于非刚性运动分析理论的心脏运动估计[J]. 光电工程, 2008, 35（9）: 110-112.

[76] 唐荣锡. 现代图形技术[M]. 济南: 山东科学技术出版社, 2001.

[77] 唐泽圣. 三维数据场的可视化[M]. 北京: 清华大学出版社, 1999.

[78] 唐荣锡, 汪嘉业, 彭群生, 等. 计算机图形学教程[M]. 北京: 科学出版社, 1990.

[79] 吴松峻, 彭复员. 基于 VTK 的二维轮廓线的三维可视化重建[J]. 计算机与现代化, 2004, （10）: 111-113.

[80] 秦笃烈, 魏露, 曾远金. 利用 Visible Human Project（VHP）数据集建造虚拟人体[EB/OL]. http://www.visualsky.com/paper/lunwen4.htm[2004-04-03].

[81] 蔡超. 三维医学图像绘制方法及可视化工作站[D]. 杭州: 浙江大学, 2005.

[82] 徐晓峰, 张大力, 曲桂红, 等. 三维医学可视化系统[J]. 工程应用技术与实现, 2001, 27（2）: 159-160.

[83] 周振环, 王安明, 王京阳, 等. 基于 VTK 三维可视化编程[J]. 深圳职业技术学院学报, 2007, 3: 10-14.

[84] 李恩中. 医学图像处理与分析软件平台综述[J]. 计算机科学与探索, 2008, 2（5）: 467-477.

[85] The VTK website[EB/OL]. http://www.vtk.org[2002-06-04].

[86] 赵奇峰. 医学图像三维重建及可视化的研究[D]. 西安: 西安电子科技大学, 2009.

[87] Ibanez L, Schroeder W, Lydia N, et al. The ITK software guide 2.4[M]. New York:Kitware Inc. 2006.

[88] Kitware Inc. NLM insight segmentation and registration toolkit [EB/OL]. http://www.itk. org[2006-10-02].

[89] 周振环, 王安明, 王京阳, 等. 医学图像分割与配准[M]. 成都: 电子科技大学出版社, 2007.

[90] 姜红. 基于 ITK 的 MR 脑组织图像分割方法的研究[D]. 泰山: 泰山医学院, 2009.

[91] 田捷, 白净, 包尚联. 医学影像处理与分析前言[M]. 北京: 电子工业出版社, 2003.

[92] Yokota K, Okada T, Nakamoto M, et al. Construction of conditional statistical atlases of the liver based on spatial normalization using surrounding structures[J].International Journal of Computer Assisted Radiology, 2006, 5（13）: 1124-1129.

[93] 杨宗悦. 基于 MC 和 RC 算法的 DICOM 图像三维重建系统的设计与实现[D]. 武汉: 华中科技大学, 2008.

[94] 祁俐娜, 罗述谦. 基于 VTK 的医学图像三维重建[J]. 北京生物医学工程, 2006, 25(1): 1-5.

[95] 胡战利. 基于 VTK 的医学图像三维重建及交互研究[D]. 哈尔滨: 哈尔滨工程大学, 2008.

[96] 赵军. 医学图像三维重建的研究与实现[D]. 兰州: 兰州交通大学, 2009.

[97] Lorensen W E, Cline H E. Marching cube: A high resolution 3D surface construction algorithm[J].Computer Graphics,1987,21(4): 163-169.

[98] 李金, 胡战利. 基于 MC 算法的 CT 图像三维重建[J]. 应用科技, 2008, 35(4): 30-33.

[99] 顾耀林, 袁江琛. 空间相关 MC 算法的 VTK 实现[J]. 计算机工程与设计, 2007, 28(13): 3160-3162.

[100] 朱玲利, 徐红升, 鲍苏苏. 基于 VTK 的肝脏组织三维可视化体绘制[J]. 计算机与数字工程, 2010, 38(6): 119-121.

[101] 伍亚军, 周正东, 戴耀东. 基于 VTK 的 DICOM 医学图像三维重建研究[J]. 现代生物医学进展, 2006, 6(11): 97-99.

[102] 孙一鸣. PACS 系统中三维图像重构及可视化技术[D]. 长春: 东北师范大学, 2007.

[103] 余伟巍, 席平, 何飞. 利用 VTK 与 MFC 的医学模型重建方法研究与实现[J]. 工程图学学报, 2009, 30(4): 125-130.

[104] 王召伟. 医学图像分割与三维重建[D]. 成都: 电子科技大学, 2009.

[105] 袁杲, 谢明元. 医学图像处理与三维重建综合策略[EB/OL]. http://www.doc88.com/p-97630258761.html[2006-07-05].

[106] Nelson M. Optical models for direct volume rendering[J]. IEEE Transactions on Visualization and Computer Graphics, 1995, (2): 99-108.

[107] 蒲超, 张育民. 医学图像三维处理算法与应用[J]. 民工自动化, 2004, 24(6): 28-30.

[108] 袁清伟. CT 序列图像三维可视化技术的研究与实现[D]. 济南: 山东大学, 2009.

[109] Westover L. Footprint evaluation for volume rendering[J]. Computer Graphics, 1990, 24(4): 367-376.

[110] 李金, 胡战利. 基于 Marching Cubes 与 Ray Casting 的医学图像三维重建[J]. 生命科学仪器, 2007, 5(12): 40-43.

[111] Kye H, Shin B S, Shin Y G, et al. Shear-rotation-warp volume rendering[J].Computer Animation and Virtual Worlds, 2005, 16: 547-557.

[112] 黄辉, 陆利忠, 闫镔, 等. 三维可视化技术研究[J]. 信息工程大学学报, 2010, 11(2): 218-222, 247.

[113] 杨丽萍, 张爱武. 可视化类库 VTK 在三维建模中的应用[J]. 首都师范大学学报(自然科学版), 2007, 28(1): 73-76, 82.

[114] Lu X Q, Jia D Z, Zhang B H, et al. Application and implementation of medical image 3D volume reconstruction and interactive cutting[J]. Journal of Harbin Institute of Technology (New Series),

2011, 18（S1）: 279-283.

[115] 谭国珍. 体绘制传输函数的研究与实现[D]. 杭州: 浙江工业大学, 2009.

[116] 罗火灵, 许永忠, 陈世仲. 基于 VTK 和 MFC 的医学图像三维重建研究与实现[J]. 生物医学工程学进展, 2010, 31（1）: 23-28, 46.

[117] 田沄, 周明全, 武仲科, 等. 基于 VTK 的医学体绘制方法研究: 图像图形技术与应用进展——第三届图像图形技术与应用学术会议论文集[C]. 北京: 北京图象图形学学会, 2008.

[118] 侯焕, 韩雷, 林忠宇. VTK 技术在雷达图像可视化中的研究与应用[J]. 现代电子技术, 2010, 33（6）: 122-124.

[119] 侯迎宾. 医学超声三维重建研究与实现[D]. 北京: 北京交通大学, 2007.

[120] 刘志远. 基于 VTK 的 CT 图像三维可视化方法研究[D]. 青岛: 山东科技大学, 2009.

[121] 吕晓琪, 李娜, 张宝华, 等. 基于体素相似性的三维多模脑图像配准研究[J]. 中国医学影像学杂志, 2013, 21（2）: 146-151.

[122] Gindes L, Hegesh J, Weisz B, et al. Three and four dimensional ultrasound: A novel method for evaluating fetal cardiac anoma-lies[J]. Prenatal Diagnosis, 2009,29（7）:645-653.

[123] 张书旭. 4D-CT 重建及其在放疗中的应用研究[D]. 广州: 南方医科大学, 2009.

[124] Lü X Q, Liu X, Jia D Z. Research and implement of three-dimensional reconstruction technology for medical images based on IDL[C]//The International Conference on Computer Science and Service System（CSSS2012）. Nanjing, 2012: 2317-2321.

[125] Lü X Q, Jia D Z, Zhang B H, et al. Study and implementation for interactive cutting of 3D medical image based on VTK [C]//2011 Cross Strait Quad-Regional Radio Science and Wireless Technology Conference. Harbin, 2011: 1351-1354.

[126] 李昭. 心脏三维及四维数学建模[D]. 武汉: 华中科技大学, 2007.

[127] 谷妤嫚. 医学图像三维重建及交互体视化技术研究[M]. 北京: 北京交通大学, 2007.

[128] 张训华, 业宁, 丁建文, 等. CT 图像 3D 重建及其虚拟加工技术研究[J].南京林业大学学报, 2010, 34（2）:77-80.

[129] 李爱芹. 线性方程组的迭代解法[J]. 科学技术与工程, 2007, 7（14）: 3357-3364.

[130] 江军, 於文雪, 舒华忠. 鲍威尔和模拟退火优化算法结合的多分辨率三维图像配准[J]. 生物医学工程研究, 2004, 23（3）: 176-178.

[131] 孔祥勇. 基于互信息的多分辨率 3D-MR 图像配准方法研究[D]. 杭州: 浙江大学, 2005: 36-49.

[132] 田宏宇. 三维颅像配准与可视化系统的设计实现及其关键技术的研究[D]. 南京: 南京理工大学, 2011: 34-50.

[133] 翟海亭. 基于互信息的三维医学图像配准与 Snake 感兴趣区域融合[D]. 济南: 山东大学, 2006: 31-42.

[134] Studholme C, Hill D L G, Hawkes D J. Automated three-dimensional registration of magnetic resonance and positron emission tomography brain images by multiresolution optimization of

voxel similarity measures[J]. Medical Physics, 1997, 24(1): 25-36.

[135] 王海南. 基于互信息的多模医学图像配准方法研究[D]. 西安: 西北工业大学, 2006.

[136] 段美茵. 基于互信息的图像配准方法研究[D]. 西安: 西安电子科技大学, 2011.

[137] Hill D L G, Studholme C, Hawkes D J. Voxel similarity measures for automated image registration[J]. Visualization in Biomedical Computing, 1994, 2359: 205-216.

[138] Collignon A, Maes F, Delaere D, et al. Automated multi-modality image registration based on information theory[J]. Information Processing in Medical Imaging, 1995, 3: 263-274.

[139] 刘晴, 郭希娟, 许慎洋. 基于互信息的 N 维多模医学图像配准[J]. 中国图象图形学报, 2009, 14(10): 2061-2068.

[140] 赵增军, 李宝生. 基于模型的医学图像形变配准在图像引导放疗中的应用研究进展[J]. 中国图象图形学报, 2009, 14(8): 1504-1509.

[141] Feris R, Cesar S.Tracking facial features using Gabor wavelet networks[J]. Computer Graphics and Image Processing Proceedings, 2000, 3(15): 883-889.

[142] Thevenaz P, Unser M. Optimization of mutual information for multiresolution image registration[J]. IEEE Transactions on Image Processing, 2000, 9(12): 2083-2099.